栄養士養成のための

給食の運営 給食計画・実務論

第6版

●編　集

富岡　和夫

●執　筆（五十音順）

相良多喜子

笹田　陽子

佐藤　玲子

杉本　温美

須永　美幸

富岡　和夫

西川　貴子

医歯薬出版株式会社

改訂の序

管理栄養士と栄養士の専門業務を一言で表現すると，管理栄養士は総合管理者，栄養士は担当分野の直接的管理者ということができる．両者の職分は異なるので，お互いに協力してそれぞれの業務の責任を分け合い，職務に専念し，その業務をやり終えたのちに両者の業務責任を果たしたということができると考えられる．しかし現状は，管理栄養士指向の意識が強いようにみられるが“船頭多くして船が山に登る”ということわざのように，栄養士にもたいせつな専門業務があり，教育の面でも管理栄養士と同様に栄養士の養成に力を注ぐ必要があると思われる．そのためには栄養士養成に適した教科書が必要であり，本書はこのような理由から栄養士養成のための教科書を意識して編纂されている．

本書は，昭和 55 年（1980）初版の『給食管理概論』に始まる．その後，平成 4 年（1992）初版の『給食管理理論』に引き継がれ，関係法律の施行と改正，関係省庁の発表事項，その他新しい情報などに留意して改訂を重ね，最新の内容をわかりやすく，そして施設給食の現場においても役立つ内容であることを心がけてきた．本書第 6 版においても，これまでの基本理念を固く守り，改訂を行った．栄養士養成に役立つ教科書であるよう編者・執筆者一同なお一層の努力をしていくつもりである．

本書の出版にあたり，これまで教科書としてご採択いただいてきた先生と学生諸氏，著書や論文などを参考資料として利用させていただいた諸先生，ならびに編集についてご尽力いただいた医歯薬出版株式会社はじめ関係各位に心より謝意を表する次第である．

2023 年 2 月

編者・執筆者一同

序

本書を執筆するにあたっての基本的な方針を要約すると，次のとおりである．

1. 栄養士，管理栄養士の資格取得を目標に，栄養士養成施設で学習している学生，生徒のためのテキストとして理解しやすいこと．

2. 管理栄養士国家試験のガイドラインに準拠して，受験準備のための参考書として役立つものであること．

3. 集団給食の現場における実務の参考書として活用できるものであること．

栄養士の専門業務は，栄養指導であることはすでに述べた．栄養士の活動の中心は伝統的に集団給食であり，そのなかで食事をとおして喫食者の健康増進に寄与してきた．つまり，集団給食は積極的な栄養指導の方法として行われてきた．このことが非常に重要で，今後において社会情勢がどのように変わろうとも，集団給食の役割とその必要性はさらに増加することはあっても，決して失われることはないと確信を持っていうことができる．それは同時に，栄養士活動について社会的な要請がますます増加することを意味するものである．

著者一同は，共に栄養士の将来の，さらなる発展と活動を期待して本書の執筆にあたった．このことをお汲みとりいただき，ご厚情とご叱正を賜るようお願いする次第である．

また，本書を出版するにあたり，著書などを参考資料として利用させていただいた諸先生，ならびに編集についてご尽力をいただいた医歯薬出版株式会社を始め，ご協力とご援助をいただいた関係各位に，心より謝意を表する次第である．

1991 年 9 月

編著者　富岡和夫

目 次

1
総論

1—給食の概念

給食の目的

健康増進法（平 14.8.2 法 103）が公布され，平成 15 年（2003）5 月 1 日より施行されたが，その目的について，同法第 1 条に“わが国における急速な高齢化の進展と疾病構造の変化に伴って，健康増進の重要性が非常に増加してきたので，それを総合的に進めるための基本的事項を定めて，国民の栄養改善，その他の健康増進を図るための方法を実行し，国民の健康保持状態を向上させるようにすること”と規定している．また同法第 2 条には国民の義務として“国民は，健康な生活習慣の重要性について関心をもって理解を深め，生きている間の自分の健康状態を把握して，自分の意思により健康増進の努力をしなければならない”と規定し，健康増進は自己責任であるとしている．

給食は，特定多数人を対象に行うものであるが，対象者の空腹を満たすための食事を提供するだけではなく，重要なことは健康増進，疾病治療や食教育など，食事を教材として，直接的な栄養指導を行うことである（図❶）．

❶ **食事と栄養指導**（富岡）

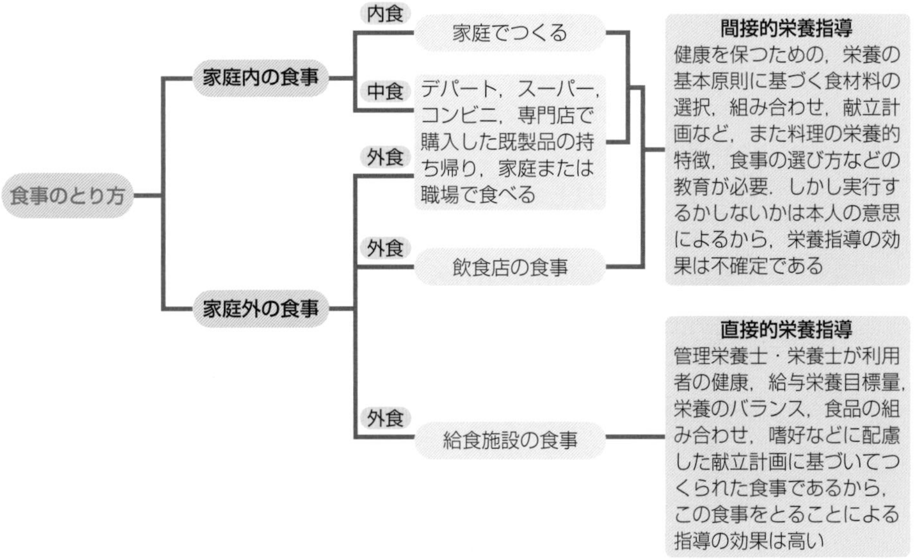

給食施設と栄養士・管理栄養士の配置

健康増進法（平 14.8.2 法 103）および健康増進法施行規則（平 15.4.30 厚労省令 86）によると，給食施設は次のように区別される．

以下特別の場合を除き，健康増進法を “法”，健康増進法施行規則を “厚生労働省令” または “省令” と略記する．

[1] 給食施設　特定かつ多数の者に対して，継続的に食事を供給する施設（法第 20 条第 1 項）．

[2] 小規模給食施設　特定かつ多数の者に対して，継続的に食事を供給する施設であるが，健康増進法施行規則第 5 条に規定する特定給食としての食数に満たない給食施設．

[3] 特定給食施設

1）特定かつ多数の者に対して，継続的に食事を供給する施設のうち，栄養管理が必要なものとして，厚生労働省令で定めるものをいう（法第 20 条第 1 項）．

2）継続的に 1 回 100 食以上または 1 日 250 食以上の食事を供給する施設とする（省令第 5 条）．

3）栄養士・管理栄養士の配置

①栄養士または管理栄養士を**置くように努めなければならない**（法第 21 条第 2 項）．

②1 回 300 食または 1 日 750 食以上の食事を供給するものの設置者は，当該施設に置かれる栄養士のうち少なくとも 1 人は管理栄養士で**あるように努めなければならない**（省令第 8 条）．

[4] 特別の栄養管理が必要な特定給食施設

1）特別の栄養管理が必要なものとして厚生労働省令の規定により，都道府県知事が指定する特定給食施設（法第 21 条第 1 項）．

2）医学的な管理を必要とする者に食事を供給する特定給食施設であって，継続的に 1 回 300 食以上または 1 日 750 食以上の食事を供給する施設（省令第 7 条第 1 号）．

3）医学的な管理を必要とする者に食事を供給する特定給食以外の管理栄養士による特別の栄養管理を必要とする特定給食施設であって，継続的に 1 回 500 食以上または 1 日 1,500 食以上の食事を供給する施設（省令第 7 条第 2 号）．

4）管理栄養士の配置

管理栄養士を**置かなければならない**．

このように，特定給食施設の栄養士・管理栄養士の配置については健康増進法に規定されており，これは特定給食施設に共通する基本的な規定であるが，実際には，各分野の給食施設に関する法令の栄養士・管理栄養士の配置規定を参照する必要がある（表❷）．

❷ 主な給食施設の栄養士・管理栄養士配置規定（富岡）

栄養士・管理栄養士配置の記号説明：●は必置．◎は努力．■は入所者数が一定人数以上の場合は必置．▨は入所者が一定人数以上が努力．▲は栄養士配置を明示していないが間接的に求めていると解釈される．

該当給食施設名	配置を規定する法令名と条項	栄養士・管理栄養士に関する配置規定	
特定給食施設共通 1．**特定給食**	健康増進法（平 14.8.2　法 103）第 20 条第 1 項		特定給食施設（特定かつ多数の者に対して継続的に食事を供給する施設のうち栄養管理が必要なものとして厚生労働省令で定めるものをいう）
	健康増進法施行規則（平 15.4.30　厚労令 86）第 5 条		法第 20 条第 1 項の厚生労働省令で定める（特定給食）施設は，継続的に 1 回 100 食以上又は 1 日 250 食以上の食事を供給する施設とする
2．**特定給食施設の種類と栄養士・管理栄養士の配置**	健康増進法第 21 条第 1 項	●	特定給食施設であって特別の栄養管理が必要なものとして厚生労働省令で定めるところにより都道府県知事が指定するものの設置者は，当該特定給食施設に管理栄養士を置かなければならない
	健康増進法施行規則第 7 条		法第 21 条第 1 項の規定により都道府県知事が指定する施設は次のとおりとする
	〃　第 7 条第 1 号		医学的な管理を必要とする者に食事を供給する特定給食施設であって継続的に 1 回 300 食以上又は 1 日 750 食以上の食事を供給するもの
	〃　第 7 条第 2 号		前号に掲げる特定給食施設以外の管理栄養士による特別な栄養管理を必要とする特定給食施設であって，継続的に 1 回 500 食以上又は 1 日 1,500 食以上の食事を供給するもの
	健康増進法第 21 条第 2 項	◎	前項（注：第 1 項「管理栄養士必置」特定給食施設）に規定する以外の特定給食施設の設置者は，厚生労働省令で定めるところにより，当該特定給食施設に栄養士または管理栄養士を置くように努めなければならない
	健康増進法施行規則第 8 条	◎	法第 21 条第 2 項の規定により栄養士又は管理栄養士を置くように努めなければならない特定給食施設のうち，1 回 300 食又は 1 日 750 食以上の食事を供給するものの設置者は，当該施設に置かれる栄養士のうち少なくとも 1 人は管理栄養士であるように努めなければならない
給食施設別 病院給食関係 1．**病院**	医療法施行規則（昭 23.11.5　厚令 50）第 19 条の 2 第 1 項第 6 号	■	栄養士　病床数 100 以上の病院にあっては 1 人
	入院時食事療養及び入院時生活療養の食事の提供たる療養の基準等（平 6.8.5　厚告 238） 一　入院時食事療養（Ⅰ）を算定すべき食事療養及び入院時生活療養（Ⅰ）を算定すべき生活療養の基準（二）	●	入院時食事療養及び入院時生活療養の食事の提供たる療養は，管理栄養士又は栄養士によって行われていること
学校給食関係 2．**義務教育諸学校** 1）公立義務教育諸学校（公立特別支援学校を除く）	公立義務教育諸学校の学級編成及び教職員定数の標準に関する法律（昭 33.5.1　法 116）	▲	公立の小学校及び中学校に配置される都道府県費用負担による栄養教諭等の合計数を定めている．その規定については，該当条項を参照 ［編者注：学校給食法（昭 29　法 160）第 7 条によれば，「栄養教諭等」は教育職

❷ つづき

該当給食施設名	配置を規定する法令名と条項	栄養士・管理栄養士に関する配置規定
		員免許法（昭 24　法 147）の規定による栄養教諭の免許状を有するもの又は栄養士法（昭 22　法 245）の規定による栄養士の免許を有する者で，学校給食の実施に必要な知識若しくは経験を有するもの）と規定し，「学校給食栄養管理者」と呼称する］
2）公立特別支援学校	同法第 13 条の 2	▲ 栄養教諭等の数は，学校給食を実施する公立特別支援学校（盲学校，聾学校，養護学校の小学部又は中学部を置くもの）の数に 1 を乗じて得た数
社会福祉施設給食関係		
3．救護施設	救護施設，更正施設，授産施設及び宿所提供施設の設置及び運営に関する最低基準（昭 41.7.1　厚令 18）第 11 条第 1 項第 6 号	● 栄養士を置かなければならない
4．養護老人ホーム	養護老人ホームの設備及び運営に関する基準（昭 41.7.1　厚令 19）第 12 条第 1 項第 6 号	■ 栄養士 1 以上を置かなければならない．ただし特別養護老人ホームに併設する入所定員 50 人未満の施設（併設する特別養護老人ホームの栄養士との連携を図ることにより当該施設の効果的な運営を期待でき，かつ入所者の処遇に支障のないものに限る）にあっては置かないことができる
5．特別養護老人ホーム	特別養護老人ホームの設備及び運営に関する基準（平 11.3.31　厚令 46）第 12 条第 1 項第 5 号	■ 栄養士 1 以上を置かなければならない．ただし入所定員が 40 人を超えない施設は，他の社会福祉施設等の栄養士との連携を図ることにより当該特別養護老人ホームの効果的な運営を期待でき，入所者の処遇に支障がないときは置かないことができる
6．軽費老人ホーム（A 型）	軽費老人ホームの設備及び運営に関する基準（平 20.5.9　厚令 107）第 11 条第 1 項第 4 号	■ 栄養士 1 以上を置かなければならない．ただし入所定員が 40 人を超えない施設は，他の社会福祉施設等の栄養士との連携を図ることにより当該特別養護老人ホームの効果的な運営を期待でき，入所者の処遇に支障がないときは置かないことができる
7．障害者支援施設 （施設入所支援に限る）	障害者自立支援法に基づく障害者支援施設の設備及び運営に関する基準（平 18.9.29　厚労令 177）第 29 条第 5 項	▲ 栄養士を置かないときは，献立の内容，栄養価の算定及び調理の方法について保健所等の指導を受けるよう努めなければならない
児童福祉施設給食関係		
8．第 1 種助産施設	児童福祉施設最低基準（昭 23.12.29　厚令 63）第 15 条第 2 項	▲ 医療法に規定する病院としての職員を置かなければならない
9．乳児院	〃　第 21 条第 1 項	● 栄養士を置かなければならない
10．児童養護施設	〃　第 42 条第 1 項	■ 栄養士を置かなければならない．ただし児童 40 人以下の施設にあっては置かないことができる
11．知的障害児施設（第 1 種自閉症児施設）	〃　第 49 条第 6 項	▲ 医療法に規定する病院として必要な職員を置かなければならない
12．指定知的障害児施設	児童福祉法に基づく指定知的障害児施設等の人員，設備及び運営に関する基準（平 18.9.29　厚労令 178）第 3 条第 3 号	■ 栄養士 1 以上．ただし，40 人以下の施設にあっては置かないことができる．
13．指定知的障害児通園施設	〃　第 53 条第 3 項	■ 栄養士 1 以上．ただし，40 人以下の施設にあっては置かないことができる
14．盲ろうあ児施設（難聴幼児通園施設を除く）	児童福祉施設最低基準（昭 23.12.29　厚令 63）第 61 条第 1 項	■ 栄養士を置かなければならない．ただし児童 40 人以下を入所させる施設にあっては置かないことができる
15．肢体不自由児施設	〃　第 69 条第 1 項	▲ 医療法に規定する病院として必要な職員を

該当給食施設名	配置を規定する法令名と条項	栄養士・管理栄養士に関する配置規定
		置かなければならない
16. 肢体不自由児療護施設	〃　第 69 条第 5 項	■ 栄養士を置かなければならない．ただし児童 40 人以下を入所させる施設にあっては置かないことができる
17. 重症心身障害児施設	〃　第 73 条第 1 項	▲ 医療法に規定する病院として必要な職員を置かなければならない
18. 情緒障害児短期治療施設	〃　第 75 条第 1 項	● 栄養士を置かなければならない．
19. 児童自立支援施設	〃　第 80 条第 1 項	■ 栄養士を置かなければならない．ただし児童 40 人以下を入所させる施設にあっては置かないことができる
事業所給食施設関係		
20. 事業所	労働安全衛生規則（昭 47.9.30　労令 32）第 632 条第 1 項	▢ 1 回 100 食以上又は 1 日 250 食以上の給食を行うときは，栄養士を置くように努めなければならない．
21. 事業附属寄宿舎	事業附属寄宿舎規程（昭 22.10.31　労令 7）第 26 条	■ 1 回 300 食以上の給食を行う場合には，栄養士を置かなければならない
自衛隊給食関係		
22. 自衛隊	給食の実施に関する訓令（昭 35.12.5　防衛庁訓令 54）第 5 条第 3 項	▲ 栄養担当官は，原則として栄養士（1 回 300 食又は 1 日 750 食以上の給食実施機関には管理栄養士）の資格を有する者のうちから給食実施機関の長が命ずる

注：1. 栄養士・管理栄養士の配置については，それを規定する法令の該当条項の要旨を示した．詳しくは該当条項を参照のこと．
2. 法令の略名は．法律→「法」，厚生省令→「厚令」，厚生労働省令→「厚労令」である．

特定給食施設における適切な栄養管理

特定給食の栄養管理について，法第 21 条第 3 項に“特定給食施設の設置者は，厚生労働省令で定める基準に従って，適切な栄養管理を行わなければならない”と規定している．そして省令委任の規定は，省令第 9 条の第一～五号に示されている．その条文を次に示す．

（省令）第 9 条　法第 21 条第 3 項の厚生労働省令で定める基準は次のとおりとする．

一　当該特定給食施設を利用して食事の供給を受ける者（以下「利用者」という．）の身体状況，栄養状態，生活習慣等（以下「身体の状況等」という．）を定期的に把握し，これらに基づき，適当な熱量および栄養素の量を満たす食事の提供およびその品質管理を行うとともに，これらの評価を行うよう努めること．

二　食事の献立は，身体の状況等のほか，利用者の日常の食事の摂取量，嗜好等に配慮して作成するよう努めること．

三　献立表の掲示並びに熱量およびたんぱく質，脂質，食塩等の主な栄養成分の表示等により，利用者に対して，栄養に関する情報の提供を行うこと．

四　献立表その他の必要な帳簿等を適正に作成し，当該施設に備え付けること．

五　衛生の管理については，食品衛生法（昭和 22 年法律第 223 号）その他関係法令の定めるところによること．

❸ 健康増進法の特定給食施設に関する行政指導の仕組み（富岡）

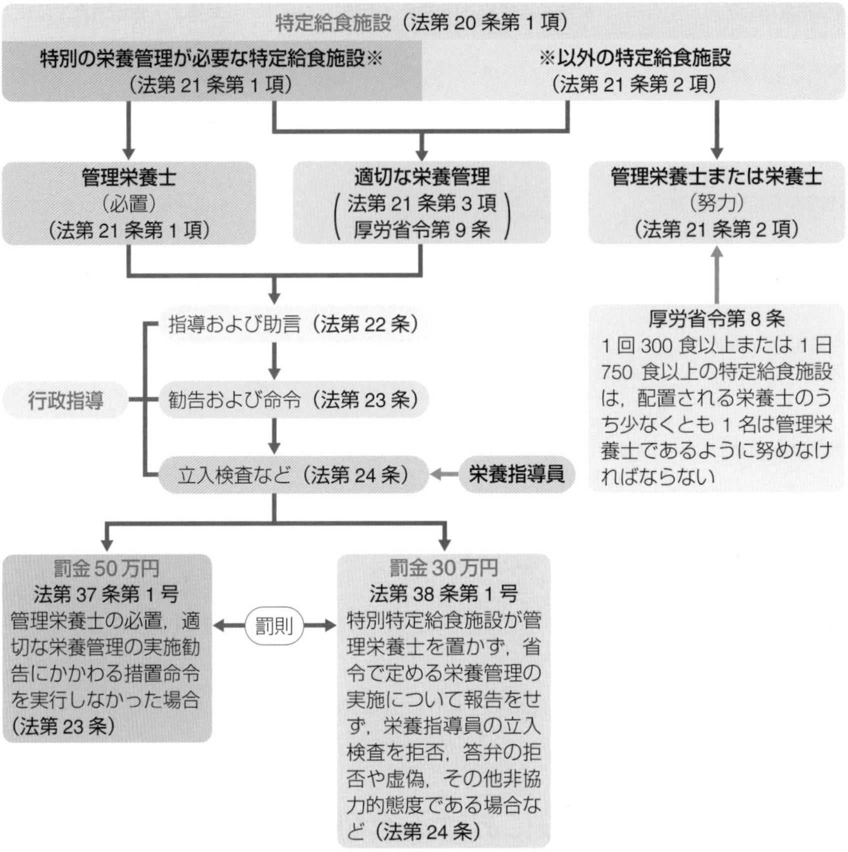

注：スペースの関係で，条文や用語を簡略化して記載してある．正確には，健康増進法および健康増進法施行規則の該当条文を参照されたい．

管理栄養士配置と栄養管理規定の不履行に関する罰則規定

健康増進法に違反した場合は，都道府県知事が必要な指導および助言を行うが，それに従わないときは段階的に勧告および命令などを経て，罰金に処せられる（図❸）．

2—給食の歴史

人類の歴史のなかで，食事の記録保存はたいへん珍しい．その当時の人々や記録者が興味をもったもの以外は残っていない．それは，一般的な食事に関することは，すべて日常的なことで，生活するときの当然の行為だからである．特定多数人に対する給食についても同じことがいえる．たとえば，西洋でも日本でも広大な寺院の建立，都市の建設，数多くの戦乱について，多数の民衆や軍隊が動員されたという記録はあるが，その際の食事についての記録がないので，その様子はわからない．給食の歴史的経過が，記録として確認できるようになったのは比較的新しいことである．

現代的な給食は明治時代以降といわれるが，給食の重要性について，より正しく認識され，内容が一層充実したのは，太平洋戦争が終結した後のことである．

❹ わが国の病院給食に関する主な記録

日本暦	西暦	事項
享保 7年	1722	江戸幕府は小石川療養所を開設し，貧困者救済のため施療を行う．そして入院加療は極貧で身寄りのない者に限り収容する．開設当初定員は 40 名で，入院患者給食を行う
11年	1726	小石川療養所の入院患者定員を 100 名に増床する．そのために台所を約 10.5 坪（35m^2）に広げる
明治 35年	1902	東京築地に聖路加国際病院が開設される．それに伴い病院給食を始める
大正 6年	1917	慶應義塾大学医学部附属病院で直営の病院給食を始める．なお，同附属病院は，大正 6 年（1917）に開院する
13年	1924	同病院に食養研究所が開設され，病人食の研究を開始する
15年	1926	千葉医科大学（現千葉大学医学部），日本赤十字社病院（現日本赤十字社医療センター）に栄養士が給食主任として採用され，活動を開始する．これはわが国最初の病院栄養士の誕生である
昭和 3年	1928	岡山医学専門学校（現岡山大学医学部）附属病院に特別調理室が設けられる．このころから東京警察病院（1929），海軍病院（1930），横浜市立十全病院（現横浜市立医科大学附属病院 1931），九州帝国大学医学部附属病院（現九州大学医学部附属病院 1932）および東北帝国大学医学部附属病院（現東北大学医学部附属病院 1933），慶應義塾大学医学部附属病院（1933）などに特別調理室の設置が急速に進められる
20年	1945	太平洋戦争の敗戦により日本の軍隊が解体される．その結果，陸軍・海軍病院は国立病院として再発足し，入院患者の食事は直営で行われることになる．これ以降，病院給食は直営で行われることになる
23年	1948	社会保険制度拡充により厚生省事務次官通知“病院給食指導実施に関する件”が出され，病院における完全給食制度が実施される 医療法が公布される．これにより，国立病院に栄養士が配置されることになる 病院給食の実施地域が広がる
24年	1949	結核患者食の栄養基準が示される
25年	1950	国立病院の完全給食制度が発表される
26年	1951	社会保険入院料の完全給食取扱いが決定する 厚生省衛生局長通知“病院栄養士業務要領”が示される
29年	1954	国立病院の完全給食の基準が定められる
33年	1958	これまでの完全給食が廃止され，新しく基準給食が実施される．基準給食の承認要件に栄養士の配置が必要要件と定められる
38年	1963	基準給食の特別食加算制度が実施される
50年	1975	厚生省公衆衛生局長，医務局長通知“病院給食における一般食給与栄養所要量について”により，一般食のエネルギー所要量および食物内容評価のための栄養比率が定められる
53年	1978	医療食加算，栄養食事指導加算が新設される
55年	1980	一般食の給与栄養所要量が改正される
60年	1985	診療報酬点数表の給食料，加算料，慢性疾患指導料などの一部改正
61年	1986	病院給食業務の一部外部委託（院内調理）が認められる
平成 6年	1994	健康保険法等の一部改正により，基準給食の承認制度が廃止され，入院時食事療養の届出制度が創設される．またこれに伴い，特別管理加算，食堂加算などが新設される
7年	1995	“入院時食事療養における一般食を提供している患者の栄養所要量について”などが改定される
8年	1996	病院給食における調理業務の外部委託（院外調理）が認められる 医療用食品加算制度が廃止される
10年	1998	特別食加算の腎臓食に準じて取り扱うことができる疾病から高血圧症が除かれる．また，肝臓食に該当する疾病食が示される
12年	2000	“入院時食事療養における一般食を提供している患者の栄養所要量について”が改定される

病院給食

わが国の疾病治療は，伝統的には在宅治療が中心で，医師が定期的に往診をして治療を行い，家族が病人の世話をするというかたちが基本であった．しかし，享保 7 年（1722）に江戸幕府が貧困者救済を目的に小石川療養所を開設して入院加療の必要な病人を収容し，入院患者に対して病人食の給食を行ったが，これは画期的なことである．これがわが国最初の病院と病院給食であるといわれる．

わが国の病院給食の歴史に関する主な事項については，**表❹**を参照されたい．

学校給食

学校給食の歴史を，その目的からみると2つの時期に分けられる．すなわち第1期は明治から太平洋戦争敗戦直後の時期までと，第2期は学校給食法が施行された昭和29年（1954）から後のことである．第1期の学校給食には明るいイメージが感じられない．その発祥とされる山形県鶴岡市の忠愛小学校が初めて学校給食を行ったということであるが，それは貧困家庭の欠食児童救済が目的であったといわれる．また敗戦後の食糧事情が極度に悪化したので，成長期にある児童に栄養補給を目的に行われた．このことを，当時の社会的背景からみて非難することはできないが，これが，その当時の学校給食実施の基本的思想であった．しかし，第2期に分類される昭和29年（1954）の学校給食法施行後の学校給食は，その目的が変わり，学校教育の一環として行われるものであることが明示されたことにより，従来の学校給食についてのイメージが大きく変化した．

なお近年，子どもたちの朝食の欠食，偏食や過食など食の乱れ，肥満症の増加と生活習慣病の低年齢化が問題になっている．これらの問題解決には，学校給食の対象である児童・生徒の栄養教育や食習慣改善の教育が必要であるが，家庭における食生活のあり方を見直す教育も必要である．それらの“食育”を目的に，平成16年に“学校教育法等の一部を改正する法律”が成立したが，これに伴い“栄養教諭”資格が創設され，平成17年（2005）4月1日より施行された．これにより学校給食管理と食教育を担当する教員資格をもつことになり，将来に向かっての一層の活動が期待されることとなった．

学校給食法において，栄養教諭と学校栄養職員の総称が“学校給食栄養管理者”と規定された．

食育基本法（平17.6.17　法63）が，平成17年7月15日に施行されたことにより，食育の推進についての学校給食の意義および栄養教諭の役割と活動の重要性が，さらに増すことになった．

わが国の学校給食の歴史に関する主な事項については，**表❺**を参照されたい．

事業所給食

明治5年（1872）群馬県甘楽郡富岡町（現在の富岡市）に官営富岡製糸所が設立され，女工多数を雇用して作業にあたらせたが，そこで給食が行われた．その後，各地に民営の製糸工場が設立されたが，多数の女工が必要であったので，遠隔地からも雇用したために寮に収容した．ここで行われた給食の内容は，粗末なものであった（山本茂実：あゝ野麦峠．角川文庫）．この献立の例を**表❻**に示した．

工業の発展に伴い石炭や金属鉱山の開発が進み，企業の規模が拡大したので，労働者を多数募集して寮に寄宿させ，作業を行わせた．しかし，当時の鉱山，土木などでは，労働者の雇用は，一般に企業の直接雇用ではなく，下請制度による間接雇用であった．したがって，下請の親方は周旋人を使い，労働者を集めて飯場（はんば）に収

❺ わが国の学校給食に関する主な記録

日本暦	西暦	事項
明治 22 年	1889	山形県西田川郡鶴岡町（現在の鶴岡市）の私立忠愛小学校で，貧困児童を対象に，無料で学校給食を始める．その費用は鶴岡町と周辺の仏教僧の托鉢によるもので，献立は白米の握り飯 2 つに煮浸し（青菜漬けの塩出ししたものに大豆などを加えた煮物）に塩魚の干物という程度のものである．これがわが国の学校給食の発祥である
40 年	1907	広島県豊田郡大草村で学校給食を始める．このころ岡山県，静岡県および岩手県の一部で，貧困家庭の児童を対象にして，学校給食を始める
大正 3 年	1914	佐伯矩博士（現佐伯栄養専門学校を創立し，大正 15 年に世界ではじめての栄養士を生み出した）設立の私立栄養研究所（現国立健康栄養研究所の前身）が，文部省の科学研究奨励金を得て，付近学校の児童に学校給食を実施する
8 年	1919	東京府は，私立栄養研究所の援助を受けて，管内小学校でパンによる学校給食を始める
昭和 19 年	1944	六大都市の小学校児童約 200 万人を対象に，米，みそなどを特別配給し，学校給食を行う．これは太平洋戦争の影響で食糧事情が悪化したので，成長期の子供に栄養補給を行うためである
21 年	1946	文部・厚生・農林三省次官通知“学校給食実施の普及奨励について”により，戦後の新しい学校給食開始の方針が固まる
		東京，神奈川，千葉の 3 都県で，試験給食を開始する
22 年	1947	全国都市の児童約 300 万人に対し，ララ（Licensed Agencies for Relif in Asia：LARA　アジア救援公認団体）支援の食料により学校給食を開始する
24 年	1949	ユニセフ（United Nations International Children's Emergency Found：UNICEF　発足時の名称“国連国際児童基金”，現在の“国連児童基金”）からミルクの寄贈を受ける
25 年	1950	文部省に，学校給食課が新設される
		八大都市の小学校児童に対し，アメリカから寄贈された小麦粉を使ったパンによる完全給食を始める
27 年	1952	全国の小学校で完全給食を開始する
29 年	1954	“学校給食法”が成立し，公布される．学校給食法施行令，施行規則，実施基準等が定められ，学校給食の実施体制が法的に整う
30 年	1955	“日本学校給食会法”が公布される
31 年	1956	“米穀余剰農産物に関する日米協定等”の調印により，学校給食用として小麦粉 10 万トン，ミルク 7,500 トンの寄贈を受ける
		“夜間課程を置く高等学校における学校給食に関する法律”（同日施行）が公布される
32 年	1957	“盲学校，聾学校及び養護学校の幼稚部及び高等部における学校給食に関する法律”（同日施行）が公布される
39 年	1964	共同調理場の施設設備費並びに学校栄養職員の設置費についての補助制度が設けられる
46 年	1971	学校給食実施基準，夜間学校給食実施基準が改正されたが，これに伴い所要栄養量の改訂が行われる
		これにより文部省体育局長通知“学校給食の食事内容について”により標準食品構成表が示される
49 年	1974	制度切り替えにより，学校栄養職員が県費負担職員になる
51 年	1976	米飯給食が正式に導入される
61 年	1986	文部省体育局長通知“学校給食の食事内容について”“学校栄養職員の職務内容について”が出される
平成 7 年	1995	“学校給食実施基準”の“児童または生徒 1 人 1 回当たりの平均所要栄養量の基準”が全面改定される．これに伴い文部省体育局長通知“学校給食の食事内容について”が出され，“標準食品構成表”が全面改定される
8 年	1996	腸管出血性大腸菌 O－157 に起因する食中毒が全国の学校給食に多発し，大きな社会問題になる
9 年	1997	文部省体育局長通知“学校給食における衛生管理の改善充実及び食中毒発生の防止について”が出され，学校給食における食中毒防止のための“学校給食衛生管理の基準”が示される
11 年	1999	“教員免許法”が一部改正され，特別非常勤講師制度が発足し，学校栄養職員の食に関する教科指導が可能になる
15 年	2003	“学校給食衛生管理の基準”の一部改正が示される
		“学校給食実施基準”“夜間学校給食実施基準”の一部改正，“盲学校，聾学校及び養護学校の幼児 1 人 1 回当たりの平均栄養所要量の基準”の改定が示される
16 年	2004	“学校教育法等の一部を改正する法律”の成立により栄養教諭制度が創設され，その一部を除き平成 17 年 4 月 1 日から施行される
17 年	2005	“食育基本法”が 6 月 17 日に公布，7 月 15 日に施行される．それにより食育の推進における学校給食の役割が規定される
21 年	2009	“学校給食法”が改正され，4 月 1 日より施行される

❻ 工場寄宿舎献立（明治 33 年農商務省発行「職工事情」から）

甲工場

月日	朝	弁当	夕	病室
4月1日	香々，味噌汁	芋蔓	葱揚豆腐	葱揚豆腐
2日	同	目刺	千切，蚕豆	玉子，千切
3日	同	水菜茎	鮓	高野豆腐，玉子
4日	同	高野豆腐	麩生揚	白豆腐
5日	同	豌豆	唐菜	
6日	同	乾瓢	芋蔓	芋蔓，芋芽
7日	同	芋蔓	刻昆布	焼豆腐
8日	同	欠	千切，蚕豆	

乙工場

月日	朝 6 時	昼 12 時	夕 6 時	夜 12 時
5月1日	菜漬，若布味噌汁	筍，切昆布	塩鮭	筍，切昆布
2日	梅干，沢庵，大根味噌汁	ハツ頭ノ子芋	石皿，大根	ハツ頭ノ子
3日	薤漬，沢庵	筍，鰯	焼豆腐，切干	筍，鰯
4日	菜漬，鶯菜味噌汁	蓮根，生揚	鯖，小松菜	蓮根，生揚
5日	薤漬，沢庵，切干味噌汁	牛蒡，糸蒟蒻	鰊，板昆布	牛蒡，糸蒟蒻
6日	沢庵，若布味噌汁	冬款，切干	生魚，鶯菜	冬款，切干
7日	菜漬，小松菜味噌汁	白豌元砂糖煮	筍，蒟蒻，油揚交セ飯	白豌元砂糖煮
8日	薤漬，沢庵，豆腐味噌汁	雁擬，蓮根	生魚，鶯菜	雁擬，蓮根

（山本茂実：あゝ野麦峠．角川文庫，p 404）

容し，企業側の注文によって指示された作業現場に，指示された人数の労働者を送り込むという現在の人材派遣業と寮を兼ねたようなものであったが，その実態はまったく違う．

飯場の親方の関心は，自分の経営する飯場に寄宿する労働者を使って，できるだけ多くの儲けを得るにはどのような方法をとればよいかという，儲けの追求がすべてであった．したがって，食事は労働者に必要な質のよい栄養の補給という考えはまったくなく，食事をできるだけ安く仕上げて，できるだけ多くの儲けを得ようという考えしかなかった．たとえば，食事をおいしくつくるとたくさん食べられてしまい損をするので，意識的においしくつくらないということがあった．**表❻**は，明治 33 年（1900）農商務省発行の「職工事情」に掲載されている，当時の製糸工場寄宿舎における給食献立例の一部である．当時の日本の一般家庭における食生活は，現在の食生活に比べようもないほど質素であったが，それに比べても大分粗末であったことがうかがわれる．また，飯場における食事の様子は，夏目漱石の小説『坑夫』の一節からもうかがうことができる（次ページ）．

大正 3 ～ 7 年（1914 ～ 18）の第一次世界大戦，昭和 6 年（1931）の満州事変，昭和 7 年（1932）の上海事変，昭和 12 年（1937）に勃発した支那事変などを経て太平洋戦争（昭和 16 ～ 20 年，1941 ～ 45）に突入するが，その間の戦時体制の増強に伴い，各工業とくに重工業が軍需産業として飛躍的に発展する．そのために多数の労働力が必要なので，全国から労働者を集めた．労働力不足は太平洋戦争末期には一層激しくなったので，大規模な勤労動員が行われ，全国的に徴用工，女子挺身隊の強制就労，旧制中学校以上の学徒勤労動員が実施された．そして，遠隔地から動員された者は………

「御膳《ごぜん》を御上がんなさい」

と云う婆さんの聲が聞えた．何時の間に婆さんが上がって來たんだか，自分の魂が鳩の卵の様に小さくなって，萎縮した眞最中だったから，御膳《ごぜん》の聲が耳に入る迄は丸で氣が附かなかった．見ると剝げた御膳《ごぜん》の上に縁《ふち》の缺《か》けた茶碗が伏せてある．小さい飯櫃《めしびつ》も乘ってゐる．箸は赤と黄に塗り分けてあるが，黄色い方の漆が半分程落ちて木地《きぢ》が全く出てゐる．御菜には糸蒟蒻《いとこんにやく》が一皿附いてゐた．自分は伏目になって此御膳の光景を見渡した時，大いに食ひたくなった．實は今朝から水一滴も口へ入れてゐない．胃は全く空《から》である．もし空でなければ，昨日《きのふ》食った揚饅頭と薩摩芋がある許《ばか》りである．飯の氣《け》を離れる事約二晝夜になるんだから，如何に魂が萎縮してゐる此の際でも，御櫃《おはち》の影を見るや否や食欲は猛然として咽喉元《のどもと》迄詰め寄せて來た．そこで，冷やかしも，交《ま》ぜっ返しも氣に掛ける暇《いとま》なく，見榮《みえ》も糸瓜《へちま》も棒に振って，いきなり，お櫃《はち》からしやくって茶碗へ一杯盛り上げた．其の手數《てかず》さへ面倒な位待ち遠しい程であったが，例の剝箸《はげばし》を取り上げて，茶碗から飯をすくひ出さうとする段になって—おやと驚いた．些《ちつ》ともすくへない．指の股に力を入れて箸をうんと底迄突っ込んで，今度こそはと，持上げて見たが，矢張《やつぱ》り駄目だ，飯はつるつると箸の先から落ちて，決して茶碗の縁《ふち》を離れ様《よう》としない．十九年來未だ曾《かつ》てない經験だから，あまりの不思議に，此の仕損《しくじり》を二三度繰り返して見た上で，はてなと箸を休めて考へた．恐らく狐に撮《つま》まれた様な風であったんだらう．見てゐた坑夫共は又ぞろ，どっと笑ひ出した．自分は此の聲を聞くや否や，いきなり茶碗を口へ附けた．さうして光澤《つゆ》のない飯を一口掻き込んだ．すると笑ひ聲よりも，坑夫よりも，空腹よりも，舌三寸の上丈《だけ》へ魂が宿ったと思ふ位に變な味がした．飯とは無論受取れない．全く壁土である．此の壁土が唾液《つばき》に和《と》けて，口一杯に廣がった時の心持は云ふに云はれなかった．………

漱石全集，第 6 巻　坑夫．p108 ～ 109，1979，岩波書店

寮に収容して給食を行うと同時に，従業員の勤労者加配米による工場給食も行われた．このころになると，食事の内容は粗末であったが，一応給食らしい形態が整ってきた．

昭和 20 年（1945）8 月に日本は太平洋戦争に敗れ，日本の産業は壊滅状態になった．そのなかで，石炭鉱業，繊維産業は，戦後復興の基幹産業として重要であったので，食料の特別配給による給食が行われたが，アメリカ空軍の爆撃による施設破壊と敗戦による混乱のため，機械，自動車，電気関係の工業は，生産停止の状態であったので，給食も食料不足と連動して停止状態に陥った．

昭和 25 年（1950）に勃発した朝鮮戦争は，昭和 28 年（1953）に休戦協定が調印され，一応の終結をみた．この朝鮮戦争による特需景気が引き金になり，日本の工業を中心とする産業は戦後復興を果たした．これに関連して集団給食（当時）も盛んに行われるようになるが，昭和 22 年（1947）に労働基準法が施行され，さらに事業附属寄宿舎規程が，また昭和 47 年（1972）には労働安全衛生規則によって，給食関係の規定が示されるなど，事業所給食について法的整備が進んだ．そして，昭和 35 年（1960）ごろから始まった高度経済成長の波に乗って，時々の景気動向によってゆり動かされながらも，比較的順調に伸びて現在に至っている．そして現在は，通勤者の給食が主体になり，とくに大企業では，給食を行うのはあたりまえのことになっている．

3—給食における栄養士の役割

給食と栄養指導

栄養指導の目的は，対象者の健康増進のために，日常の栄養・運動・休養の状態を総合的に把握し，診断を行い，その結果に基づいて正しい処方を示し，実践の方法を指導して自主的な実践行動を起こさせ，その行動を習慣化することである．このような視点から給食をみると，栄養士の管理する給食は，対象者の食事摂取基準から給与栄養目標量を求め，それを食事のかたちにして提供するわけであるから，直接的な栄養指導ということができる．

しかし，ここで注意しなければならないことは，給与栄養目標量は対象者全員の食事摂取基準の平均値であるから，平均値に近い者はよいが，これから離れる者ほど栄養管理が不十分になる．したがって，その者の栄養管理にはとくに留意しなければならない．また，カフェテリアのような自由選択方式の場合には，栄養的な食事の選び方についての教育が必要である．

法規に規定される栄養士・管理栄養士の業務

栄養士法（昭 22.12.29　法 245）第 1 条第 1 項に栄養士の業務については“栄養士の名称を用いて栄養の指導を業とする者”，同法第 2 項に管理栄養士の業務についての概略は，“傷病者など対象者の状態に応じた，高度の専門的知識及び技術を要する健康増進のための栄養指導，給食利用者に特別の配慮を必要とする給食管理及び各種の給食施設に対する栄養改善上必要な指導をすることを業とする者”と，定義している．

健康増進法（平 14.8.2　法 103）第 21 条第 1 ～ 3 項によると，特定給食施設の設置者が順守しなければならない事項として，管理栄養士・栄養士の配置と，行わせなければならない専門業務について規定されている．その概略を述べると“特定給食施設の設置者は，1. 特別の栄養管理が必要な給食施設は管理栄養士を必置とし，2. それ以外の特定給食施設は栄養士・管理栄養士を配置するように努力し，3. 適切な栄養管理を行わなければならない”と規定している．その“適切な栄養管理”については，同法施行規則第 9 条の“栄養管理の基準”に規定されている．

この項の主題である“栄養士・管理栄養士の業務”については，本章の 1 —給食の概念：給食施設と栄養士・管理栄養士の配置（p.2），特定給食施設における適切な栄養管理（p.3）を参照されたい．この基準による給食施設に勤務する管理栄養士・栄養士業務の一般的な例について図❼に示してある．

栄養士の役割と心構え

給食業務は，栄養士を軸にして動いている．

献立作成は栄養士の代表的な業務であり，この献立は，給食業務の最も基本となる

❼ 給食施設勤務管理栄養士・栄養士の業務担当（例）（富岡）

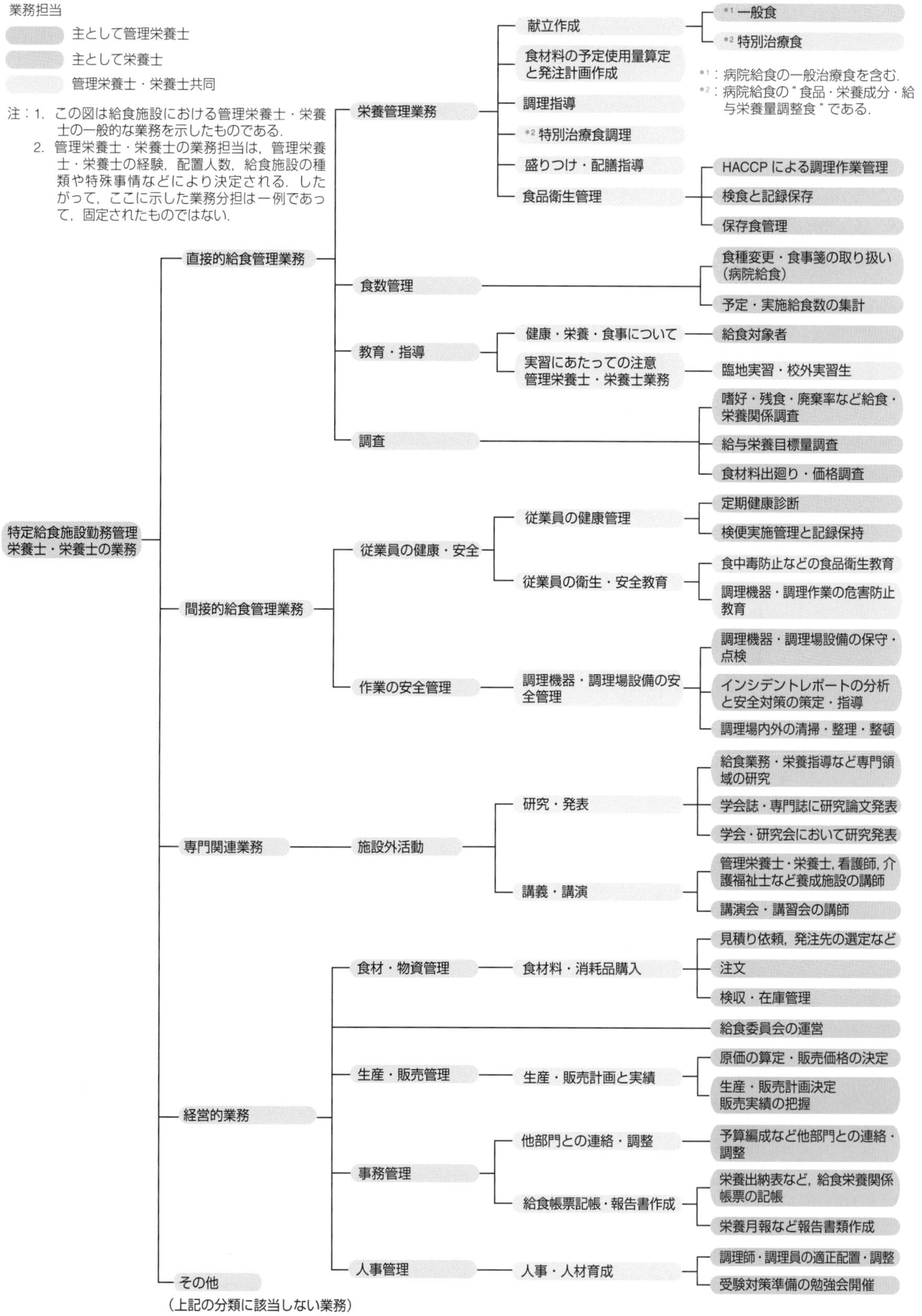

注：1．この図は給食施設における管理栄養士・栄養士の一般的な業務を示したものである．
2．管理栄養士・栄養士の業務担当は，管理栄養士・栄養士の経験，配置人数，給食施設の種類や特殊事情などにより決定される．したがって，ここに示した業務分担は一例であって，固定されたものではない．

＊1：病院給食の一般治療食を含む．
＊2：病院給食の“食品・栄養成分・給与栄養量調整食”である．

もので，これをもとに食材料の使用と発注の計画，調理作業の進行と調理員の配置計画だけでなく，給食対象者の健康管理にも関係が深い．また，材料費予算や対象者の嗜好に，どの程度注意をはらっているかという結果が，経営業績を左右することになる．

給食業務に携わる栄養士は，すべて十分な経験を積んだ管理職とは限らない．経験の少ない栄養士であっても，栄養指導の専門技術者であると同時に，給食業務の指導者であるという心構えが必要である．そのためには，常に新しい知識や技術を得るための学習と研究を積み重ねる努力を心がけなければならない．

また，業務の処理を行うには経営感覚をもって判断し，決断したことは，すぐに部下を指導して実行に移す積極性が必要である．そして，栄養士が率先して人間関係のよい，明るい職場づくりを心がけることが大切である．

利用者に対しては，努めて意見を聞き，実行可能なことは積極的に取り入れ，魅力のある給食を目指すことである．

給食施設の栄養士業務についての実態調査結果をみると，栄養相談や栄養教育が行われにくいということである．その理由として，献立作成や事務処理に多くの時間がかかること，栄養士の配置数が不足していることなどの理由があげられているが，コンピュータの導入により負担は大分軽くなった．日常業務をさらに合理化して，栄養相談などを積極的に行うべきである．

委託給食における栄養士の役割

過去の給食は直営で行われることが多かったが，現在では委託給食で行われる割合が高くなってきた．各分野における委託給食と，そのなかでの栄養士の役割はおおむね次のとおりである．

管理栄養士の配置については健康増進法第21条第1項，同法施行規則第7条各項の必置義務規定に留意しなければならない．

事業所給食

栄養士の配置と業務については，労働安全衛生規則（昭47 労働省令32）第632条に，また事業附属寄宿舎規程（昭22 労働省令7）の第26条に，1回300食以上の給食を行う場合には栄養士を置かなければならない，と規定している．しかし，この規定は直営，委託の別について示されておらず，委託給食に関する指針（ガイドライン）も示されていないので，どちらにも共通と考えられる．

病院給食

栄養士の業務内容とその責任については，基本的には直営給食でも委託給食でも変わりがない．

病院給食は直接的に患者の疾病治療，健康回復にかかわることであるから，厚生労働省から“医療法の一部を改正する法律の一部の施行について”（平5.2.15 健政発18，最終改正 平19.3.30 医政発0330042）で病院給食の委託の要領が示されている．そのなかの栄養士に関する事項を抜粋すると，次のとおりである．

受託責任者

従事者の人事・労務管理，研修・訓練および健康管理，業務の遂行管理，施設設備の衛生管理などの業務に責任を負う者である．病院の管理者，担当者などと患者給食業務の円滑な運営のために随時協議するとともに，必要な帳票を業務を行う場所に備え，開示できるように備えておくこと．

なお開示できるように備えておくべき帳簿の種類は「病院，診療所等の業務委託について（平 5.2.15 指 14）」，「医療法施行規則の一部改正に伴う病院，診療所等の業務委託の基準の一部改正について（平 8.3.26 指 18）」などを参照のこと．

受託責任者が栄養士の場合は，給食受託業者側が病院内に配置する栄養士を兼任できる．

指導助言者

日常的に指導および助言を行うことができる体制を整備しておくこと．とくに委託者である病院から食事の内容に関して，必要な改善措置を求められた場合に対応するために指導助言者を置く，と定めている．

指導助言者は一定条件を満たした医師（条件は省略）と病院において患者給食業務に 5 年以上の経験を有し，医療法および健康保険法を理解していること，などの条件を満たす管理栄養士である．

給食業務を受託する場合の基準

調理を含む給食業務を受託する場合は，給食業者側で栄養士を配置する．なお献立表の作成業務を受託している場合は，治療食に関する知識と技術をもつ栄養士であること．

保育所給食

調理業務を給食受託業者に委託する場合，受託業者は受託業務に関して，専門的な立場から必要な指導を行う栄養士が確保されているものであること〔「保育所における調理業務の委託について」（平 10.2.18 児発 86）〕とされている．

4—給食施設の種類と特性

病院

病院給食は，病気にかかり入院中の患者に，治療を目的として行う給食である．これには，最新の医学的知識に基づく適切な治療食を供与しなければならない．したがって，他の分野の給食のように，健康人に対する栄養理論は，そのままでは適用されにくい．これはたとえば，腎炎や腎不全の初期にはたんぱく質を強く制限する，また急性肝炎の初期には，エネルギー，たんぱく質を多く，脂質を制限した食事を供与することなどである．このように病気の種類と症状の程度によって，エネルギー，たんぱく質，脂質，炭水化物，カルシウム・鉄などの無機質，ビタミン類，調味料や水分などを健康人の給与栄養量に比較して多く与えたり，反対に制限するという方法をとることが病院給食の特徴である．

病気にかかると，一般的に食欲が減退するので，できるだけ患者の嗜好を尊重し，使用可能な食材料による献立を工夫して，給与栄養量を確実に摂取するように図らなければならない．それには食事指導を積極的に行い，食事は治療のために重要であることを患者に理解させなければならない．

従来は直営で行うことが原則とされていた．しかし，その後に夕食時間の繰り下げに関連するサービス改善と，人手不足対策として給食受託業者に委託することも認められるようになったので，委託給食による運営が増加している．

学校

学校給食は法律上，次の 3 種類に分類される．

(1) 義務教育諸学校（学校教育法第 1 条に規定する小学校，中学校，中等教育諸学校の前期課程[1]，特別支援学校[2] の小学部および中学部）における給食……学校給食法

[1] いわゆる中高一貫教育といわれる中学校と高等学校の教育を継続して行う場合の中学校教育に相当する教育課程をいう．
[2] 盲学校，聾学校および養護学校の総称．

(2) 特別支援学校の幼稚部および高等部における給食……特別支援学校の幼稚部および高等部における学校給食に関する法律

(3) 夜間高等学校における給食……夜間課程を置く高等学校における学校給食に関する法律

このなかで，学校給食を代表するものとして，(1) を規定する学校給食法があげられる．この法律の第 2 条に，“学校給食を実施するにあたっては，義務教育諸学校における教育の目的を実現するために……” と定められており，そのための 7 つの目標が示され，この目標が達成されるよう努めなければならないと定めている．このことからもわかるように，義務教育諸学校における給食は，単に昼食をサービスしたり，母親の弁当をつくる労働負担を軽くしようとするためのものではない．給食の対象者である小学校の児童，中学校の生徒の心身の健全な発達と，教育のひとつの方法として行われるものである．

学校教育法（昭 22.3.31　法 26）の一部改正が平成 16 年 5 月 21 日に施行され，“栄養教諭” の資格が創設された．それにより “小学校には栄養教諭を置くことができる”（同法第 28 条第 2 項）とし，その職務について，“栄養教諭は，児童の栄養の指導及び管理をつかさどる”（同法同条第 8 項）と規定された．それに伴い，学校給食法（昭 29.6.3　法 160）に “学校給食栄養管理者” の名称が新しく設けられ，その資格者と職務について，“義務教育諸学校又は共同調理場において学校給食法の栄養に関する専門的事項をつかさどる職員は，栄養教諭又は栄養士”（同法第 7 条）と規定された．

条文の主旨を要約している．正しくは本書の関係法規の同条を参照されること．

また，食育基本法（平 17 年 6 月 17 日　法 63）が，平成 17 年 7 月 15 日に施行され

たが，食育の推進に関する基本的施策が示され，家庭，学校・保育所等および地域の役割が示された．その中に食育について，“学校給食を実施する意義”（同法第 20 条）が示された．

学校給食の運営は，これまではそのほとんどが直営方式であった．しかし，昭和 60 年（1985）ころから，経費節減と人手不足対策として委託方式に移行する動きが目立つようになった．

社会福祉施設

社会福祉施設とは，健全な成長発育が阻害される環境にある児童，心身に障害をもつ者，介護を必要とする高齢者などに対して福祉サービスを提供する施設をいう．ここでは，給食提供が行われることの多い，老人福祉施設，児童福祉施設について述べる．

老人福祉施設

老人（高齢者）を明確に定義することは難しい．老年期に達すると青壮年期とは異なり，心身状態の個人差は大きくなるので，単純に年齢を基準にすることはできない．高齢者の医療の確保に関する法律（昭 57.8.17　法 80）では，65 ～ 74 歳を前期高齢者（第 32 条），75 歳以上を後期高齢者（第 50 条）と規定している．

老人福祉施設には，養護老人ホーム，軽費老人ホーム，老人福祉センター，老人介護支援センターが該当する．特別養護老人ホームは介護保険法（平 9.12.17 法 123）第 7 条第 21 項により“介護老人福祉施設”と規定されている．

給食の目的は，入所者の健康の保持増進を図り，入所の目的を実現することである．年齢が高くなるとともに有病率が上昇するので，入所者の健康状態に対応する食事を提供するように配慮しなければならない．

児童福祉施設

児童福祉法により満 18 歳未満の者（児童）が入所あるいは通所する施設で助産施設，乳児院，保育所，児童養護施設などが該当する．同法第 4 条では児童の呼び名と年齢の関係を次のように規定している．

（1）乳児……満 1 歳に満たない者

（2）幼児……満 1 歳から，小学校就学の始期に達するまでの者

（3）少年……小学校就学の始期から，満 18 歳に達するまでの者

施設の種類により給食の目的は異なるが，児童の健康と健全な成長発育，望ましい食習慣の改善などである．

児童福祉施設のうち助産施設は，胎児および乳児の保護を目的にしているが，直接的には母親である妊産婦を対象にする．

施設の目的はさまざまであるから，給食の食事は児童の心身の状態に応じた適切な内容をもつものでなければならない．

日本人の食事摂取基準（2010 年版）の発表に基づき“児童福祉施設における食事の提供に関する援助及び指導について”（平 22.3.30　雇児発 0330 第 8 号・障発 0330

第 10 号）が出された．これにより児童福祉施設における，食事の提供に関する援助および指導についての方針が示された．

事業所

かつて，事業所給食を産業給食と呼ぶことにしようと提唱されたことがあった（第 10 回栄養改善学会　昭 38）．

現在は，給食を行う企業の業種により，産業給食あるいはオフィス給食ということもある．すなわち，工場，建設関係の企業で行われる給食を産業給食と呼び，商事，マスコミ，金融などの事務系企業で行われる給食をオフィス給食と呼んで区別し，この両方をまとめて事業所給食とするという考え方である．

事業所給食には，① 従業員の健康管理，② 労働生産性の向上，③ 間接的給与，という意味が含まれている．

給食の対象者は，おおむね健康人である．しかし，なかには軽度の生活習慣病にかかって就業治療中の者もいるはずである．したがって，このような従業員を対象にした特別食（ヘルス食など，いろいろの呼び名がある）を計画し，症状に応じて食塩や糖質を制限した食事を提供しているところもある．

直営方式の給食運営はたいへん少なく，一般的には外部の給食受託業者（給食専門会社，給食センター，仕出し弁当屋など）に委託する委託給食方式が一般的である．

自衛隊

自衛隊は陸上，海上，航空に大きく分かれる．隊員の大部分は 20 歳代前後の健康な青壮年で構成されている．隊員は，一般に毎日の訓練が激しく，生活活動の程度が高い．したがって，ほかの分野の給食に比較して給与栄養量が多く，食事の量も多い．

その他の施設

以上の給食のほかに，刑務所，少年刑務所，拘置所，少年院，少年鑑別所，婦人補導院などの矯正施設給食，商船・貨物船や漁船などの船舶給食がある．

5―給食の運営と実施の方法

運営方法

以前は，給食は直営で行うことが原則であると理解されていた．しかし，昭和 48 年（1973）10 月に勃発した第 4 次中東戦争による石油価格の高騰は，順調に推移してきた高度経済成長を，いっぺんに崩壊させた．このころから企業では，安定経営の回復と，その基盤づくりを目標に，企業内部の経営の再点検が行われた．その第一目標は，経費の節約ということであるが，この場合，最初に対象になるのは，給食実施に関係のある福利厚生費である．このような企業の意識変化が，廃止することのできない給食を直営方式から委託方式に急速に切り換えが行われた大きな理由である．このような動きにより，委託給食に進出する業者が急増した．

また，就労人口の減少による人手不足，いわゆる３K（汚い，きつい，危険）といわれる仕事を避けるという労働に対する意識の変化が強く，給食関係は深刻な人手不足に見舞われている．このことが，直営方式から委託方式に移行させる理由としてあげられる．

給食の運営には次のような方法がある．

直営による方法

給食施設を設置する企業や団体が，常勤，パートなどの身分に関係なく，必要なすべての給食従業員を直接雇用し，監督して給食業務に従事させるなど，給食施設設置者の直接責任で給食を運営する方法である．

委託による方法

給食を必要とする企業や団体が，給食業務の一部または全部を，給食業務の受託代行を専門に行っている業者に委託する方法である．

1 **全面委託**　給食業務のすべてを委託する方法である．

2 **部分委託**　給食業務のある部分を委託する方法である．これには，さらに技術委託ということで，たとえば調理部門の作業と調理作業員の派遣を委託する方法，また労務委託ということで，給食業務は給食施設側が直接指導をして行うが，その作業に必要な作業員の派遣を委託する方法で，たとえば調理作業に必要な調理師，調理員，あるいは食器の回収や食器消毒作業に必要な作業員の派遣などである．

準直営による方法

企業や団体の消費組合，系列会社の給食部門によって行われる給食である．

協同組合による方法

たとえば，一定地域内の給食を希望する中小企業が，資金を出し合って中小企業協同組合給食センターを設立して行う給食である．

1日の給食実施回数と対象

1 **1日1回給食**　学校，事業所など昼間に活動するところで行われるため昼食が多い．しかし，夜間（定時制）高等学校の給食のように，夕食という場合もある．

2 **1日2回給食**　企業の独身寮，病院の看護師寮，学校の学生寮などで行われる給食である．一般に朝食と夕食であるが，交代勤務制の企業は，それ以外の場合もある．

3 **1日3回給食**　病院，老人ホーム，自衛隊などで行われる給食である．一般的に，一年中休みなく給食が行われる．

4 **臨時給食**　残業食，夜勤食，深夜食など，勤務体制や業務の都合により行われる給食である．

給食実施の形式

給食が対象者に，必ずしも好意的に受け入れられない理由のひとつに，利用者の意思で食事を選ぶことができない押しつけられた食事である，という不満があげられる．これを改善するために，利用者の意思で食事を選ぶことができるように，いろいろな給食実施の形式が工夫されている．

定食

1 食ごとの食事内容が，献立計画により決められている給食形式である．

これには次の区別がある．

1 **単式献立**　1 種類の定食献立で給食が行われる．したがって，利用者は自分の意思で献立を選ぶことができない．

2 **複式献立**　複数献立ともいう．2 種類以上の定食献立が用意され，そのなかから利用者の意思で選ぶことができる．

単式献立は，献立作成，調理設備，調理員の人数，食数の取りまとめ，食材料の注文などは複式献立に比較して単純であるが，利用者の意思で好みの食事を選べないので，強制食という印象が強い．それに対して複式献立は，献立作成など手数がかかり，調理設備は大きく，また調理員の人数は多くなる．しかし，強制食という印象は弱くなる．

カフェテリア

利用者の意思により，主食，副食，デザートなど，それぞれ数種類の料理のなかから，好みのものを自由に選ぶことができる給食方式である．

この給食方式では，対象者に料理の選び方などの食事教育が必要である．

食事サービスの方法

配食

料理を食器に盛りつけ，トレイにセットすること．

配膳と下膳

1 **配膳**　食事開始前に，料理を盛りつけた食器を食卓に並べるか，または配食したトレイを利用者に手渡しする方法で，利用者が着席して，すぐに食べられるようにすること．

2 **下膳**　食事が終わってから，その食器を返却または回収すること．

サービスの種類

1 **フルサービス**　一般の飲食店のように，ウエイター，ウエイトレスなどサービス係が配膳と下膳を行う．

2 **ハーフサービス**　立食そば屋，ファストフードのコーヒーショップや一部のハンバーガーショップのように，利用者が食事を受け取り，下膳はサービス係が行う．

3 **セルフサービス**　食事の受け取り，食事後の下膳を利用者自身が行う．給食ではこの方法が多い．

集中配食と分散配食

給食を行う施設の規模，配食室設備の有無により，次のように分かれる．

1 **集中配食**　調理室の配食コーナーまたは中央配食室で料理を，1人分ずつ食器に盛り分け，それをトレイ（配膳盆）にセットする配食方式である．中央配食ともいう．これを配膳車にセットするかカウンターを通して利用者にサービスする．

2 **分散配食**　でき上がった料理を，分散している出先配食室別に，給食人数分を配食缶などに分けて運び，さらに1人分ずつ盛り分けてトレイにセットする配食方式である．

分散配食は，一般に病院や養護老人ホームの給食のように，ベッドサイド給食を行う場合に，給食数が多く集中配食ができない，または適温給食管理などの理由で採用される．しかし，特別治療食は食事管理を厳重に行わなければならないので，集中配食が好ましい．

また，学校給食で行われている教室内での配食，事業所給食の給食センターによる配食缶での配送方式による給食は，広義の分散配食と判断される．

2
経営管理

1—経営管理の概念

経営管理という用語

毎日の新聞やテレビのニュース，あるいは雑誌のなかで，よく見聞きする“経営”という言葉と，その言葉が頭につく用語，たとえば経営者，経営権，経営計画などについて，われわれは正しく理解しているであろうか．これは経営管理という用語も同様である．ここでは給食管理における経営管理について，説明を加える．

“経営管理”という用語には，いろいろな語釈がある．たとえば英語の management，administration を英和辞典でみると，どちらも経営，管理など，同じ意味を表しており，なかなかわかりにくい用語のひとつである．経済用語としての経営管理を，専門書では business management，business administration としている．これは経営管理という概念の多様性によることであるが，その意味については，① 経営，管理，組織体，経営体，経営者など，② 組織を運営する機能の2つに大別される．

経営と管理

経営の概念

経営には，次の2つの概念がある．

●“経営体”または“組織体”としての概念

“経営体”とは，企業または会社，学校，病院，役所などをいうが，通常は企業を指す．すなわち経営体と企業は同じである．

“組織体”とは，経営体の目的にする事業の達成について，効果的な活動のための管理を実施するには，経営体に所属する複数人の行動を組織化して，個人の担当する仕事の内容，権限および責任を明確にして，経営体の能力を高めること．すなわち**組織化された経営体**をいう．したがって，ある程度以上の人数で組織化されている経営体と組織体は同一であるが，経営活動が効率的で，より経営体の業績の向上を図るには，独裁的体制ではなく組織的な結束と活動が必要ということである．

●組織を運営する“機能”としての概念

ここでいう“機能”という概念は，言い換えれば“仕事”または“働き”と理解すればわかりやすい．経営管理においては，この“機能”を意味することが多い．

経営体は生まれも育ちも，また考えも異なる他人が集まって運営している．この集団にたどり着くまでの道筋も，またその経緯も違う者の集まりであるから，個人の判断で活動したのでは，効果的とはいえず，また能率的でもなく，烏合の衆にすぎない．そこで，全員が参加意識をもって効果的な活動をするには，経営の目標，所属職場と職務上の業務と責任を明らかにして，その達成のための適切な組織化が必要である．

管理の概念

管理については，次の２つの概念がある．

●組織を前提にしていること

組織はすでに述べたように，複数の人間で構成される．ひとりだけで物づくりの仕事を行っている場合は，仕事の進行も，その製品のつくり方などについても，すべて自分の判断で行えばよいことである．しかし，複数の人がひとつの目的に向かって仕事を行い，目的を達成しようとするときには，参加する複数の人たちの能力を，一定の方向に働かせるように調整する活動が必要になる．すなわち“管理”することの必要性が，必ず発生する．

●複数の人の協力で仕事をする

町の小さな飲食店や宅配弁当屋のように調理から出前・配達まで，経営規模が小規模の組織では，経営者も従業員とともに協力して製品の製造や販売にあたらなければならない．しかし，ある程度以上の規模をもった経営体では，業務量の大きさから人手が多くなり，必然的に組織だった分業体制と企業活動に移行する．したがって経営者や管理者が直接商品管理や営業活動を行うことはない．

組織化すると，組織上の上級に位置する管理者ほど，現場作業から遠い位置に立つようになるが，上級者は組織全体が円滑に活動するように，経営的立場から組織活動を指揮し，中間管理職から現場監督者になるほど現場業務に近くなり，実際業務の運営を担当することになる．効率的な目標達成のためには，どのように組織的な活動をすればよいかを予測（計画と判断）し，命令（指導と指揮）し，調整し，統制すること，すなわち組織化が必要である．そして組織に所属する個人の担当する専門業務の処理が，組織の業績向上に貢献するという協力関係を保つことが必要である．

経営管理

以上の説明で“経営”と“管理”の意味について，理解されたことと思うが，要約すると“経営体が業績向上を目的に，合理的で効率的な経営活動を行うため，経営規模に見合った経営組織を構成し，組織階層の管理者がその立場における職権と責任において，業務上の命令，調整および統制を行うことである”と結論づけられる．

2―会社の仕組み

企業と会社

企業

企業を定義すると“利益を得ることを目的に，生産・販売などの経済的事業を継続的に行うこと．また，その経営主体をいう”ということである．企業の種類は図❶に示したとおりである．

❶ 企業の種類（富岡）

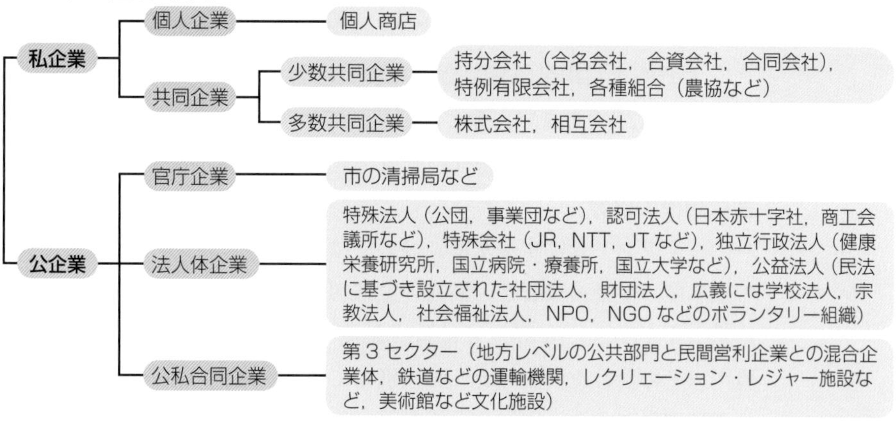

企業の種類は，私企業，公企業と幅広い．われわれは企業というと会社をイメージする．しかも，その会社と呼ばれるものも種類が多い．企業は利益を得ることを目的に活動をしているとすれば，その意味においては，一般論として，会社は企業を代表すると理解されている．

公企業は，国や地方公共団体（都道府県，特別区，その他）などの行う事業のうち，その経営のための経費は主に経営収入により賄われる企業である．水道・ガス・交通機関・病院・観光施設・住宅供給・美術館・運動施設など多岐にわたっている．このように国民や住民に対する財*やサービスを提供する公共性と，それによって一定の収入を獲得し，企業としての自立性と効率性を求められる企業性との二重性をもっているものである．したがって政府事業の単なる代行機関から限りなく民間会社に近い特殊会社まである．

* 人間の物質的・精神的生活に何らかの効用をもっているもので，空気や河川の水のように，それを入手するために，金銭などの支払いを必要としないもの（自由財）と，たとえば水道やガス使用料，賃貸住宅の家賃，美術館の入場料など，それを入手するためには金銭などの支払いを必要とするもの（経済財）とがある．

会社

すでに述べたように“企業”と“会社”は同じ意味にとらえられることが多いが，会社について定義すれば“商行為またはその他の営利事業を目的に設立された社団法人”である．すなわち“会社は社会的な需要を満たすために製品やサービスを提供し，利益を得ることを目的に活動する組織である”ということができる．

企業活動の複雑化に対応するには企業の多様化が必要として，新“会社法”が平成 17 年に成立し，平成 18 年 5 月 1 日に施行された．その改正の要点は高度な専門的事項が多いが，代表的なことは，

① 有限会社を株式会社と一つにする．ただし既設の有限会社は，社名の変更をすることなく事業を継続できる．

② 最低資本金制度を廃止する．株式会社設立に当たっての最低資本金は，これまでは 1 千万円とされていたが，1 円以上とする．

③「合同会社」の制度を新設する．株式会社と同じように，有限責任の社員（出資者）だけで会社を設立でき，これは法人（会社）も出資できる．定款で経営ルールを自由に決定でき，たとえば利益は出資比率に限らず，貢献度に応じた配当比率でもよい，などがある．ベンチャー企業向けである．

なお，合資会社，合名会社の制度は，新“会社法”の下でも存続する（図❶参照）．

会社規模の区分

会社をランク分けする基準については，一般には必ずしも明確な根拠はなく，会社の知名度，従業員数など，個人の意識判断で区別されているようである．しかし，会社法（平 17.7.26 法 86）では監査制度上，資本金 5 億円以上，または負債総額 200 億円以上の会社を大会社として区別している．また，中小企業基本法では，中小企業は業種別に資本金・出資金と従業員数により規定されている．さらに税法では，業種に関係なく資本金が 1 億円以下の企業を中小企業としている．

経営資源

企業は社会の需要に応じて，製造業の場合は専門とする製品の生産と販売を行い，販売業は仕入れと販売を行う．それは利潤を得ることが目的であるが，そのことに必要とするものを経営資源という．経営資源は一般に人（人材），物（原材料，商品），金（資金）といわれてきたが，近年は情報と時間を加えて，経営資源と呼んでいる．企業は，この経営資源を，上手に使って付加価値の高い製品をつくり出すか，または需要度の高い商品を販売目的に取り扱うことが，経営上重要なことである．

経営組織

経営組織は，経営活動の基礎になるものである．すべての経営活動は，各業務箇所に配置されている担当者の業務処理により組織のなかを流れるが，この組み立てのあり方が，経営業績に深いかかわりをもっている．すなわち，経営規模に比較して経営組織が小さすぎる場合は，業務の処理が速くて能率的であるようにみえるが，業務処理量が担当者の処理能力の限界を超えると能率が低下し，その箇所で停滞し，またチェック機能が働かなくなり，処理の誤りや不正処理が発生しても，その事実を見抜けない．反対に，経営規模に比較して大きすぎる場合は，業務処理の過程が複雑になりやすく，処理に無駄な人手と時間がかかることになり，余分な人件費などの経費がかさむことになる．

経営組織の成長

企業は創立の初めから，立派なビルに事務所を構え，多数の従業員がしっかりした経営組織のなかで，整然と業務を行うことができたところもあろうが，すべての企業がそうであったとはいえない．現在では海外に製品を輸出して，世界的に知名度の高い日本の企業も，その始まりは個人経営的な状態で，従業員は創業者と，家族または従業員 1 ～ 2 人であるから創業者が先頭に立って，あらゆる仕事を行わなければならなかった．その後，次々と新製品を開発し，日本国内だけではなく世界的にヒット商品となり，個人的零細企業から中小企業へ，さらに国内企業から世界的な大企業にな

❷ 組織運営はどのような過程を経て成長するか（例）（富岡）

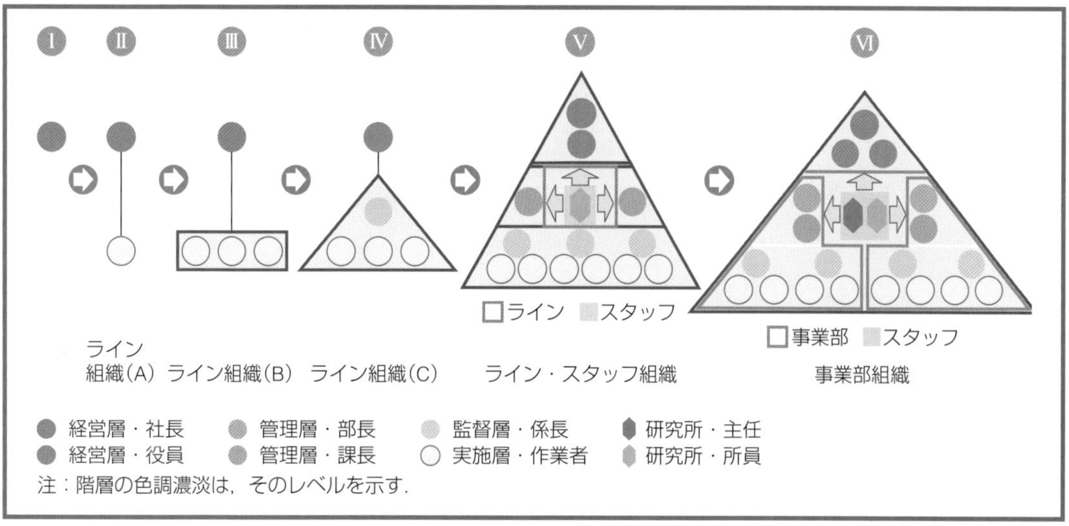

（工藤秀幸：経営の知識．日経文庫，日本経済新聞社，2002，追加，改変）

った，という会社発展の歴史を見聞きする．この発展の基本は，創業者の先見性と高い技術力に加えて，発展段階に見合った経営組織と経営者をはじめ管理職から現場作業者までの企業に対する信頼と協調性にあると考えられる（図❷）．

経営組織の階層と構成の原則

●経営組織

企業の活動を円滑に行うことを目的にするもので，次の 2 つで構成される．

1. **管理組織**　経営職能および管理職能を行う．
2. **作業組織**　現場の作業職能を行う．

一般的には，組織全体の生産に必要な労働・土地，生産のための機械，原材料などの資源配分や，職務上の執行権限の状態を明確にする組織形態をいう．

経営組織は，企業の経営規模に見合った大きさでなくてはならない．経営規模に比較して大きすぎる場合は，業務の処理に複雑な処理過程を経ることになり，非能率的である．反対に，経営規模に比較して経営組織が小さい場合は，業務処理が速くて能率的であるようにみえるが，業務処理のチェック機能が不十分で，処理のミスや金銭上の不正処理が見抜けないことがある．また業務処理量が一時的に大きくなると処理能率が低下し，過程のある部分で停滞してしまうという思わぬトラブルが発生しかねない．経営組織の管理責任者は，常に経営規模と組織の適合度を比較判断し，問題点の発見，そしてもしも問題点が発見された場合は，迅速にその改善策を会議に提案し実行しなければならない．

給食施設で発生する食中毒事故の原因をみると，調理作業中の食材料や調理済み食品の不適切な鮮度管理，調理担当者の衛生管理の不徹底などがあるが，この理由としては，衛生教育が十分ではなかったというほかに，調理員の人数が少なく手抜き作業が行われていた，ということもある．

❸ 組織の 4 階層とその職務

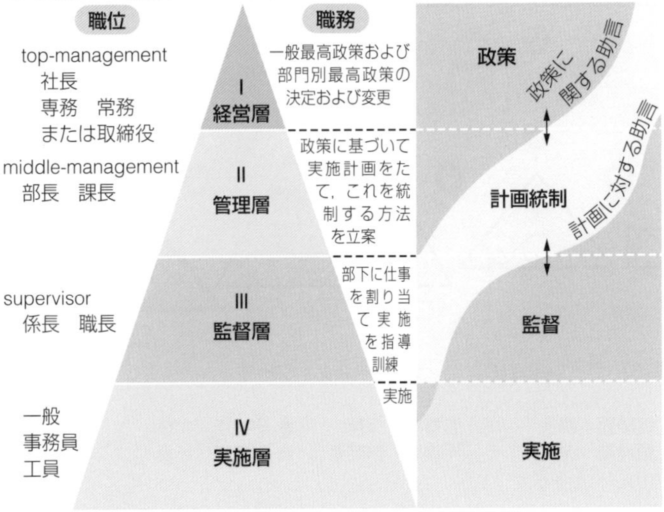

（幸田一男：会社の組織．ビジネス新書，ダイヤモンド社，1976）

●経営組織の階層

企業の経営組織が整備されると，そこに企業運営上の上下関係，すなわち業務処理について，命令する立場，命令される立場，同位の立場という，組織上の格付けができあがる．命令は上位者から下位者に，さらにその下位者は上位者として，次の下位者に順に命令を伝達する．報告はこの反対の順序をたどることになる．また同位の立場では，業務の情報，業務の進行状況，協力し合う業務内容などの連絡を取り合いながら，業務の処理にあたる．これが経営組織構成の基本である．

経営組織の階層とその職務については，図❸を参照されたい．

●組織の成長過程での問題点

経営体が成長し，それとともに経営組織も大きく，そして複雑になってくると，経営体の本来の目的よりも，各部門の利益判断が優先するというセクト化現象が起こり，他部門との協力関係を損なうことが起こりやすくなる．その結果，経営組織全体が硬直化して，業務上の命令，報告や連絡が素早く伝わらなくなり，経営組織全体の利益を失うことにつながることもある．企業の成長には経営組織全体が協力して，必ず起こりうるものとして，経営組織上の危機を事前に察知して予防対策を取り，その兆候がみられる場合は，経営組織全体で積極的に解決の努力をしなければならない（図❹）．

●職務上の権限と責任

職務を実行するには，単に経営組織上の位置づけ，すなわち経営組織上の肩書きだけではできない．当然のことながら，その肩書きに見合った権限が必要であり，またその権限を裏づける業務の執行責任がなければならない．

1 権限　職務上の権限であるから職権ともいう．経営組織内では，階層のレベルと部門内での地位により，担当業務の範囲内における業務執行の意思決定権，業務にかかわる命令権，人事権，業務の執行権，指示権，承認権，提案権および助言権な

❹ 組織成長の 5 局面

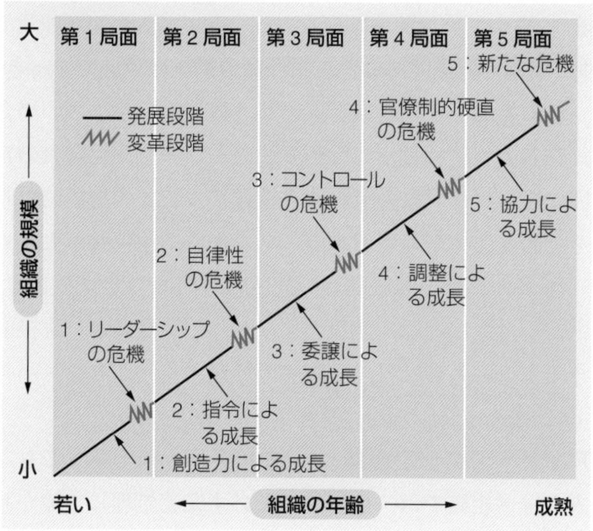

（Greiner, 1972）

❺ 三面等価の原則

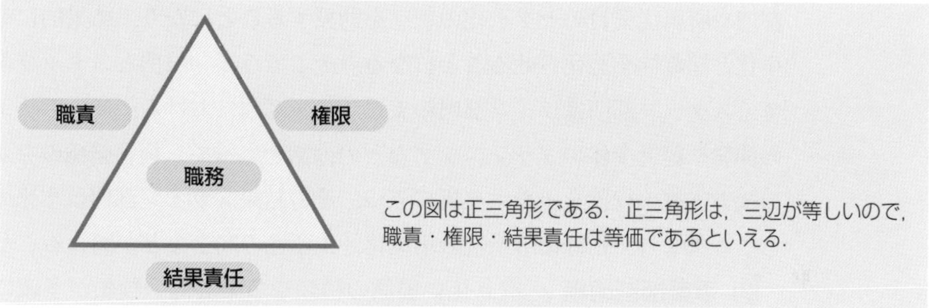

（幸田一男：会社の組織．ビジネス新書，ダイヤモンド社，1976）

どの職務担当範囲に限られた権限など．

② **責任**　業務を行うには，権限と責任を明確に承知していなければならない．それぞれの職位に付託された職務は，職責すなわち職務上の責任，実行責任すなわち指示された業務を行うこと，そして業務が終了した後に発生する結果責任と報告責任がある（図❺）．

経営組織の形態

●ライン部門とスタッフ部門

① **ライン部門**　企業活動によって，生産部門，営業部門のように，直接的に利益を生み出すことに関与する部門である．給食施設では，調理部門など直接的に給食業務の運営を担当する部門．

② **スタッフ部門**　企業活動のなかで，利益の発生には直接かかわりのない部門である．総務・人事・会計などの各部門が該当する．給食施設では，前記の事務部門に，食材料購買・在庫管理部門などが該当する．

経営組織の基本パターン（図❷）

1 ライン組織　ワンマンコントロール（autocratic control；独裁的統制）が組織の特徴で，いわゆる縦割り組織であるから指揮命令系統は単純ですっきりしているが，横の連携は弱い．この組織を軍隊組織ともいう．経営規模が小さい場合には，全体の統制力が強く，経営者の判断に従って行動すればよいので，従業員の判断力の働きは非常に小さい範囲に限られる．経営者の業務全体についての積極的な判断力と実行力で，迅速に業務を進めることができる利点もあるが，業務組織が大きくなると，いかに有能な経営者でも多人数を指揮統制し，高度の専門的な知識を必要とする事柄に，すべて十分な対応が不可能になる．すなわちひとりの管理者が，直接的に確実有効な対応と監督のできる部下の人数には，一定の限界がある．これをスパン・オブ・コントロール（span of control）という．

2 ライン・アンド・スタッフ組織　経営規模が大きくなっても，ライン組織のような単純で簡素な経営組織では，ある時点で必ず業務処理に支障が起きる．そこで経営組織を再検討し，経営規模の適正化を図る努力を怠ると，当然のことながら，経営組織が大きくなるに従って，経営組織は細分化し，それに伴い複雑化する．すなわち部門業務の専門化，さらに部門内部における担当業務の専門化が進行する．これは部門や所属従業員のセクト化の状態を助長することになり，結果的に業務処理の非能率化と採算性を悪化させることになる．そこでライン部門とスタッフ部門を明確にして，スタッフ部門はライン部門の支援，生産部門における生産性のチェック，新製品の開発や経営全体のプランニングなどの役割をもって，経営組織のなかで，経営全体の後方支援の役割を果たす立場に立つ．その結果，ライン部門は本来の業務に専念することになり，指揮命令系統の単純化，生産性の向上などが図れることになる．

3 事業部制組織　取り扱い製品の種類や事業展開の種類が多岐にわたり複雑になると，従来の経営組織では統轄が困難になる．製造業の場合に同一部門内で複数の製品を製造することは，管理機能を複雑にして，生産能率を低下させ，また生産コストを上昇させることになる．製造に高度の技術を必要とするものであればなおのことである．これは製造業に限らず，サービス業や流通関係でも同様である．すなわち事業の多角化のために異業種に新規参入する例が多くみられるが，その場合にも経営上の判断として，将来的に上昇傾向にあり採算面で有利であるという見通しが立った段階で，事業部制に移行するということが多くみられる．その他経営上の理由から地域別，顧客別などの部門別に再編成して，事業部制に移行することもある．

社長から事業部経営の権限と責任を委譲された事業部長は，積極的な経営により，できる限り多くの利益を得ることを要求される．このような基本姿勢をもって独立採算性により経営するので，企業のなかにある企業ともいうことができる．

経営組織構成の原則

1 階層構造の原則　経営組織は経営層，管理層，監督層，実施層の4階層に分けられるが（図❸），各階層の責任や権限を明らかにして，命令や報告が経営層と実施層のあいだを淀みなく流れること．

2 **専門化の原則**　専門化された業務活動を担当するメンバーがその専門性を十分に生かせる組織形態にすること．この前提として，一人ひとりのメンバーが担当する業務処理に必要な専門知識と，その知識を業務に生かすための実際性をもつようにすること．

3 **命令一元化の原則**　組織を構成するメンバーに対して，直接的に命令や指導を行う監督・指導者はひとりであること．この原則を順守することにより，業務活動が正確に行われ，また能率化が図られる．

4 **管理範囲の原則**　ひとりの監督者が，適切に監督・指導できる人数には限度がある．業務内容が複雑化・高度化するに従って管理のできる人数は少なくなり，反対に単純であるほどその人数を多くすることができる．一般に業務の習熟度が高いほど，また監督者の経験度が高いほど管理可能な人数は多くなるが，一般的には10人程度といわれる．

5 **権限委譲の原則**　日常的に発生する業務処理などは，定型化された手続きにより行われることとする．これらの事項や業務処理に関する意思決定の権限は，部下に委譲することにより，業務の能率化を図ることができる．上位階層の者は，より重要な事項や反復性のない例外的事項の処理にあたる．この場合に，上位階層者に対する上申・報告の明確化を図ること．

3―人と職場の管理

経営理念

学校，とくに私学には，創立者の教育についての理念や情熱を示した“建学の精神”“創学の精神”または“建学の礎(いしずえ)”などが示され，これを基本目標に教育が行われている．それと同様に，企業には“社訓”または“社是”が示されている．旧財閥系の企業では“家訓”という呼び方もある．

企業における経営理念は，その企業の目標である“あるべき姿”の基本を示したものである．それは創業者や後継経営者が，その企業に抱く“想(おも) い”であり，企業に所属する者の業務活動にあたっての“拠(よりどころ)”である．そのために，① 経営の目的，② 仕事への取り組み方，③ 企業人としての精神面の自己革新と成長など，をあげている．その内容は，できるだけ簡単で，わかりやすく，そして感動的で心に響く言葉である．次ページにその例を示す．

企業の経営資源

企業とは，すでに述べたように“利益を得ることを目的に，生産・販売などの経済的事業を継続的に行うこと．または，その経営主体をいう”と，定義される．この経済的事業を支えるものが経営資源である．

経営資源について，これまでは3Mすなわち“人（man），金（money），物（material）”といわれてきたが，近年になって，さらに“情報（information），時間（time），

住友家家則

1. 一時の機に投じ，目前の利に走り，危険の行為あるべからず．
1. 職務上に係り許可を受けずして，他より金銭物品を受領し，又は私借すべからず．
1. 名誉を害し，信用を傷つくるの挙動あるべからず．
（以下略）

株式会社東芝グループ経営理念

東芝グループは，人間尊重を基本として，豊かな価値を創造し，世界の人々の生活・文化に貢献する企業集団を目指します．

1. 人を大切にします．
東芝グループは，健全な事業活動を通じて，顧客，株主，従業員をはじめ，すべての人々を大切にします．
2. 豊かな価値を創造します．
東芝グループは，E&Eの分野を中心に技術革新を進め，豊かな価値を創造します．
3. 社会に貢献します．
東芝グループは，より良い地球環境の実現に努め，良き企業市民として，社会の発展に貢献します．

ホテルオークラ	ホテルオークラマンスピリット
ホテルオークラの営業の三大目標 1. Best Accommodation 2. Best Cuisine 3. Best Service	1. 常に前進せよ！ 2. 世界一のホテルを目指せ！ 3. 和を保て！ 4. 親切に徹せよ！ 5. 楽しい職場を作れ！

ある病院栄養科の職員心得

1. みんな仲よく明るい職場
2. 常に絶やすな奉仕の心
3. 油断大敵食中毒
4. 経費の無駄は我が身を削る
5. 整理，整頓，清潔，清掃

商標（brand），信用（credit），特殊技術（know-how）”などを加える考えが強くなっている．このなかで，昔から“経営は人である”といわれているように，最も重要な経営資源は“人”であり，その企業の経営状態をよくするのも，悪くするのも，そこに働く者次第である．したがって，経営資源として最も基本となるのは人材であり，その育成が重要課題である．

職場のリーダー

リーダーの役割と条件

職場のリーダーは，企業に利益をもたらすことを目的に，企業の財産を預かり，任せられた権限の範囲内で，自分の判断で自由に使い仕事を行う．このためには，リーダーシップをもって部下（グループ）を指導・監督し，そして統率して職務を遂行しなければならない．リーダーの条件は，経験年数，業務の熟練度，リーダーとしての指導力，本人の人柄とグループ内の人望などがあげられる．企業は，これらのリーダーに求められる条件を基準に，勤務成績を含めて，社内の人事会議などの判断結果を受け，最高責任者により任命されることで，自分の希望だけでなれるものではない．また，リーダーとしての適正度判定に，グループの利益貢献度の実績を，評価要素として重視する傾向が多くなっている．

リーダーの立場

リーダーは，上司とグループのあいだに立って，双方から出る注文や不満など，いろいろな問題に対応して，業務を上手に進めていかなくてはならない．たとえるならば，上と下から押さえられるサンドイッチの中身のような存在である．

●上司に対応する

リーダーが，グループを指揮監督して業務を行った結果責任は，すべてリーダーが背負わなくてはならない．命令の実施結果を上司に報告するにあたって，よい結果を得たときは自分の功績で，失敗はグループのメンバーに転嫁するなどということは，リーダーとして失格である．

●グループに対応する

業務上の命令は，直接の上司から受けたことであっても，経営組織上は最高経営責任者の発したことであり，経営階層の各段階の管理者を経てきているものである．したがって上司からの命令は，個人感情を交えることなく，理解しやすい表現でグループに伝達し，指示どおりの実行を指導・監督して，期待する結果を得るように努めなければならない．

●関係部門に対応する

病院給食を例にとると，給食業務の管理責任者である栄養士・管理栄養士が努力しても給食部門だけでは，患者に食事を提供することは不可能である．病院の業務で給食業務に関係する部門は，入退院についての医師の判断と指示に基づき，入退院事務，病棟ナースステーションの看護業務，栄養科の食事管理業務，食材購買担当，給食施設の営繕担当，給食関係経理事務などの各担当部門との密接な協力関係により，業務が支障なく行われている．この連携体制，すなわち他部門とのコミュニケーションを図るために，先頭に立って積極的に活動するのは，給食部門の責任者である栄養士・管理栄養士である．

会社の場合は，病院のように関係部門が複雑ではないとみられるが，栄養士・管理栄養士が責任をもって積極的に，関係部門とのコミュニケーションを図ることが必要である．

●外部者に対応する

給食施設のリーダーが，食材料や関連物資の納入店社を，市価調査や業務打ち合わせのために訪問した場合，丁重に対応してくれるのは，自分を尊敬してのことではない．取引の結果発生する，利益の裏づけに対してのことである．その事実認識が希薄で，自分の権威と思い違いをして尊大な態度で，高圧的な対応をすることは，最も避けなければならないことである．つまり，納入業者のいうことを素直に聞き，当然と判断されることは受け入れ，納得のいかない点は，自分の意見を率直に述べて，協力してもらうことである．

リーダーシップ

●リーダーとしての意識

経営組織におけるリーダーは，上位の管理者，自分の所属する部門の同僚，部下との関係で業務を行っている．そして他部門の職場のリーダーなどに対しては，自分の管理する部門や職場の代表として，職務上のよい関係を構築する役割がある．そして常に企業利益を考えて行動し，また取引業者，関係役所などの関係先に向かっては，企業の代表者であることを意識して行動しなければならない．

●リーダーとリーダーシップ

1 リーダー　経営組織の経営層を除く各階層において，管理責任のグループをとりまとめ，業務目的を効率的に，そして計画どおりに行われるようにグループを指導・監督することが業務である．

2 リーダーシップ　過去においては統率力という意味で用いられていたが，現在は指導力と理解したほうが適切であると考える．指導とは“目的に向かって，教え導くこと”である．したがって，指導力とは“グループのメンバーがリーダーの判断と指示を信頼して，協力関係を保って業務を行う一致協力の気もちを起こさせるように指導するリーダーの実行力をいう”と定義することができる．

●リーダーシップの要件

1 リーダーシップの目的を自覚すること　グループで行う業務は，リーダーひとりで行えることではない．リーダーはグループのメンバーが協力して，業務目標を達成するように，とりまとめることである．

2 どのような状況でも，常に適正な自信と判断力をもつこと　業務を行うことは，常にトラブルと隣り合わせ，と考えておかなければならない．突発的にトラブルが発生したときに，問題解決のための冷静な判断力をもつこと．

3 グループのメンバーに，やる気を起こさせること　業務における困難な問題解決については，その対応に苦心しているメンバーに協力し，支援することにより，自信と意欲を起こすように仕向けることである．

4 リーダーとメンバーのあいだに信頼感を生み出すこと　グループのリーダーとメンバーは運命共同体であるから，喜びも，悲しみもまた不満も共有する．しかしリーダーとメンバーの大きな違いは“リーダーは，職場の喜びの炎には風を送り，不満の炎には水を送れ”という言葉に表されているように，喜びはメンバーとともに喜び，メンバーの不満は抑える努力をすること．しかし，メンバーとともに喜ぶことはたやすいが，不満の解決は難しい．業務処理に影響の及ぶことがあってはいけないから，誠意をもって，その解決に努力することが必要である．

4—労働

労働関係の法律

労働については，日本国憲法（以下“憲法”という）第27条第1項に，“すべて国民は，勤労の権利を有し，義務を負う”と規定し，同条第2項に，“賃金，就業時間，休息その他の勤労条件に関する基準は，法律でこれを定める”と規定している．これを受けて“労働三法”と呼ばれる，労働基準法，労働組合法，労働関係調整法が施行された．このほかに職業安定法，雇用対策法，最低賃金法など，労働者の生活向上にかかわる法律がある．

労働三法

労働基準法

労働条件は，労働者が社会人として生活を営むことのできる，必要条件を満たしていなければならないが，労働基準法（以下“労基法”という）は労働条件の最低基準を示したものである，と定めている．

労働条件の最低基準を示している理由は，雇い入れる側の企業と，雇われる側の個人では，個人の側が弱い立場にある．企業と個人が雇用関係について話し合い，自由に労働条件を取り決めるとすると，どうしても個人は不利な雇用条件を受け入れることになりやすいので，そうならないようにするためである．

規定することは，① 労働契約の内容，② 給料の支払い方法，③ 労働時間・休憩・休日および年次有給休暇，④ 労働中の安全および衛生，⑤ 年少者，⑥ 女性，⑦ 災害補償，⑧ 就業規則などについて規定されている．

労働組合法

労働組合法（以下“労組法”という）は，日本国憲法第25条第1項に規定する“生存権”を具体化したと判断される．そして憲法第28条では“団結権”として“勤労者の団結する権利及び団体交渉その他の団体行動をする権利は，これを保障する”としている．いわゆる“労働三権（団結権，団体交渉権，争議権）”をいう．

労働関係調整法

企業と労働組合が対立して争議行為に発展した場合に，そのまま労働争議を放置しておくことは，当事者である企業と労働組合に所属する労働者だけではなく，社会的にも問題を提起することになる．このような事態をできるだけ早く解決して，正常な労使関係を回復させなければならない．この“労働関係の調整”のために定められた法律である．

労働における男女平等

かつて労働者の処遇について，男性と女性では募集条件の年齢差からはじまり，採用後の給与，昇進，定年年齢まで格差をつけて扱われることが多くみられた．男性と

❻ 男女雇用機会均等法の禁止事項

事項		内容	規定条項
差別の禁止	募集・採用	禁止	第5条
	配置・昇進	禁止	第6条
	教育訓練	禁止	第6条
	福利厚生	一部禁止	第7条
	定年・退職・解雇	禁止	第8条
女性のみ・女性優遇		原則禁止	第9条
制裁		事業主名公表	第26条
セクシャルハラスメント		事業主配慮義務	第21条
母性健康管理		義務化	第21条
ポジティブアクション*		国の援助	第20条

*：ポジティブアクション（positive action；積極的差別是正策）は企業などが積極的に男女の格差是正を図り，人材を活用することである．
（吉田正敏：知らないと損する労働基準法．東洋経済新報社）

女性は，すべて同じ条件，同じ機会を与えられなければならない，という世論に押されるかたちで，現在は法律により就業に関する差別的扱いが禁止されている．

このような経緯で，労基法による女性の保護規定が削除されたので，それに伴い，いわゆる“男女雇用機会均等法”が，より強化されることになった．この法律の正しい名称は“雇用の分野における男女の均等な機会及び待遇の確保等に関する法律”（昭47.7.1 法113）という．男女雇用機会均等法の禁止事項および，その処置の決定事項を表❻に示す．

非正規雇用者

現在の企業は，使用者である企業と“直接雇用契約を結んでいる”社員（労働者）と，人材派遣や業務委託で働いている“直接雇用関係のない”労働者，すなわち“非正規雇用者”により日常業務が行われている．非正規雇用者には次のものがある．

パートタイマー

“短時間労働者の雇用管理の改善等に関する法律”（平5.6.18 法76），いわゆる“パートタイム労働法”において“短時間労働者”と呼ばれる者である．正規労働者の労働時間より短いか，または稼働日数が短い者で，賃金の支払い形態は，時間給であることが多い．

アルバイター

本来の仕事や学業以外に，副業的に余暇を利用して働く，いわゆるアルバイトを行う人（Arbeiter）である．労働時間は，一般的にはパートタイマーとほぼ同程度かそれ以下で，就業日と時間は不定期の場合もある．近ごろでは，いわゆるフリーターといわれるアルバイト専業者が増加している．

嘱託

一般的には，ある企業を定年退職した労働者が，同じ企業に引き続き雇用される場合に，用いられる資格上の呼び名である．また企業によっては，本業と直接関係のない職種に従事する者を雇用する場合の資格名称として用いられることもある．

契約社員

現在は経済情勢の不況の影響で，企業での雇用形態が大幅に変化しているので，すべて同じとはいえないが，正規労働者は，一般的には，定年までを雇用期間として契約し，労働期間の制限を設けない．それに対して契約社員は，労働期間に制限のある労働契約をする者を指す場合が多い．労働時間は正規労働者と同じであることが多い．

人材派遣

“労働者派遣事業の適正な運営及び派遣労働者の就業条件の整備等に関する法律”すなわち略称“労働者派遣法”の規定に基づき，人材派遣業（人材派遣会社）が企業からの依頼により，自己の雇用する労働者を，契約企業の依頼により，派遣社員として出向させる．業務の担当や処理などは，派遣先企業の指示や命令によるが，雇用関係については，人材派遣会社と契約を結ぶ．したがって給与は，人材派遣会社から支払われる．

労働者派遣法では，医師，管理栄養士，看護師など，18 職種の医療機関への派遣は禁止されているが，平成 15 年（2003）に同法が改正され，平成 16 年（2004）3 月 1 日から“紹介予定派遣”制度による派遣が解禁された．

“紹介予定派遣”とは，派遣後に本人と派遣先が合意した場合，正社員や契約社員などに採用されることを前提とした派遣制度である．派遣期間は，最長 6 か月に制限される．そして医療機関と派遣された医師，管理栄養士，看護師などとのあいだで合意されないときは，派遣期間をもって終了する．なお派遣期間中は，人材派遣会社と雇用関係にある．

アウトソーシング

外部の業者に業務の一部を委託することであるが，いわゆる人材派遣ではない．企業内の業務機能の一部を専門業者に委託することである．この発端は，企業がインターネットなど IT 技術の導入・活用にあたり，高度の専門知識と技術を必要とするので，その運用技術の保守・管理の効率化と維持経費の削減などを理由に普及したが，現在では IT 関連に限らず，原材料・製品物流関係，新規採用社員の研修，医務・給食や保養施設などの福利厚生部門など，多方面に拡大している．この方式の採用により委託企業側は，① 人材や社屋スペースなどの有効活用，② IT システム運用の効率化と維持コストの削減，③ 先進的な情報技術の活用，などの効果が期待できる．

給食業務とパートタイマー

●パートタイマーと主婦

特定給食の現状をみると，その運営はパートタイマーを除いては成り立たない，といっても言い過ぎではないほどである．特定給食施設に働くパートタイマーの大部分は主婦である．これには給食施設とパートタイマーの両者に共通する，次のような利点がある．

1 業務内容　主婦であるパートタイマーの担当する主作業は調理作業であるが，この作業は特定給食の大量調理と，家庭の少量調理の違いはあるが，主婦として日常的に経験していることである．したがって特別の訓練を必要としない，ということである．

2 **勤務時間**　主婦業の時間と給食業務の勤務時間が重複しないように調整しやすいので，どちらにも，それほどの無理がかからない．

3 **賃金**　日給または時間給であり，また健康保険の事業主負担がないので，労務費の負担軽減効果がある．

●パートタイム労働法

パートタイム労働法（前出）の主要点は，次のとおりである．

1 **パートタイマーは，法に規定される労働者である**　労基法第9条（条文省略）には，パートタイマーは労働者であるとは明記されていないが，条文の解釈から"労働者"と判断される．

2 **パートタイマーに対する配慮事項**　労基法では短時間労働者（パートタイマー）という具体的な表現や規定が見あたらない．配慮事項については，パートタイム労働法に規定されているが，パートタイマーであることを理由に，不利益を被ることのないように，事業主に対して配慮を求め，また行政側の援護策も定められている．これについては，「事業主が講ずべき短時間労働者の雇用管理の改善等に関する措置等についての指針」（平成19年10月1日　厚生労働省告示第326号）に示されている．

3 **短時間労働者**　パートタイム労働法第2条では"1週間の所定労働時間が同一の事業所に雇用される通常の労働者の1週間の所定労働時間に比し，短い労働者をいう"と規定されている．

5—事務の管理

事務の役割

事務処理は内部的な作業で，あまり目立たないが，経営上重要なことである．経営に失敗し倒産した会社は，その理由に放漫経営をあげられることが多い．これは，事務処理の手順が不明確で，そのチェックシステムもなく，要するに経営者が事務管理をおろそかにした結果ということができる．

委託給食会社を例にして事務の役割について説明すると，次のように要約できる．

1 **収集**　各受託給食現場から，売上高のデータを集める．

2 **作成**　すべての受託給食施設の売上高を収集し，統計表にまとめる．

3 **伝達**　営業担当役員に報告する．同時に営業部，給食技術部，経理部，その他の関係各部門に書類で伝達する．

4 **記録**　各部門に伝達された書類による情報は，所定の手続きにより，備えつけ関係帳簿に記録する．売上金については，会計部門において現金と売上報告書などと照合・確認の後に，関係帳簿に記録し，現金は金庫などに一時保管の後に，金融機関に預け入れる．

5 **変換**　必要に応じて，収集したデータを分析・加工して，営業会議などの内部資料，給食受託の契約更新，新規受託給食施設開拓のための営業活動資料，株主総会資料などに使用する．

6 **保管**　この結果は，使用後にファイルされ，収納され，その後の必要に備える．

現在はコンピュータによる事務処理が行われるので，帳票類に直接手書きすることは少なくなったが，コンピュータ処理と手書き処理のどちらであっても，事務処理の役割や要領の基本に違いはない．

給食施設の事務処理

給食施設の事務処理にかかわる帳票類は，**表❼**に示すとおりである．

なお，ここに示した内容は一例であり，実際には給食施設の規模，管理栄養士・栄養士の職位，経験年数および配置人数，事務職の配置人数などにより違いがある．

表❼に示した項目の概要は，次のとおりである．

直接的給食管理業務（栄養・調理業務）

管理栄養士・栄養士の専門領域に関係するものである．したがって，この範囲の事務処理は管理栄養士・栄養士が責任をもって行わなければならない．

間接的給食管理業務（安全・衛生管理業務）

管理栄養士・栄養士が，直接事務処理を行う領域ではないが，給食業務の運営にかかわることであるから，業務管理の責任は，管理栄養士・栄養士にある．

経営管理業務

給食日誌，健康診断・検便記録，給食委員会記録および指導官庁報告書類など給食施設における管理業務に，直接的にかかわりをもたない事務処理業務が該当する．

6―財務諸表

財務諸表は，会社法，金融商品取引法，法人税法に規定されており，基本的にはほぼ共通するが，法律により，財務諸表の種類と名称，表示項目名などに多少の違いがある．

会社法で規定する財務諸表のうち，貸借対照表と損益計算書について，簡単に説明する．

貸借対照表

ある一定時点（通常は事業年度の中間日および末日，すなわち中間決算日および年度末決算日）における企業の財政状態を示す計算書類である．この表をバランスシート（balance Sheet；B/S）ということが多い．

表の左側に資産，右側に負債と資本が列記されている．次に項目について，簡単に説明を加える（**図❽**）．

● **資産の部**（借方）

決算日の時点で企業が所有している財貨と権利の総称で，企業に投下されている資金の具体的な運用形態を示している．

❼ 給食施設の主要帳票（例）

項目		帳票名	帳票の役割
直接的給食管理業務	食事・栄養計画関係	給食人員構成表（*一般食患者年齢構成表）	●給与栄養目標量の算定基礎資料
		給与栄養目標量	●給食対象者の荷重平均食事摂取基準
		食品構成表	●給与栄養目標量を健康面と食品の栄養成分特性の関係から使用量を決定
		予定献立表（レシピ）	●給食実施の基礎資料．食材料の使用量算定．調理作業の指示をする
		実施献立表	●給食実施後，結果を記録保存する
		*特別治療食献立表（レシピ）	●医師の発行する治療食食事箋による献立表
		栄養出納表	●一定期間の給与栄養量を算定し，その適正度を判断する
	給食実施関係	*病棟別配膳表	●ベッドサイド給食の場合
		*院内約束食事箋	●医師と栄養士のあいだにおける入院患者に対する給食実施に関する栄養量，主食形態などの事前約束
		*食事箋	●約束食事箋に基づき医師の発行する治療食の指示箋
		給食管理記録簿	●個人の喫食数の記録．病院給食は一般食患者対象
		*個人別特別治療食管理記録簿	●特別治療食患者の食事暦記録
		残食調査	●残食から嗜好傾向を把握する
		嗜好調査	●給食利用者の食材，料理の好みを知る
		廃棄率調査	●調理による廃棄率を確認．献立作成の食材使用量，栄養計算の資料
		食品使用量計画表	●予定献立表から期間使用計画算定
		食材料受払簿	●献立表による食材料の使用計画
			●食材料の入出庫を記録し，常に在庫量を確認できるようにする．
		食材料発注計画表	●食材料使用計画と食材料受払簿により発注計画を作成する
		検食記録簿	●盛りつけ，味，食品衛生面から，食事提供の適否を総合的に判断し記録する
間接的給食管理業務	食材関係	注文書	●即時使用食品は献立表により使用の都度，貯蔵品は在庫状況による．給食関係物品は注文の都度注文業者宛発行
		納品書・受領書	●食材料，給食関係物品納入時業者から
		購入台帳	●食材料，給食用物品の購入時に記録
		出庫伝票	●食材料，給食用物品の出庫時に発行
経営管理業務	各種記録保存帳簿	給食日誌	●毎日の給食実施状況，業務上保存を必要とする事項を記録する
		健康診断記録簿	●労働安全衛生法による定期健康診断
		検便記録簿	●経口感染症，とくに食中毒対策として
		清掃点検記録簿	●調理室を重点に，施設全体が対象
		設備修理記録簿	●調理機器など
		給食委員会会議記録簿	●給食委員会会議の議事内容記録
	指導官庁報告	特定給食運営現況報告書 給食施設栄養管理状況調査票 病院給食施設栄養管理状況調査	●法令に基づき，指導官庁に提出

注：1．ここに示した内容は一例であり，実際には給食施設の状況により違いがある．
2．ここに掲げた帳票類は，各給食施設共通の主要なものである．
3．帳票類の名称は，一例である．したがって給食施設の業務上の都合，指導官庁の指導により，帳票の名称や備え付け帳票に違いがあることもある．
4．*：主に病院給食で使用されるものである．

❽ 貸借対照表の構成（富岡）

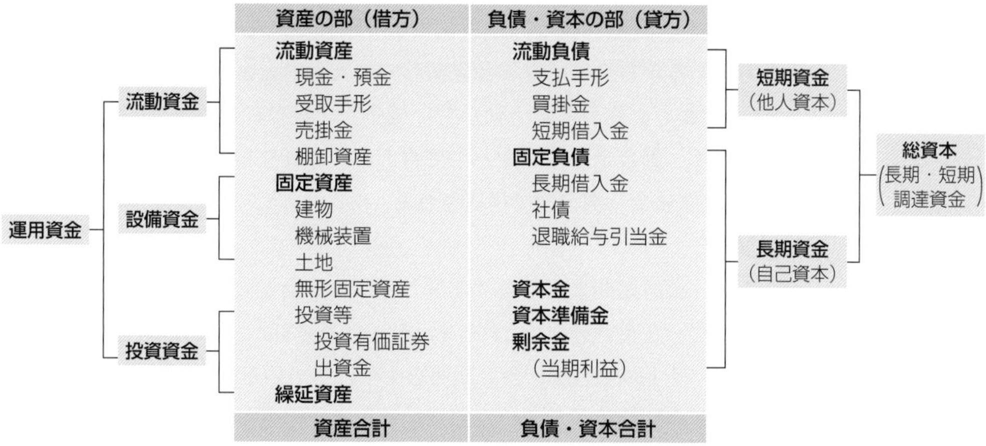

注：借方（資産）合計と貸方（負債・資本）合計は必ず同額になり，バランスがとれるようになっている．

1 流動資産

① **当座資産**[1]：流動資産のなかで，とくに現金化されやすい資産をいう．現金，預金[2]，積立金[3]，売掛金，受取手形，前払費用，仮払金，短期貸付金など．

② **棚卸資産**：近い将来に生産活動や営業活動により現金化されるとみられる商品，在庫品，貯蔵品や原材料などである．少なくとも 1 年以内に現金化されるもの．

[1] 図❽では“当座資産”という記載はないが，内容は本文に示すとおりである．
[2] 当座預金，普通預金などをいう．満期までに 1 年以上の期間のある定期預金は，固定資産の投資などとして取り扱う．
[3] 現金または現金的性格をもっているもの．

2 固定資産　事業活動の基礎となる固定的な資産．

① **有形固定資産**：土地，建物，機械設備，車両など．

② **無形固定資産**：電話権，商標権，工業所有権など．

③ **投資**：組合出資金，長期貸付金，保証金など．

3 繰延資産　費用の繰り延べであり，対外的には経済価値のない資産．創業費，株式発行費，社債発行費，新製品開発費，試験研究費など．

●負債・資本の部（貸方）

負債・資本の部は，企業に投下されている資金の調達源泉を示している．

負債は将来の支払や返済債務の総称である．

資本は企業の投資額と過去の企業利益の保留累積額の総称である．

1 負債

① **流動負債**：1 年以内に現金で返済しなければならない負債である．支払手形，買掛金，短期借入金，未払金，未払費用，預り金などがある．

② **固定負債**：長期にわたり活用する資金である．社債，長期借入金，関係会社長期借入金，1 年を超えて使用される見込みの負債性引当金，たとえば退職金のように長期にわたって管理しなければならない引当金などがある．

[2] 資本

① **他人資本**：流動負債と固定負債により構成されるが，資産の増加のために運用するものであるから，自己資本と区別して他人資本という．

② **自己資本**：企業が事業活動を行い発生した利益の一部を利益準備金として社内に保留したり，剰余金を積立金として蓄える．これを自己資本というが，資本金（元入金），法定準備金，剰余金で構成される．

損益計算書

事業年度，会計期間または会計年度と呼ばれる企業における一定期間の経営成績を明らかにした一覧表である．これを profit and loss statement の略称である P/L を用いることが多い．上場会社で，会計期間を 1 年としている場合は，貸借対照表と同様に，その会計期間の開始後半年間の中間損益計算書を作成しなければならない（図❾）．

P/L に記載される科目について，その要旨を簡単に説明する．

●売上総利益

一般に粗利益（俗にアラリという）と呼ばれる，その企業が行う事業活動，取り扱い商品の収益力を示す．

売上総利益＝売上高－売上原価

① **売上高**：会計期間中の販売額である．

② **売上原価**：会計期間中に販売された商品や製品にかかる原価である．

●営業利益

その企業の主目的である本業から生まれた利益である．

営業利益＝売上総利益－営業費（販売費および一般管理費）

会社法の規定では，販売費および一般管理費に含まれる費目別明細は，損益計算書に記載されず，付属明細書に示される．なお金融商品取引法では付属明細表といい，また法人税法では会社法に準ずると，各関係法律で規定されている．

●経常利益

正常な経営活動によって得られた当期業績を表しているので，収益力を適切に説明できる．

経常利益＝営業利益＋（営業外収益－営業外費用）

[1] 営業外収益　受取利息，仕入割引[1]，手持ち有価証券の受取配当金などがある．

[2] 営業外費用　支払利息，支払割引料，売上割引[2]，有価証券売却損，有価証券評価損，社債利息，手形割引料などがある．

[1] 買掛金を期日前に支払ったときに，買掛金から減額される利息に相当する割引額．
[2] 売掛金を期日前に受け取ったときに，売掛金から減額する利息に相当する割引額．

●税引前当期純利益

税引前純利益を求めるときに関係する特別利益・特別損失は，当期の経営活動以外の原因で発生した損益である．

税引前当期純利益＝経常利益＋(特別利益－特別損失)

❾ 損益計算書の例（財務諸表等規則に基づく）(富岡)

第△△期

〔令和○○年 4 月 1 日から
令和○○年 3 月 31 日まで〕

科目	金額		
Ⅰ 売上高		＊＊＊＊＊＊＊	⬅商品・製品の販売高
Ⅱ 売上原価			⬅商品・製品の販売原価
1. 商品・製品期首棚卸高	＊＊＊＊＊＊		
2. 当期製品製造原価	＊＊＊＊＊＊＊		
3. 当期商品仕入高	＊＊＊＊＊＊		
合計	＊＊＊＊＊＊＊		
4. 当期他勘定振替高	＊＊＊＊		
5. 商品・製品期末棚卸高	＊＊＊＊＊＊	＊＊＊＊＊＊＊	
売上総利益		＊＊＊＊＊＊	⬅粗利益（アラリエキ，アラリ）である
Ⅲ 販売費及び一般管理費			⬅販売活動，管理活動から発生した費用である
1. 運賃諸掛費	＊＊＊＊＊＊		
2. 運搬諸費	＊＊＊＊＊＊		
3. 製品保証引当金繰入	＊＊＊＊＊		
4. 給料賃金・諸手当	＊＊＊＊＊		
5. 賞与引当金繰入	＊＊＊＊		
6. 退職給与引当金繰入	＊＊＊＊		
7. 減価償却費	＊＊＊＊＊		
8. その他の費用	＊＊＊＊＊	＊＊＊＊＊＊	
営業利益		＊＊＊＊＊＊	⬅企業の目的とする活動により得た利益である
Ⅳ 営業外収益			
1. 受取利息及び割引料	＊＊＊＊＊		金融の費用である
2. 社債利息	＊＊＊＊＊	＊＊＊＊＊	
経常利益		＊＊＊＊＊＊	⬅企業の実力を示す
税引前当期**純**利益		＊＊＊＊＊＊	
法人税及び住民税		＊＊＊＊＊＊	
当期**純**利益		＊＊＊＊＊＊	
前期繰越利益		＊＊＊＊＊	
中間配当額		＊＊＊＊＊	
中間配当に伴う利益準備金積立額		＊＊＊	
当期未処分利益		＊＊＊＊＊＊	⬅株主総会の決議を経て処分できる利益である

注：当期未処分利益は「当期**未**（み）処分利益」であって，「当期**末**（まつ）処分利益」ではない．

① **特別利益**　固定資産売却益，貸倒引当金戻入（かしだおれひきあてきんもどしいれ)[1] などがある．

② **特別損失**　固定資産の売却損，除却損[2]，災害損失などがある．

[1] 決算日の時点で，将来発生する売掛金の回収不能（貸倒金）に備えて，その予測額を当期の費用として見越し計上した金額を“貸倒引当金”というが，次期決算時に貸倒金の発生がなく解除された場合に，それに相当する金額をいう．

[2] 固定資産をほかに転用または廃棄するために，その時価を適宜金額に評価した場合，その価格が帳簿価格を下回る場合の差額をいう．

● 当期純利益

税引前純利益から法人税，住民税などの見積額を差し引いたものである．これは企業の総括的な収益力の指標である．

当期純利益＝税引前当期純利益－法人税・住民税の見積額

●当期未処分利益

当期純利益に，前期繰越利益，中間配当額や利益準備金積立額などを加減して算定される．

当期未処分利益は，株主総会の決議により処分される．

7—原価管理

原価の分類

原価という用語は日常的に用いられることが多い．たとえば原価販売という言葉を見聞きするが，この場合は販売価格から利益を引いた“総原価”ということである．また製造業では製品の元値《もとね》，すなわち“製造原価”の意味で用いられる．このように原価には，商品流通と製品製造の二つの場合があるが，ここでは給食の立場から，食事という製品の製造について取り上げる．

一般的に製造業における費目は，材料費，労務費，経費に大別される．さらに，この三つの費目は，製造工程において直接的に関わる製造直接費と，間接的に関わる製造間接費に分けられる．給食は食事の製造とすれば，原価構成については製造業としての考えが成り立つ．

製造業における原価の分類

●要素による分類

製品を製造するには，製造の過程（工程）において，材料，労働力，機械・器具などを使用して手を加え（加工）て，最終的に製品が生み出される．

給食施設は食事をつくることが目的であるから，製造（調理）工程で使用される食材料，給食関係者の労務費などは，おおむね次に示すような原価構成である．ただし，この原価構成の分類は，実際には多少の流動的な部分がある．

●直接費と間接費

1 **直接費**：ある製品について，製造業の場合は製造に，物品販売業は販売のために直接消費されたと判断される原価要素である．

2 **間接費**：製造業は複数の製品の製造に，また小売業は販売に取り扱う複数の商品の販売について共通的に発生する費用．間接費は合理的な基準により製品または商品に配分しなければならない（図⑩）．

損益分岐点

損益分岐点は，収益と費用が等しくなり，利益も損失もない売上高を示す点，すなわち利益と損失の分かれ目で，利益と損失が等しい点をいう．

企業にはいろいろの種類があるが（図❶，p.25 参照），私企業では，利益の追求が経営の基本であるから，経営活動は利益計画に基づいて行われなければならない．その場合に，損益分岐点を把握することが重要である．

⑩ 給食施設の原価構成図（例）（富岡）

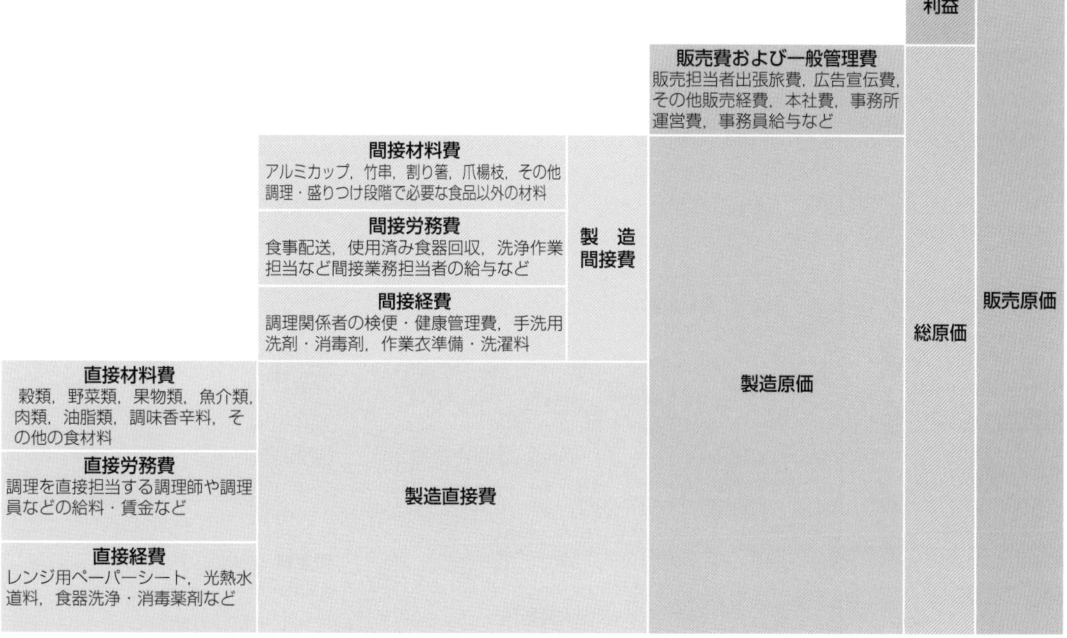

損益分岐点を求める

損益分岐点を求めるには，① 計算式を用いる方法，② 損益分岐図（利益図）を用いる方法，がある．

例 給食売上高 2,400 万円，食材料を含む変動費 1,200 万円，事務所関係経費などの固定費 750 万円のとき損益分岐点の金額はいくらか．

●計算式により求める方法

計算式 変動比率＝変動費÷売上高
損益分岐点＝固定費÷（1 －変動比率）

計算例 変動比率＝ 12（百万円）÷ 24（百万円）＝ 0.5
損益分岐点＝ 7.5（百万円）÷（1 － 0.5）＝ 15（百万円）

●損益分岐図により求める方法

損益分岐図を利益図ともいう（図⑪）．

1 固定費・変動費など関係用語の説明

① **固定費**：売上高や操業度が増減しても，そのことには関係なく一定の金額が発生する費用である．

- 工場など生産関係の建物や機械などの固定的生産要素にかかる利子費用や減価償却費および維持費用，支払利息，租税，減価償却費，研究開発費など．
- 一般管理費としての，経営管理および事務部門の給与・手当など，旅費，交際費，通信費，租税公課など．

② **変動費**：売上高や操業度の増減により，一定の割合で変化する費用．原材料費，外注加工費，販売手数料，営業活動費，荷造り発送費など，

⓫ 損益分岐図（利益図）の例

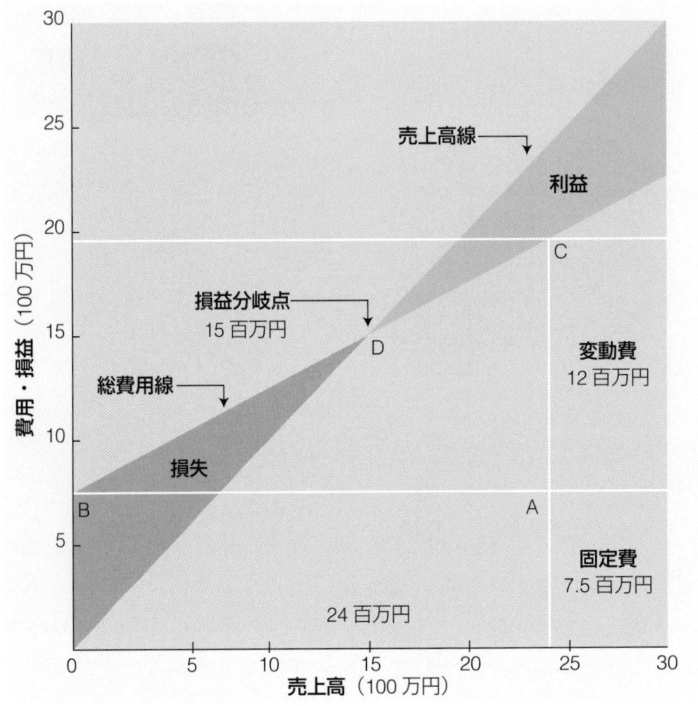

③ **費用・損益**：*Y* 軸（縦軸）に，売上高を示す *X* 軸（横軸）と同じ間隔の目盛りをとり，固定費および変動費の金額を示す．損益分岐点を求めた後には，損失または利益の金額を示す．

④ **売上高**：ある期間における商品の販売見込み，または実績販売高である．

⑤ **利益**：企業活動の成果である．期間計算または個別製品や商品の全量が販売された後の計算として，その収益から対応する費用を差し引いた結果残金のある場合，その金額をいう．損益分岐図では損益分岐点 D より上の，総費用線と売上高線に挟まれている部分が利益を意味する．

⑥ **損失**：利益とは反対に，ある期間または個別製品や商品の計算結果が不足である場合をいう．損益分岐図では，損益分岐点 D より下の総費用線と売上線に挟まれている部分が損失を意味する．

② 作成要領

① 方眼紙を用意する：A 4 または B 5 の，コピー用 5 mm 方眼のものが使いよいが，手近に適当な方眼紙がある場合は，それを使用してもよい．

② 正方形を描く：最大金額の大きさによるが，この例では 1 目盛り 5 mm を $1^{\text{百万円}}$ として，5 目盛りで $5^{\text{百万円}}$，最大 30 目盛りで $30^{\text{百万円}}$として．正方形を描く．

③ 固定費線を引く：売上高 $24^{\text{百万円}}$を売上高（*X* 軸）上にとり，その点から費用・損益（*Y* 軸）に平行する線を上方に引き，その線の延長上に固定費 $7.5^{\text{百万円}}$の点をとり A 点とする．その位置で *X* 軸に平行する線を *Y* 軸に接するまで引き，そ

の位置をＢ点とする．

④ 変動費線を引く：前記 ③ のＡ点から上方に *Y* 軸と平行に線を延長して，変動費12百万円の位置をとりＣ点とする．すなわちＣ点は，固定費＋変動費で，19.5百万円の位置である．このＣ点の位置で，固定費のAB線に平行（*X* 軸に平行）する線を引く．

⑤ 売上高線を引く：図の左下隅の0から右上隅までの対角線を引く．

⑥ 総費用線を引く：Ｂ点とＣ点を直線で結ぶ延長線を引く．

⑦ **損益分岐点**が決定する：売上高線と総費用線の交点Ｄが15百万円であることを示している．

損益分岐図を読む

損益分岐点は利益も損失もない位置である．損益分岐点を下方に移動することにより損失の発生点を引き下げる．換言すれば利益を大きくするには売上高の増加を考えることは一般的にいわれることであり，企業活動においては当然のことである．しかし実際には，それだけでは不十分である．それに加えて，損益分岐点を引き下げる努力をすることである．すなわち，これまでどおりの経営活動を維持しながら，固定費，変動費を低下させる企業内部努力を積極的に行い，損益分岐点の引き下げを行い，利益を生み出しやすい環境をつくることである．

給食施設の内部努力の主要点については，次のことがあげられる．

① 食材料の在庫管理を厳重に行い，食材料費の損耗，過剰在庫や品質劣化による廃棄処分の防止に努める．

② 食材料の購入にあたっては，鮮度のよいものを安い価格で仕入れるように，納入規格と納入価格を管理する．

③ 献立計画の規格化と調理作業の標準化を図る．これにより調理作業員の人員配置と作業の効率化により人件費の低下を図る．

④ 経費の支出を厳しく管理して，支出の削減を図る．売上高の増加と，固定費・変動費の低下を図る努力により，損益分岐点を低下させ，経営の安定化を図ることである．

変動費の低下，売上高の増加が損益分岐点を引き下げ，経営の安定度を向上させることについては，図⓬を参照されたい．

損益分岐点比率

損益分岐点と実売上高を比較することにより，企業の経営体質の状態を知ることができる．次の式により求める．

損益分岐点比率(%) ＝（損益分岐点(円) ÷売上高(円)）× 100

例 図⓬－ａと⓬－ｂを比較すると，

① ⓬－ａの変動比率＝（12(百万円) ÷ 16(百万円)）× 100 ＝ 75(%)

② ⓬－ｂの変動比率＝（10.37(百万円) ÷ 17(百万円)）× 100 ＝ 61(%)

⓬－ａは損益分岐点比率が75％である．これは企業構造に変化のない限り，売上高が25％下降すると損失を生むことを意味する．つまり安全率（経営の余裕度）が

⑫ 損益分岐点の改善前と改善後の比較（富岡）

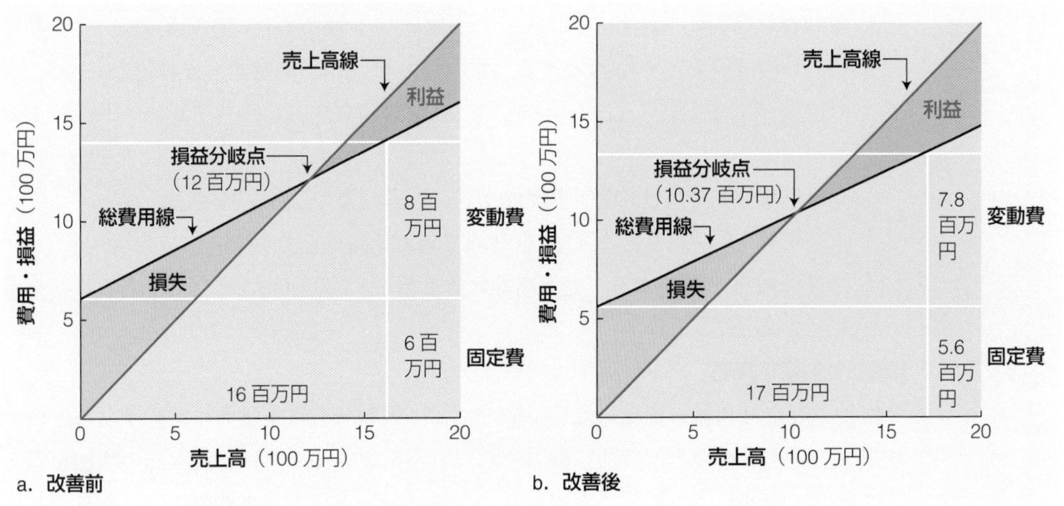

25 % であるということである．同様に⑫ - b の損益分岐点比率は 61 % であるから，39 % の安全率が見込まれる．このことは経営改善の努力により，経営の余裕度が 14 % の上昇が見込まれるということである．

ABC 分析

経営分析手法のひとつで，調査対象が経営上の貢献度を把握することを目的に行われる．品質管理，人事管理，在庫管理や販売管理など多角的に用いられる．

給食施設では，部門別売上高，料理別売上高，食材料の原価分析，メニュー分析などに用いられる．

これは調査対象の貢献度の高い順に，ABC の 3 段階にランク付けをして，その貢献度の実際を把握し，経営管理に役立てる．

ABC 分析を視覚的にとらえるようにすることが理解を助けることになるので，ABC 分析累積図（以下 “累積図” という）として示すことが多い．

ここでは一例として，ある社員食堂の料理別売上高集計表（以下 “集計表” という）および “料理別売上高分析表”（以下 “分析表” という）をあげて，簡単に説明する（表⑬）．

ABC 分析表の作成要領（給食施設の場合）

●集計表の作成

1 料理別に売上金額を求める　売り上げたすべての料理について，予定した計算期間（1 か月，四半期，半期，年間など）の，料理別の売上金額を，料理番号，料理名，単価，売上数，売上金額などを，料理番号順に集計表（表⑬ - a）に書き込む．

計算式　売上金額＝売上数×料理単価……式 ①

計算例　日替定食（和）　料理単価　￥750　　　売上食数　3,916 食

売上金額＝ 3,916 × 750 ＝ 2,937,000　　　売上金額　￥2,937,000

⓭ 料理別売上高集計表と分析表（例）

a　集計表

料理番号	料理名	単価	売上数	売上金額	売上高占有比率（%）
1	日替定食（和）	750	3,916	2,937,000	16.9
2	日替定食（洋）	750	3,610	2,707,500	15.6
3	日替定食（中）	750	3,229	2,421,750	14.0
4	とんかつ定食	600	2,216	1,329,600	7.7
5	てんぷら定食	550	1,950	1,072,500	6.2
6	天丼	530	1,620	858,600	5.0
7	かつ丼	550	2,310	1,270,500	7.3
8	うな丼	650	1,811	1,177,150	6.8
9	ライスカレー	350	3,642	1,274,700	7.3
10	かけそば	220	860	189,200	1.1
11	かけうどん	220	1,521	334,620	1.9
12	ざるそば	240	1,155	277,200	1.6
13	ざるうどん	240	1,256	301,440	1.7
14	天ぷらそば	300	1,903	570,900	3.3
15	天ぷらうどん	300	2,110	633,000	3.6
合計/平均単価		524.2	33,109	17,355,660	100.0

b　分析表

売上順位	料理番号	料理名	単価	売上数	売上金額	売上高占有比率(%)	累積構成比率(%)	
1	1	日替定食(和)	750	3,916	2,937,000	16.9	16.9	A グループ
2	2	日替定食(洋)	750	3,610	2,707,500	15.6	32.5	
3	3	日替定食(中)	750	3,229	2,421,750	14.0	46.5	
4	4	とんかつ定食	600	2,216	1,329,600	7.7	54.2	
5	9	ライスカレー	350	3,642	1,274,700	7.3	61.5	
6	7	かつ丼	550	2,310	1,270,500	7.3	68.8	
7	8	うな丼	650	1,811	1,177,150	6.8	75.6	B グループ
8	5	てんぷら定食	550	1,950	1,072,500	6.2	81.8	
9	6	天丼	530	1,620	858,600	5.0	86.8	
10	15	天ぷらうどん	300	2,110	633,000	3.6	90.4	
11	14	天ぷらそば	300	1,903	570,900	3.3	93.7	
12	11	かけうどん	220	1,521	334,620	1.9	95.6	C グループ
13	13	ざるうどん	240	1,256	301,440	1.7	97.3	
14	12	ざるそば	240	1,155	277,200	1.6	98.9	
15	10	かけそば	220	860	189,200	1.1	100.0	
	合計/平均単価		524.2	33,109	17,355,660	100.0		

② 売上高占有率（以下“占有率”という）を求める

① 料理別の売上金の合計額（計算期間の合計売上金額）を求める.

例　合計売上金額は¥17,355,660である.

② 占有率の計算：次に示す式②により計算する.

計算式　占有率 (%) ＝（料理別の売上金額/その部門の売上金額合計）× 100

……式②

計算例　日替定食（和）売上金額　¥2,937,000　売上合計金額　¥17,355,660

占有率＝（2,937,000/17,355,660）× 100 ≒ 16.9 (%)

③ 合計する：すべての食品の占有率を合計する．その結果が100 %ではなく，99.9 %または100.1 %である場合は，計算上の誤差であるから，各料理の最も無理のない数値のところで，端数処理をして100 %に調整する.

●**分析表**

① 計算表で求めた料理別の占有比率の高い順に，料理番号，料理名，単価，売上数，売上金額，売上高占有率などを記述する．そして順位の1位から下に向かって順を追って加算した結果を“累積構成比率”の欄に記載する．

② 累積構成比率の数字の小さい方からみて0〜75％をAグループ，75〜95％をBグループ，95〜100％をCグループとして区別する．

③ 各グループに属する料理の取り扱いは次のとおりである．

Aグループ：利用者に人気のある料理．売上げに対する貢献度が高い料理である．さらに内容の充実に努め，一層の売上増加に努力すること．

Bグループ：料理の内容を検討して，改善点を見出し，Aグループに入ることを目標に，売れ筋商品に仕立て上げる工夫を加える．

Cグループ：売上について貢献度の低い料理である．内容や価格を検討して継続するか，またはメニュー入れ替えのときに，交代する候補である．

ABC分析累積図（累積図）

ABC分析図ともいう．もともとはイタリアの経済学者であるパレート（Pareto, Vilfredo Federico Damaso，1848〜1923）が考案したパレート図を用いて行われる分析法である．問題発見のために，いろいろの場面で利用されている．給食関係では，ここで説明するように料理の売上げ貢献度の判定に用いられている．このほかには，標準原材料費の設定，食材料の不良在庫の確認，従業員の経営貢献度，調理担当者の調理技術水準判定など，さまざまな場面で利用される．

●**累積図の作成**（給食施設の場合）

分析表（**表⓭-b**）の数値を用いる．累積図については，**図⓮**を参照のこと．

1 方眼紙を用意する　A4またはB5の5mm方眼のものが使いよいが，手近に適当な方眼紙があるときは，それを利用してもよい．

2 累積図様式を描く　見やすい幅で，用紙全面を使用し，見やすさ，構成要素（ここでは料理数）が無理なく入るように計画して作成する．

① **縦軸左側**：売上高占有比率（%），2％刻みで最大20％まで（占有比率第1位の％により，適宜に決定する）．

② **縦軸右側**：累積構成比率（%），10％刻みで最大100％まで．

この例の場合は，左側の2％と右側の10％とを対比させているので，左側最大20%と右側最大100％の目盛り位置が同じレベルにそろう．目盛り区分は，計画性をもって判断すること．

3 料理別売上高占有率を示す　料理別売上高占有率の高い順に，左側から縦に棒グラフで示す．棒グラフのレベルは左側の目盛りによる．

4 累積構成比率を示す　料理別の累積構成比率を，右側の累積構成比率を示す目盛りにしたがって，左側の最初の料理から順次に線でつなぐ．その結果，**図⓮**に示すようなカーブを描く線グラフができる．

5 グループ分けをする　料理別にABCのグループ別に色分けをすることによ

⑭ ABC 分析図

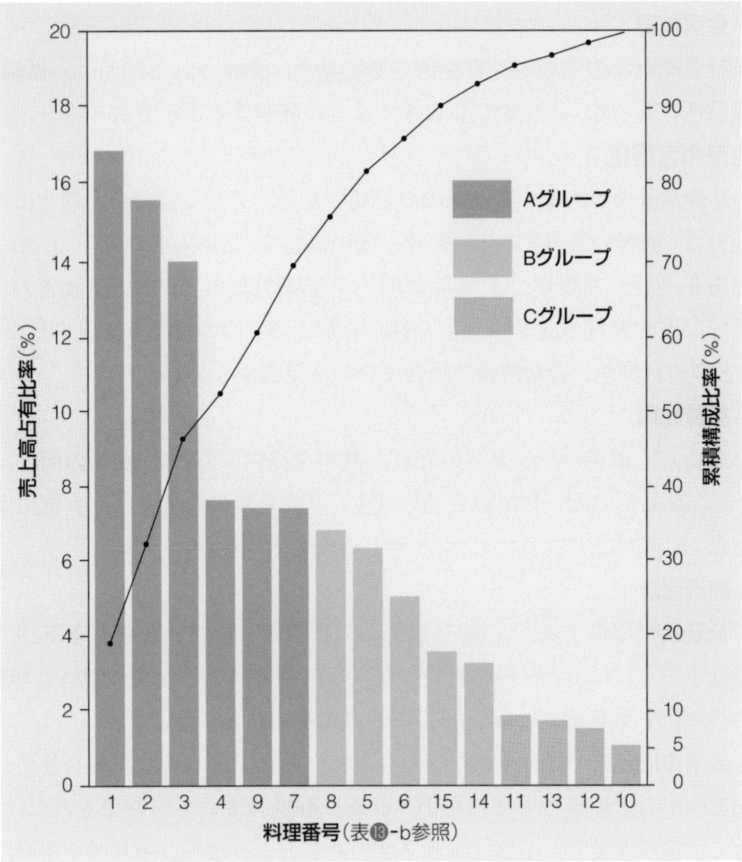

り，その売上高貢献度を明確にする．

8―生産管理・品質管理と作業管理

企業が健全な経済活動を行うには，まず消費者の欲求を刺激するような良質で，適正な価格の製品を製造しなければならない．それには製造過程が，厳密な生産管理・品質管理と作業管理のもとで行われることが基本である．

ここでは，給食の生産管理と品質管理について述べることとし，給食の作業管理については，第7章 作業管理を参照されたい．

生産管理

生産と生産管理

●生産

企業が利益を得るという経済的目的をもって，その対象物（製品）をつくることである．単にものをつくるということだけであるならば家庭の日曜大工や，栄養士養成施設の調理実習や給食管理実習，その他さまざまなことがあげられる．しかし，これらの生産行為は販売を目的にしていないので，一般的には生産とはいいがたい．

◉生産管理

社会や市場の求める品質を備える製品を，要求される時期に，供給に必要な量を，経済性をもって，計画的に生産するように統制することである．

生産の合理化

生産活動の目的は生産活動の合理化であり，そして経営の合理化につながる．その内容は“顧客の希望するよい品を，安い価格で，手早くつくり，迅速に提供すること”であり，① 品質管理，② 原価管理，③ 納期管理の 3 つの管理要素の合理化を基本にして，④ 生産性の向上，⑤ 安全性，を加えた 5 つの目標を実現することである．

5 つの目標を，給食業務の場合について説明する．

◉品質管理

おいしく栄養のバランスのとれた食事を提供する．① 品質の向上（商品価値の向上），② 品質の均一化（不良品の減少），③ 品質の安全性（飲食物による中毒事故の防止）．

◉原価管理

低価格で提供する．① 製造原価の引き下げ（食材料費の引き下げ，調理作業時の無駄を省く），② 食材料の購買管理（食材料の品質と仕入れ価格管理），③ 調理作業の合理化，④ 稼働率の向上，⑤ 不良品発生の防止，など．

食事を低価格で提供するということは，質のよくない食材料を使用して，人手を省いてつくるということではない．品質や鮮度のよいものをできるだけ安価で仕入れ，そして調理作業で，丁寧に行う必要のあるところはしっかり手をかけ，その必要のないところは簡単に済ませるということである．

◉納期管理（工程管理）

希望する日，時間に食事をとることができる．① 生産の迅速化（生産期間の短縮化），② 作業手順の標準化，③ 納期の明確化．

給食の食事は限られた食事時間のなかで，多数の利用者に対応しなければならない．しかも，食事は限られた一部のものを除いて，つくったばかりのものがおいしく，また食品衛生上から長時間のつくり置きには問題がある．このような問題に対応するには，作業手順や調理工程の標準化により，食事提供がスピード化されれば利用者の回転がよくなり，結果的に利用者の満足度が高まり，売上利益の増加につながる．

◉生産性向上（能率的に働く）

労働生産性とは，従業員 1 人当たりの生産高で，一般には，生産対象物の付加価値額を，従業員数または総労働時間数で割り出した付加価値労働生産性が重視される．これにより労働者の配置と生産能率の関係を把握し，最大の生産能率を発揮する時点での，適正な労働者の配置人数を決定するためのものである．

単純な例をあげると，給食の調理作業で，300 食を 5 人の調理員でつくったとすると，調理員 1 人当たり 60 食，これを 4 人とすると 75 食である．すなわち 1 人少なくなることにより，1 人当たり 15 食の生産性が向上したことになる．では 3 人では 1

人当たり 100 食ということになるが，実際には全体的に作業能率が低下し，食事時間に間に合わない，調理が粗雑になり，食中毒の不安が出てきた，利用者の評判が低下した，などの問題が起きかねない．反対に，調理員を増加した場合，6 人とすると，1 人当たり 50 食となり，また 7 人になれば 42 ～ 43 食となり，調理室の広さから窮屈で作業がやりにくい，仕事が少なく遊び時間が多くなるなど，能率の低下が目立つようになる．その他に人件費がかかりすぎて，生産原価が上昇し，採算性が低下する，などの弊害が発生する．

● **安全性**（製品の安全性：作業中の事故防止）

① 食中毒対策の徹底，② 作業上の事故防止，③ 従業員の健康管理と安全衛生教育．

食中毒など感染症防止のための HACCP（Hazard Analysis Critical Control Point；危害分析重要管理点）▶に基づく厳重な食品衛生対策の実施と，その実行のため，調理担当者に対する徹底した教育を実施する．また給食規模が大きくなるほど調理場に，ピーラー，フードスライサー，フードカッター，食器洗浄機，コンベクションオーブンレンジ調理機器が多く設置されている．

これらの調理機器の動力源や熱源は，電気，都市ガスや LPG（liquified petroleum gas；液化石油ガス）などで，電気は動力用として 200 V（ボルト）が用いられることが多い．これは感電事故死をまねくこともある．また，熱源がガスの場合の火傷，各種切断機器による切り傷，床面スリップによる打撲や骨折事故など，多くの作業上の事故がある．その対策としては，設備の構造改善，作業上の危害防止に関する安全教育を確実に行うことである．

▶ NASA（米航空宇宙局）が，宇宙食の製造管理を目的に開発した衛生管理の方法．高度な食品衛生管理方式として食品産業に導入された．

品質管理

品質管理とは“買い手の要求にあった品質の品物またはサービスを経済的につくり出すための手段の体系”（日本工業規格；JIS Z8101－1981）と定義されている．

品質管理の目的は“品質保証”である．すなわち製品やサービスの品質を一定の水準に保ち，それを保証することである．この場合の製品の品質やサービスとは，消費者側から製品に対する直接的な要求である．したがって品質とは，製品の材質，デザイン，機能の満足度であり，サービスとは品質のすべての面で，より工夫を重ねて，さらに品質の向上を図って消費者の満足度を一層高めることであり，同時に生産効率を向上させることである．すなわち，品質に関する以外の問題，たとえば，販売の拡大を目的にした値引き，または景品つき販売などとはまったく異なる．

給食業務における生産管理・品質管理

給食業務における生産管理・品質管理の特徴

経口摂取により体内に取り入れた食物の栄養成分は，生命の維持，身体構成，健康増進などに直接かかわることである．給食における食事の分量と栄養量が利用者にと

⑮ 給食施設の生産・品質・作業管理関係図 (富岡)

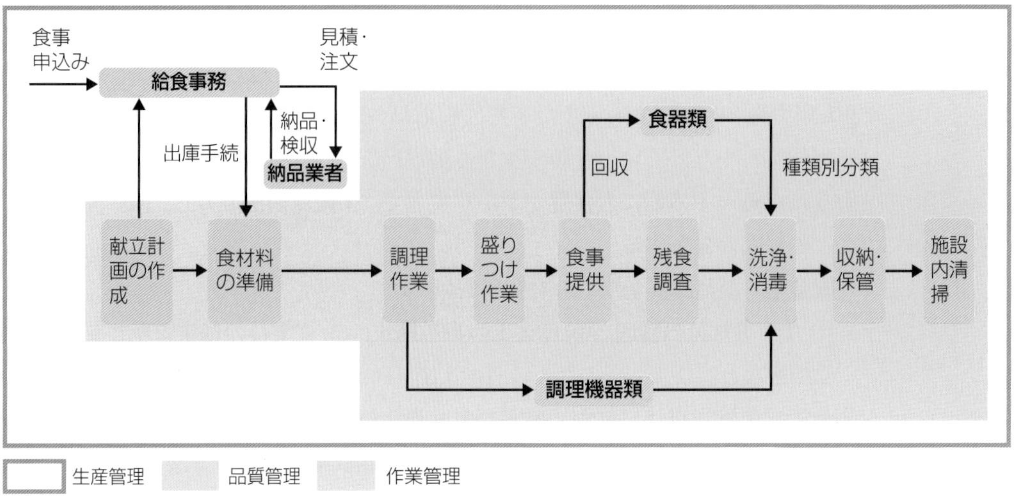

って適量であったとしても，外観や味つけが利用者の好みに合わなければ，選択されることが難しい．これは生産管理のうちで品質管理の重要問題として無視できないが，個人の好みにかかわることであるから，給食の品質評価の決定的要因とすることは難しい．しかし，仮に食材料の選択，調理作業や調理場の衛生管理に欠陥があり，それが食中毒発生の原因であったとすれば，社会的責任は重い．これは生産管理全体の問題，とくに品質管理上の重要な問題である．

給食業務における生産管理・品質管理と作業管理

給食業務の生産管理は図⑮に示すように品質管理と作業管理の関係で成り立っている．その具体的な進行過程を図⑯に示す．

① **品質管理**：献立計画の作成から残食調査までの過程．

② **作業管理**：調理作業から残食調査までの過程と食器・調理機器類の洗浄・消毒と収納，調理施設内外の衛生的な清掃・整頓作業までを含む．

① 生産管理は，献立計画の作成に始まり，食器の洗浄・消毒をはじめ調理場内外の清掃・整頓に終わる．つまり給食業務のすべてを含む．

② 品質管理は，献立計画の作成から残食調査までである．この管理過程では利用者に直接的にかかわる食事の量，その食事の栄養量，おいしさ，満足感と，食事摂取にあたって，最も配慮しなければならない食品衛生に関する部分である．したがって，品質管理は生産管理の中心的な過程である（図⑰）．

③ 作業管理は，品質管理のなかの，調理作業から残食調査を除き，食器類の回収および調理機器類の洗浄・消毒と，調理場内外の清掃・整頓までの過程である．

マーケティング論

マーケティング

マーケティングの定義はアメリカマーケティング協会やその他の関係団体などか

⑯ **給食生産管理業務進行概略図**（富岡）

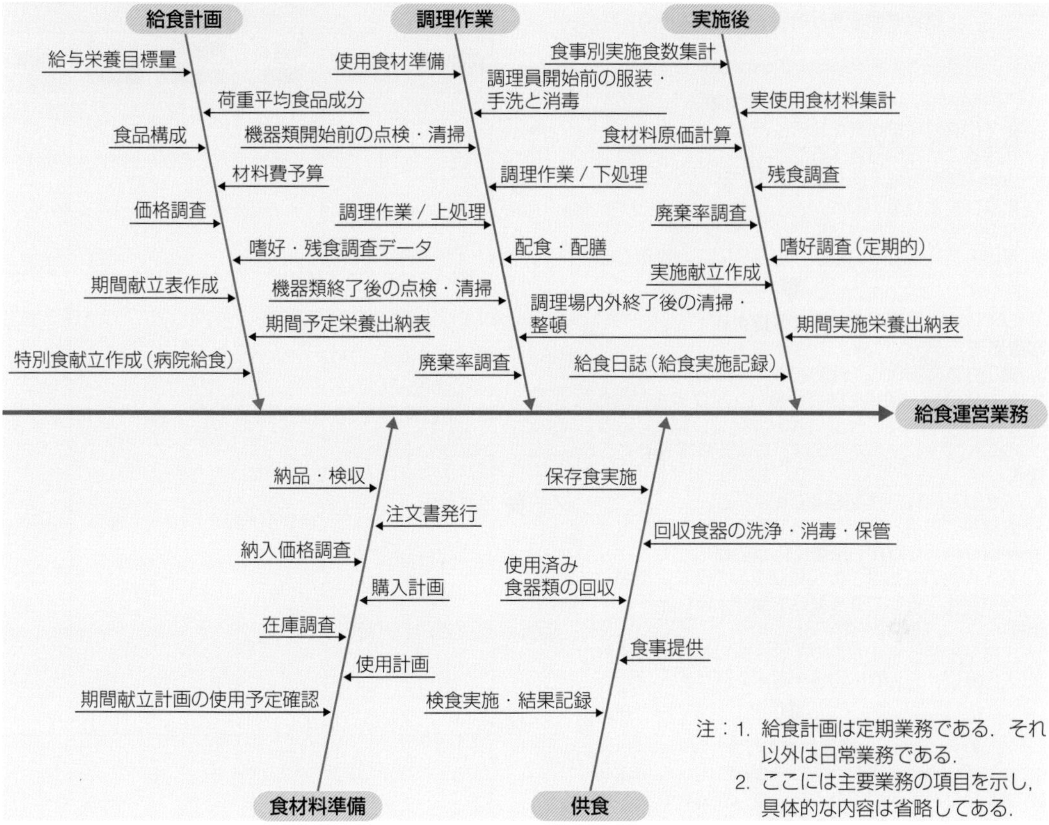

ら，さまざまな定義や説明が行われている．それらの内容は，必ずしもわかりやすいとは思われないので，その概要をまとめると“消費者または生活者の必要と希望に創造的に応えるための，製品計画，販売，物的配送，コミュニケーション，サービスに関する企業活動である”と要約される．これをマーケティング論として展開すると，主なものとして，① 企業の経営と販売戦略，② 同業者間の販売競争，③ 流通政策と流通機構，④ 消費者の購買行動と保護，などがあげられる．

マーケティングとセリング

マーケティングは，1950年代に“販売管理”という用語を用いることが多かった．すなわち“物を売る”ということに重点をおく，つまり販売者側中心で，消費者側のことは，それほど重きをおかなかった，という経緯があった．

かつて“お客様は神様です”という流行語があったが，これは現代のマーケティングの基本理念を言い表している．

現在は販売者側の商品流通，消費者側の購買意識は，そのどちらも変化している．販売者側が消費者側をどのようにみるかという判断の違いにより，マーケティングとセリングに分けてみることができる．

⑰ 給食における品質管理関連図（富岡）

給食業務の進行順序と各業務の要点	管理項目 栄養管理	管理項目 購買管理	管理項目 食材料管理	管理項目 食品衛生管理	管理項目 施設設備管理	管理項目 作業管理
献立計画を作成する 1. 給与栄養目標量を確保すること 2. 利用者の嗜好に留意すること 3. 食後満足感を与える分量であること 4. 献立に変化があること 5. 食材料費の予算を守ること 6. 予定と実施の給食数差は 0 を目標に努力すること						
▼						
食材料を準備する **在庫品** 1. 適正在庫に留意し，過剰在庫，在庫切れを防ぐこと 2. 保存温湿度，保存期間に留意し，品質劣化，腐敗による廃棄処分を防ぐこと 3. ハエ，ゴキブリ，ネズミなどによる食害を防ぐこと **購入** 1. 入札など購買方式を明確にすること 2. 食材料の規格，包装など納品要領を示すこと 3. 検収は基準を設けて厳重に行うこと 4. 購入代金の支払は，低価格購入のために，支払はできる限り早く，そして支払期日を厳守すること **出庫** 1. 出庫予定量と実出庫量の差は 0 を目標に努力すること 2. 入出庫は，先入れ先出しを確実に行うこと						
▼						
調理作業を行う 1. 食材料，水道光熱の節約に努めること 2. 野菜類など廃棄部のあるものは，廃棄率低下に努める 3. HACCP基準により，調理作業，調理品の取り扱いと保存など，食品衛生管理を厳重に行う 4. 調理場内の清掃，消毒，衛生動物の駆除を厳重に，徹底して行うこと 5. 調理員の適正配置と，早出・残業は必要最小限度で行い，習慣化しないこと						
▼						
盛りつけと配膳を行う 1. 見て美しく，丁寧な盛りつけに留意すること 2. 盛りつけ量は献立指示どおりで，すべて均等に，そして盛りつけの残りや不足のないように行うこと 3. HACCP基準により，調理品の保存，配食の配膳を行い利用者に届くまでのあいだ，衛生的取り扱いに留意すること						
▼						
食事を提供する 1. 適時・適温であること 2. 規定の食事時間内に食べ終わるように指導すること 3. 食べ残し量と，その理由に留意すること 4. 食事の評価を求め，その結果を分析し，今後の献立計画作成に生かすこと						

●マーケティング

販売者が，消費者の欲求の動向について調査と研究を行い，その結果を販売活動に生かすという顧客志向が前提である．

●セリング

販売者側の意向だけで，消費者の利益よりも販売実績の向上だけを考えて販売活動を行うこと．

つまり，マーケティングとセリングの違いは，顧客志向のあるなしによる．

マーケティング活動の基本

生産者により生産された製品が，商品として販売者である企業により，消費者の手元に届くまでの流通過程を流通チャネルという．この流通チャネルの末端にある消費者は，希望する商品の対価を支払って，それを入手する．この流通過程のなかで，生産者または販売者が，従来の商品に比較して，新規商品の特徴，品質や使い勝手などの改良点，価格面での経済性などについて，いろいろなメディアを利用して，消費者に知らせて購買意欲を刺激する．消費者は，それらの情報から，使用効果の有効性や，経済的な利益を推測して購入する．そして使用した結果，期待したとおり満足するものであれば，続けて購入され，満足できなければ次回の購入にはつながらない．この流通チャネルを通じて，末端にある消費者が商品の対価を支払って，その商品を入手することにより，はじめて，流通チャネル上の小売業者，中間流通業者および生産者が，生産・販売計画上の仮定の利潤が，販売益という実際の利潤として受け取ることができる．すなわち，これらの流通にかかわる各段階の関係企業は，消費者の支払う商品代金から得る利潤により，企業の生命を保っている．したがって，マーケティングの活動の基本は前述のように“お客様は神様です”ということである．すなわち別の表現をとれば，常に“顧客志向”であること，そして，それがマーケティングの基本理念である“顧客満足”につながる．

顧客満足

顧客満足（customer satisfaction；CS）とは，前項で概要を取り上げたように，顧客である消費者の欲望，希望に応え，その需要を呼び起こすことである．この欲望や希望は，社会環境や個人の意識によるので常に流動性をもって変化している．そして多くの人に好感をもって受け入れられたときに，流行という現象がみられることになる．過去の物資不足の時代と異なり，現在は“モノ”が豊かになり，しかも商品の品質や性能が非常によくなっているので，同類のモノであれば，品質や性能だけでは選択が難しくなった．せいぜい僅少な価格差くらいであるが，価格を引き下げることはマイナス思考であり，利益を減少することになり，企業の経営にマイナスの影響を及ぼすので，慎重でなければならない．

では，消費者である顧客に満足感を与えて，売上を伸ばすにはどのようにすればよいか，ということであるが，それには“付加価値”と“サービス”に尽きる．それは物質的なものではなく，感覚的・心理的なもので，形，色遣い，使い勝手のよさ，清潔感，好感をもたれる応接の態度などである．

マーケティング・リサーチ

顧客満足を徹底するには，顧客である消費者の意識や動向を把握して，その希望に対応することが基本である．ある商品について，消費者の希望，期待，使い勝手の良否や，問題点に関する情報であるならば，具体的な改良の意見など，また競合他社製品についての評価比較などを的確に把握し，分析し，その結果を商品の改良，新製品の開発または販売方法の改善に生かすなど，マーケティング戦略を策定しなければならない．そのためには，消費者の動向を把握しなければならない．この消費者の動向を把握する方法を，マーケティング・リサーチというが，その目的により適切な方法を選ばなくてはならない．一般的な方法としては，次のような方法があげられる．

●質問調査法

主にアンケートによる調査法である．事前にある目的の内容分析のために設定した同じ質問を，特定または不特定の対象者に質問用紙，面接，電話またはインターネットなどの方法で，意見，認識，賛否を問う方法である．この結果を有効に利用するには，アンケートで得たデータを“データ解析”により導き出した結果から，目的とすることの有効性を判断する方法である．

例　給食関係では，嗜好調査が代表的な方法である．

●パネル・テクニック調査法

固定した調査対象に対し，一定期間中に同じ質問を繰り返して，そのあいだの意見や認識の変化をみる方法である．

例　新しい料理の開発や新食材を使った料理の試作など．

●動機調査法

あることについて，どのような行動をとったか，それはなぜか，そのときの気もちはどのようであったか，その結果どのようになったか，また気もちはどのように変化したかなど，心理学を応用した方法である．

例　食事は，どの料理から食べ始め，どのような順序で箸をつけたか．その理由はなぜか．

●観察調査法

指定した調査対象について，その状況や行動を観察することにより実態を把握する方法である．

例　食卓の並べ方により，着席順序はどのように変化するか．

マーケティング・ミックス

マーケティング・ミックスとは，対象客層により構成される市場に対応するために，いろいろなマーケティングの方法を併せて行うことをいう．多様化している市場において，消費者の，どのレベルをターゲットとして販売戦略を決定するかは，企業にとって重要な課題である．その決定要因は，① 市場での流通量が適度にあること，② 将来的に需要の成長が見込まれること，③ 機能などに改良の余地があること，④ 同業他社の独占状態にないこと，などである．このことについて，総合的そして長期的な観点から慎重に検討して決定する．

⑱ マーケティングの 4P

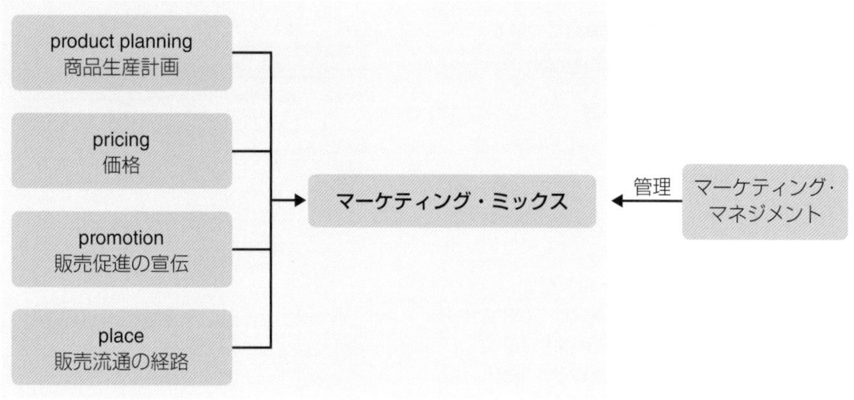

マーケティング活動を戦略として実行するための内容を，より具体化すると，いわゆる４Ｐということに要約され，これらのことが相互に関連しあって実行されなければならない（図⑱）．

給食管理とマーケティング

給食施設と一般の飲食店を比較すると，食事の提供ということでは変わりはないが，給食施設の利用者は特定多数人ということで，その利用者が限られている，また健康増進という基本目的実現のために，利用者の年齢，健康状態，生活活動状態などの違いにより，各給食施設における給食実施の目的に合わせて食事が提供されている．それに対して一般の飲食店は，不特定の利用者の食事予算と嗜好に応じて選択された食事を提供することである．

一般の飲食店は，前述のように利用者は不特定である．不特定であることは，利用者は気まぐれであるから，食事のおいしさの程度，値段，飽きた，ということで，客足が遠のくということが起きる．それでは収入が少なくなり，経営状態が悪化することになるので，常に利用者を引きとめるための，CS（顧客満足）の工夫と努力がはらわれている．それに対して給食施設は，社員食堂のような一部の給食施設を除いて，利用者は常に固定している．したがって，食事に不満があっても，給食を利用しなければならない，ということになる．

食事は，誰でも毎日経験を重ねているので，自分の生まれ育った家庭環境，地域の習慣，個人的な経験などにより，食事についての嗜好や考えが形成される．すなわち給食の食事は個人的事情を取り入れることは難しく，栄養士が献立計画で，精一杯の努力をしても限度があり，好きでも嫌いでも画一的な食事を食べなくてはならないということで，強制食の傾向をもつことになる．これは健康人対象の社員食堂ならば，自分の好みでない食事のときには，ラーメン屋やレストランなど，街中の飲食店を利用する方法もあるが，たとえば病院の塩分制限食，脂肪制限食など，特別治療食の場合は，疾患による食欲減退と相まって，なかなかおいしく食べられないことが多い．その場合でも，給食以外の食事をとることはできない．病院の栄養士は，CS につい

⑲ ある病院における入院患者の満足度調査

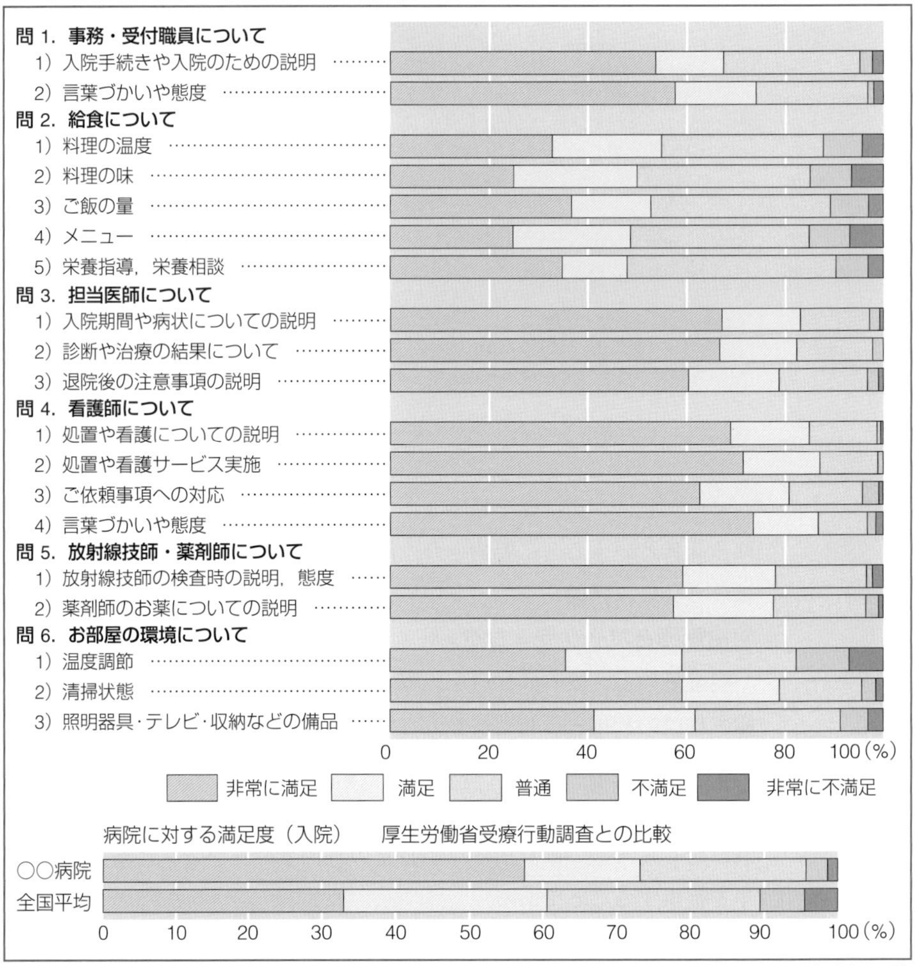

（資料：○○病院広報誌）

て精一杯の努力をしているはずであるが，最も苦労するところである．

ある病院の入院患者アンケートの集計結果を図⑲に示したが，食事提供についてのCSの難しさがはっきりと読みとることができる．この病院の一般食は，個人的感想を述べれば，献立内容にも，食器，味つけ，盛りつけなどに気遣いがあり，普通以上によく行われていると感じているが，患者の評価は意外と厳しい．なかなか考えさせられることである（図⑲）．

3
栄養管理

1―特定給食における栄養管理

栄養管理とは，各特定給食施設の対象者の健康維持・増進，心身の健全な発育・発達，あるいは疾病の治療・予防などを目的として，給食の計画から実施，評価，栄養教育までの一連の業務を管理し，対象者により適切な食事を供給して，栄養改善に寄与するとともに，望ましい食習慣形成に導くようにすることである（図❶）．

食事計画・献立計画を中心とした栄養管理業務は，給食管理の中枢的な役割をもち，その後の食材料調達・調理作業管理・衛生管理などの業務が円滑に実施されて初めてその目的を果たすことができ，品質のよい食事を提供することにつながる．

したがって，適切な栄養管理を行うためには，対象者の身体状況，食習慣，嗜好などの実態を十分に把握して，予算など給食運営上の諸条件と関連づけて進めることがたいせつである．

2―給与栄養目標量の設定

給食を実施するためには，まず，給食で供給する 1 人当たりの栄養量を設定しなければならない．それを給与栄養目標量という．給食対象者は，性，年齢，身長・体重，身体活動レベルなどが異なるため，給与栄養目標量の設定にあたっては，各施設の対象者の身体状況や栄養状況などを定期的に把握（アセスメント）し，その対象者すべての“個人”に対して，望ましい食事を提供できるようにすることが必要である．

日本人の食事摂取基準

“日本人の食事摂取基準”とは，健康な個人及び集団を対象として，国民の健康の保持・増進，生活習慣病の予防のために参照するエネルギーおよび栄養素の摂取量の基準を示すもので厚生労働省が 5 年ごとに策定している．栄養素の摂取不足によって生じるエネルギーおよび栄養素欠乏症の予防にとどまらず，過剰摂取による健康障害の予防，生活習慣病の一次予防も目的としている．

エネルギーについては目標とする BMI の範囲（18 歳以上）で，栄養素については，

❶ 栄養管理の手順

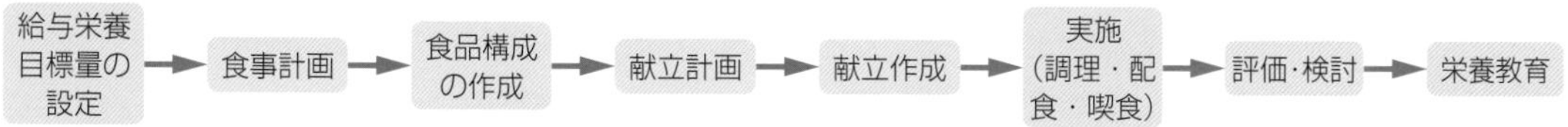

❷ 食事摂取基準の活用とPDCAサイクル

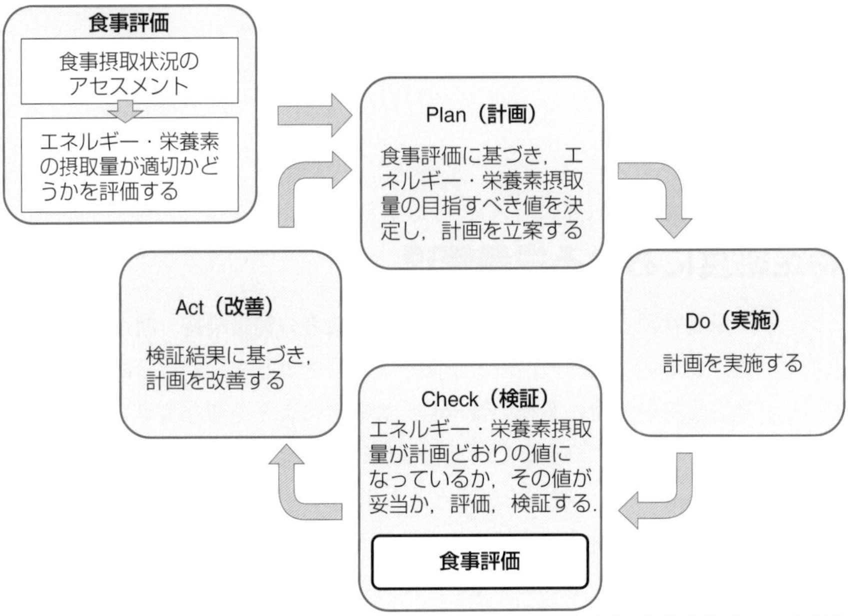

（日本人の食事摂取基準〈2020年版〉）

推定平均必要量（EAR），推奨量（RDA），目安量（AI），耐容上限量（UL），目標量（DG）の5種類の指標で設定されている．

食事摂取基準の活用

健康な個人または集団を対象として健康の保持・増進，生活習慣病の発症予防及び重症化予防のための食事改善に食事摂取基準を活用する場合は，PDCAサイクルに基づく活用を基本とする．その概要は**図❷**に示すとおりである．まず，食事摂取状況のアセスメントにより，エネルギー・栄養素の摂取量が適切かどうかを評価する．食事評価に基づき食事改善計画の立案，食事改善を実施し，それらの検証を行う．検証を行う際には，食事評価を行う．検証結果を踏まえ，計画や実施の内容を改善する．

また，特定給食施設における献立計画にあたっては，目的に応じた活用上の留意点が示され，「集団の食事改善を目的にした活用」の考え方を十分理解して進めることが望ましい．

集団の食事改善を目的として食事摂取基準を活用する場合の基本的事項を**表❸**に示す．

これを参考に，各施設の対象集団の特性を正しく把握し，それに見合った食事計画（提供する食種の数や栄養素量）を決定したうえで，予定献立を作成し，品質管理を行った食事を提供する．少なくとも1年以内に2回以上摂取量調査や対象者特性の再調査を行い，食事計画を見直すとともに，一連の業務内容の改善に努めることが重要である．

❸ 集団の食事改善を目的として食事摂取基準を活用する場合の基本的事項

目　的	用いる指標	食事摂取状況のアセスメント	食事改善の計画と実施
エネルギー摂取の過不足の評価	体重変化量 BMI	○体重変化量を測定 ○測定されたBMIの分布から，BMIが目標とするBMIの範囲を下回っている，あるいは上回っている者の割合を算出	○BMIが目標とする範囲内に留まっている者の割合を増やすことを目的として計画を立案 〈留意点〉一定期間をおいて2回以上の評価を行い，その結果に基づいて計画を変更し，実施
栄養素の摂取不足の評価	推定平均必要量 目安量	○測定された摂取量の分布と推定平均必要量から，推定平均必要量を下回る者の割合を算出 ○目安量を用いる場合は，摂取量の中央値と目安量を比較し，不足していないことを確認	○推定平均必要量では，推定平均必要量を下回って摂取している者の集団内における割合をできるだけ少なくするための計画を立案 ○目安量では，摂取量の中央値が目安量付近かそれ以上であれば，その量を維持するための計画を立案 〈留意点〉摂取量の中央値が目安量を下回っている場合，不足状態にあるかどうかは判断できない
栄養素の過剰摂取の評価	耐容上限量	○測定された摂取量の分布と耐容上限量から，過剰摂取の可能性を有する者の割合を算出	○集団全員の摂取量が耐容上限量未満になるための計画を立案 〈留意点〉耐容上限量を超えた摂取は避けるべきであり，超えて摂取している者がいることが明らかになった場合は，問題を解決するために速やかに計画を修正，実施
生活習慣病の発症予防を目的とした評価	目標量	○測定された摂取量の分布と目標量から，目標量の範囲を逸脱する者の割合を算出する．ただし，発症予防を目的としている生活習慣病が関連する他の栄養関連因子及び非栄養性の関連因子の存在と程度も測定し，これらを総合的に考慮した上で評価	○摂取量が目標量の範囲内に入る者または近づく者の割合を増やすことを目的とした計画を立案 〈留意点〉発症予防を目的としている生活習慣病が関連する他の栄養関連因子及び非栄養性の関連因子の存在とその程度を明らかにし，これらを総合的に考慮した上で，対象とする栄養素の摂取量の改善の程度を判断．また，生活習慣病の特徴から考え，長い年月にわたって実施可能な改善計画の立案と実施が望ましい

（日本人の食事摂取基準〈2020年版〉）

エネルギーおよび栄養量については，1か月間程度の給与栄養量の平均値が，食事摂取基準に応じたものになるのが望ましいとされている．

食事計画における活用の留意点

1 対象集団の特性の把握　健康診断など既存の資料から，性・年齢・身長・体重・身体活動レベルの分布を把握するため一覧表を作り，BMIを算出し，BMIが目標量の範囲を下回っている者や上回っている者の割合を算出する．一定期間において，1年に2回以上の評価を行い，BMIが目標とする範囲内に留まっている者の割合を増やすことを目的として計画を立てる．

2 給与エネルギーの決定　性・年齢階級・身体活動レベルおよび対象人数によって，対象者の推定エネルギー必要量を算出する．対象集団により2つ以上の群（階級）に分かれる場合は，階級別の献立作成が望まれる．しかし困難な場合は，エネルギー量の範囲として，およそ200 kcal/日の範囲内にある場合を1つの集団として扱い，

❹ 年齢・性・身体活動レベル別人員構成表（人）

身体活動レベル	Ⅰ（低い）		Ⅱ（ふつう）	
年齢（歳）	男性	女性	男性	女性
18 ～ 29	20	60	40	40
30 ～ 49	90	120	85	30
50 ～ 64	90	40	135	50
小計	200	220	260	120
合計	800			

❺ 推定エネルギー必要量（kcal/日）

身体活動レベル	Ⅰ（低い）		Ⅱ（ふつう）	
年齢（歳）	男性	女性	男性	女性
18 ～ 29	2,300	1,700	2,650	2,000
30 ～ 49	2,300	1,750	2,700	2,050
50 ～ 64	2,200	1,650	2,600	1,950

❻ 推定エネルギー必要量の分布

（昼食を 1 日のエネルギー量の 35%と設定した場合）

1 日当たりのエネルギー階級（kcal/日）	昼食（kcal/日）	丸め値〈集約〉（kcal/日）	対象人数（人）	対象人数（小計）（人）
1,650	578	600	40	
1,700	595	600 〈600〉	60	220
1,750	613	600	120	
1,950	683	700	50	
2,000	700	700 〈700〉	40	120
2,050	718	700	30	
2,200	770	800 〈800〉	90	200
2,300	805	800	110	
2,600	910	900	135	
2,650	928	900 〈900〉	40	260
2,700	945	900	85	

注）最終的には〈　　〉内の集約値が設定エネルギー量となる．

食事計画（給与栄養量）の単位集団として献立を作成する．ただし，エネルギーの範囲は実施可能性を考慮し柔軟に設定する．

具体例として，年齢・性・身体活動レベル別人員構成表（**表❹**），推定エネルギー必要量（**表❺**）から推定エネルギー必要量の分布（**表❻**）を把握したうえで，集約値を設定エネルギー量とする．また，全体の代表値を給与栄養目標量に設定するのは避け，大まかな年齢区分ごとで食事の種類をできる限り集約し，利用者に対して適切な許容範囲での食事の提供をめざす．

常に対象者や対象集団の食事摂取状況のアセスメントを行って，エネルギー・栄養素の摂取量が適切かどうか評価し，その結果に基づき改善計画を立て，各施設で適切な給与栄養目標量を設定していくことが望ましい．

③ エネルギーおよび栄養素の優先順位　食事計画にあたって考慮するエネルギーおよび栄養素の優先順位は，①エネルギー，②たんぱく質，③脂質，④ビタミン A，ビタミン B_1，ビタミン B_2，ビタミン C，カルシウム，鉄，⑤飽和脂肪酸，食物繊維，ナトリウム（食塩），カリウム，⑥その他の栄養素で対象集団にとって重要であると判

断されるもの，⑦その他，の順になる．推定エネルギー必要量は± 10 % 程度の範囲に入るように，たんぱく質は，摂取不足も過剰摂取も生じない 13 ～ 20 % エネルギーの範囲内に保つことが望ましい．

4 一部の食事を提供する場合　昼食のみなど，一部の食事を提供する場合は，対象集団のエネルギーおよび栄養素摂取量を把握し，給食で給与する割合を決定して給与栄養量を決める．対象集団の給与しない食事の量や質，個人差，またエネルギーおよび主要栄養素の摂取不足や過剰摂取からの回避を考慮して，給食を提供することが望ましい．

5 その他　給食は，提供した食事の全量を摂取されることが理想である．そのため単に給食を対象者に給与するだけでなく，残菜が出ないで積極的に摂取されるよう，提供量の調節や工夫が必要である．

高齢者および障害者，有病者への活用上の留意点

高齢者や障害者等への活用にあたっては，対象者の個々の状況に即した柔軟な対応が望まれる．治療を目的とする場合は，食事摂取基準におけるエネルギーおよび栄養素の摂取に関する基本的な考え方を理解したうえでその疾患に関連する治療ガイドライン等の栄養管理指針を用い，疾患に関わらない栄養素等は食事摂取基準を用いる．

3—食事計画

食事計画とは，給食を実施していくために，その施設の栄養管理目標に沿って食事内容を計画し，運営方法を検討していくことである．

特定給食にあっては，その運営上，給食の規模や設備，調理における条件や制約，給食費など，種々の要件が関係しているので，それらの要件を計画のなかに組み込んで食事運営計画を立てていかなければならない．

●食事運営計画の内容

① 献立計画
② 食品の購入・保管計画
③ 調理作業計画（作業分担，作業時間配分，調理機器の使用）
④ 配食サービス・下膳計画
⑤ 食器・器具洗浄作業計画
⑥ 原価計画

●食事計画に関する要件

食事計画にあたっては，次の事項を十分把握して進めなければならない．なお，これらの内容については，他章も参照されたい．

① 供食条件：食事回数，給食数，食事時間，供食方法
② 調理の条件：調理室の設備，調理機器の種類と性能，調理担当者の数と調理能力，勤務体制，食器の種類と形態および数
③ 給食費：食材料費と経費の金額およびこれらの出所，食品購入の方法と価格

4—食品構成の作成

食品構成とは，給与栄養量を充足し栄養のバランスをはかるために，食品群ごとに1日または1回の使用量の目安を決めることをいい，これを一覧表にしたものが食品構成表である．食品構成の作成にあたっては，食事計画をもとに，施設の特性，対象者の嗜好，食材料費などを考慮する．

この食品構成表は，献立作成時，料理や食品の組み合わせを考えるうえで目標値（基準値）になるものである．しかし，1食単位で目標値に合わせることは献立内容に変化をつけにくく現実的でないため，1～4週間単位の平均値が目標値に近づくように調整して献立作成を行う．

食品群

食品群の分類には，18群（食品成分表），15群（東京都の報告書），14群（兵庫県の栄養月報），6群（厚生労働省の6つの基礎食品），4群（糖尿病交換表），3群（3色食品群）など種々ある．

分類数は，それぞれの施設で献立作成上使いやすいものにすればよい．特定給食施設では，各監督官庁へ給食の実施状況を報告する義務があるので，報告書用の分類に合わせておくと，報告書の作成事務が能率的に行える．

食品群別荷重平均栄養成分表

食品構成を作成する際，食品群別の栄養成分値，すなわち食品群別荷重平均栄養成分値が必要である．

施設によって，給食の目的，規模，地域の食品流通，対象者の年齢や嗜好などが違うので，使用食品の種類や使用量が異なっている．各施設ごとに，その施設の食品の使用実績に基づいて食品群別荷重平均栄養成分値を作成すると，最も実状に合った数値が求められる．

食品群別荷重平均栄養成分値を求めるには，次の方法がある．

施設の過去1年間の食品の使用実績から求める方法

食品群別に1年間の各食品の純使用量（可食部重量）を合計し，各食品の使用構成比率を求め，その比率をその食品群の100 gを構成する重量として食品成分表を用いて各栄養成分値を算出する．これが，その食品群の荷重平均栄養成分値である（**表❼，❽**）．

食品構成表のつくり方

作成手順

栄養素の比率を設定し，給与栄養目標量に合うように，各施設で算出した食品群別荷重平均栄養成分値を用いて，次の手順で算定する．

栄養比率の目安（成人の場合）は，次のとおりである．

❼ 魚介類の荷重平均栄養成分値の算出例（可食部 100 g 当たり）

使用食品	1年間純使用量 (kg)	使用構成比率 (%)	100 g 構成重量 (g)	エネルギー (kcal)	たんぱく質 (g)	脂質 (g)	炭水化物 (g)	カルシウム (mg)	鉄 (mg)	ビタミン A RAE (μg)	ビタミン B_1 (mg)	ビタミン B_2 (mg)	ビタミン C (mg)	食塩相当量 (g)
さ ば	199.0	25	25	62	5.2	4.2	0.1	2	0.3	9	0.05	0.08	0	0.1
あ じ	159.2	20	20	25	3.9	0.9	0	13	0.1	1	0.03	0.03	0	0.1
いわし	119.4	15	15	25	2.9	1.4	0	11	0.3	1	0	0.06	0	0
かれい	95.5	12	12	11	2.4	0.2	0	5	0	1	0	0.04	0	0
さ け	87.6	11	11	15	2.5	0.5	0	2	0.1	1	0.02	0.02	0	0
い か	71.6	9	9	7	1.6	0.1	0	1	0	1	0.01	0	0	0
え び	63.7	8	8	7	1.5	0	0	4	0.1	0	0	0	0	0
合 計	796.0	100	100	152	20.0	7.3	0.1	38	0.9	14	0.11	0.23	0	0.2

❽ 食品群別荷重平均栄養成分表例（可食部 100 g 当たり）

食品群	エネルギー (kcal)	たんぱく質 (g)	脂質 (g)	炭水化物 (g)	カルシウム (mg)	鉄 (mg)	レチノール活性当量 (μg)	ビタミン B_1 (mg)	ビタミン B_2 (mg)	ビタミン C (mg)	食塩相当量 (g)
穀類	352	6.7	1.2	75.1	7	0.8	0	0.09	0.02	0	0.1
いも類	91	1.2	0.2	21.6	18	0.4	1	0.07	0.02	24	0
砂糖類	375	0	0	96.7	2	0	0	0	0	1	0
菓子類	325	6.7	11.5	48.7	56	1	28	0.1	0.14	3	0.6
豆類	99	8.4	6.2	2.3	104	1.3	0	0.07	0.04	0	0.1
種実類	599	20.3	54.2	18.5	1200	9.9	3	0.49	0.23	0	0
緑黄色野菜	32	1.4	0.2	7	47	0.9	618	0.07	0.09	30	0.1
その他の野菜	32	1.3	0.2	7	26	0.3	8	0.05	0.03	14	0
きのこ類	36	4.4	0.7	11.8	2	0.7	0	0.21	0.3	0	0
果実類	54	0.7	0.1	14	15	0.2	44	0.06	0.02	33	0
海藻類	105	10.3	1.2	39.5	721	20.6	825	0.32	0.79	14	8.9
魚介類	152	20	7.3	0.1	38	0.9	14	0.11	0.23	0	0.2
肉類	217	18.5	14.8	0.1	5	0.8	17	0.38	0.18	3	0.2
卵類	151	12.3	10.3	0.3	51	1.8	150	0.06	0.43	0	0.4
乳類	103	5.4	6	6.6	165	0.1	39	0.05	0.21	1	0.3
油脂類	902	0.1	98	0	2	0	77	0	0	0	0.2
調味料類	169	6.8	6.8	16.5	29	1.1	9	0.03	0.09	1	15.4

穀類エネルギー比　45 ～ 60 %
たんぱく質エネルギー比　13 ～ 20 %（目標量）
動物性たんぱく質比　40 ～ 50 %
脂質エネルギー比　20 ～ 30 %（目標量）
炭水化物エネルギー比　50 ～ 65 %（目標量）

手順 1 穀類エネルギー比より穀類の純使用量を決める．

手順 2 動物性たんぱく質比より動物性食品の純使用量を決める．

動物性たんぱく質比を 40 ～ 50 % とし，これを満たすように動物性食品（肉類，魚類，卵類，乳類）の使用量を設定する．献立上の常用量を考慮して，1 週間単位で考えて 1 日の平均純使用量にするものと，1 日の常用量を純使用量にするものとがある．また，乳類はカルシウムの摂取を考慮して使用量を設定する．

手順 3 植物性食品の純使用量を決める．

植物性食品のたんぱく質量（総たんぱく質量－動物性食品のたんぱく質量）から穀

❾ 食品構成表作成例

手順	食品群	純使用量（g）	エネルギー（kcal）	たんぱく質（g）	脂質（g）	炭水化物（g）
1	穀類	280	986	18.8	3.4	210.3
2	魚介類	50	76	10.0	3.7	0.1
	肉類	50	109	9.3	7.4	0.1
	卵類	50	76	6.2	5.2	0.2
	乳類	200	206	10.8	12.0	13.2
	動物性食品計	350	467	36.3	28.3	13.6
3	種実類	5	30	1.0	2.7	0.9
	いも類	50	46	0.6	0.1	10.8
	豆類	60	59	5.0	3.7	1.4
	果実類	150	81	1.1	0.2	21.0
	緑黄色野菜	140	45	2.0	0.3	9.8
	その他の野菜	260	83	3.4	0.5	18.2
	きのこ類	20	7	0.9	0.1	2.4
	海藻類	5	5	0.5	0.1	2.0
	植物性食品計	690	356	14.5	7.7	66.5
4	上記小計		1,809	69.6	39.4	290.4
5	砂糖類	8	30	0.0	0.0	7.7
	菓子類	20	65	1.3	2.3	9.7
	油脂類	13	117	0	12.7	0.0
	調味料類	30	51	2.0	2.0	5.0
6	総合計		2,072	72.9	56.4	312.8
	% エネルギー			14.1	24.5	60.4
	% エネルギー目標量			13 ～ 20	20 ～ 30	50 ～ 65

類からとれるたんぱく質量を差し引いたたんぱく質量を豆類，いも類，野菜類，果実類，きのこ類，海藻類などから摂取する．ビタミン A，C 摂取を考慮して野菜，いも，果実類の使用量を設定する．

手順 4 不足エネルギーを油脂類，砂糖類などからとるように純使用量を決める．

手順 5 合計の栄養量を算出し，栄養目標量，栄養比率との一致状況を検討する．

食品構成表作成例

一例として，食品群別荷重平均栄養成分表例（**表❽**）を用いて作成した 1 日分の食品構成例（エネルギー 2,000 kcal，たんぱく質 75 g〔エネルギー比 15 %〕の場合）を**表❾**に示す．

昼食 1 食給食の場合

昼食 1 食給食の場合は，1 日の 35 % 前後のエネルギー，たんぱく質量を基準に，1 日分と同様，1 週間または献立作成期間内での食品の使用パターン，1 回の使用量を設定して，純使用量を決めていく．

5―献立計画

献立の意義

献立計画とは，食事計画に基づき，作成した食品構成基準を実施に移す具体的な献立（menu）・献立表（recipe）を立案することである．

献立とは，料理名と使用食品を明記したもので，献立表は，料理名，使用食品，調味料，数量，栄養価，価格，食品購入量，調理法など，細かく記入したものである．この献立表は，給食の運営計画書，作業指示書となり，また，実施後は，記録書，報告書となるなど，たいせつな機能をもっている．すなわち，献立表により食品購入計画や調理作業計画が進行するわけで，献立は，給食運営上中心的な役目をもつ．献立は，その善し悪しが給食運営の評価へつながるという重要な意義があるので，その作成にあたっては，十分慎重に進めなければならない．

年間計画

特定給食施設においては，対象者の性，年齢，食習慣，嗜好などがさまざまであり，継続して食事を供給しなければならないので，対象者全員に満足してもらえる給食を提供することは理想であるが，たいへん困難なことである．

しかし，対象者に1回でも多く満足してもらうためには，できるだけ多くの種類の料理や食品を使い，変化のある献立にすることである．また，行事食や季節感を取り入れ，楽しみにつながる献立をつくることもたいせつとなる．そのためには，年間を通して全体として調和のとれた，バラエティに富んだ献立計画を立案することが必要である．その施設の調理担当者の勤務体制や予算を考慮して，行事食や季節の食品，季節料理，その施設の特別食などの取り入れ方や食品の使い方などの計画を具体的な献立作成に先だって立案する．

行事食

日本には，古くから伝わる行事食など伝統料理が数多くある．近年の食環境の変化により家庭の食事が洋風化し，日本食をつくらない傾向になってきている．しかし，食文化の伝承のためにも，献立に変化をつけ楽しみを与えるためにも，できるだけ取り入れたいものである．ふだんより費用をかけ，手間をかけて行事にふさわしい料理を，カードや花などを添えて出すと喜ばれる．**表⑩**に示すように，年度初めに取り入れる行事食をあげ，一覧表にしておくとよい．

季節の食品

最近は，食品の栽培方法や保存技術が進歩して，季節感が薄らいでいる．しかし，季節の旬の食品は，おいしく栄養価も高いうえ，献立に変化をもたせる意味でも上手に利用していきたい．年間計画の際，食品の出盛り時期を十分研究し把握しておくことがたいせつである．

⑩ 年間行事食の予定表（例）

月	日	行事	調理名および食品の目安
1	1 7 11 第２月曜日	**元旦** **七草かゆ** **鏡開き** **成人の日**	おせち料理，雑煮 春の七草を入れる おしるこ 鯛姿焼，赤飯（祝膳）
2	3～4	**節分**	打豆，めざし
3	3 春分日	**ひな祭り** **春分の日**	白酒，魚介類料理，ひなあられ，ひなずし 精進料理，ぼたもち
4	8	**花祭り** **イースター**	甘茶 ゆで卵（色つき）
5	5	**子どもの日（端午の節句）** **遠足**	たけのこ料理，鯛料理，柏もち，ちまき 行楽べんとう
7	7 第３月曜日	**七夕** **海の日**	そうめん，枝豆，バーベキュー 磯料理
8		**土用の丑の日**	うなぎ キャンプ料理
9	 第３月曜日 秋分日	**お月見** **敬老の日** **秋分の日**	月見だんご，栗ご飯 祝膳 おはぎ，まつたけご飯
10	第２月曜日	**体育の日**	行楽弁当
11	15 23	**七五三** **勤労感謝の日**	ちとせ飴（祝膳） 祝膳
12	22 24～25 31	**冬至** **クリスマス** **大晦日**	かぼちゃ，こんにゃくの柚子煮 七面鳥，クリスマスケーキ 年越そば

注：上記のほかに毎月実施の誕生会や，開設・創設記念日など．
（赤羽正之・他：給食施設のための献立作成マニュアル第９版．医歯薬出版，2016）

6—献立作成

給食施設における料理の組み合わせ方

給食施設向きの献立の組み合わせを考えるとき，次にあげる６種類の料理の組み合わせを基本と考え，さまざまに応用していくとわかりやすい．

基本型（図⑪）

1 **主食**　飯，パン，めん類のいずれかで，炭水化物に富み，主にエネルギー源となる．

2 **主菜**　１回の食事の副食のメインになる料理で，主にたんぱく質源となる．魚介類，肉類，卵，大豆および大豆製品と，これらの加工食品が主材料になる．

3 **副菜１**　ビタミン・ミネラル源となるもので主に野菜を使った料理とする．主菜との調和を考えて組み合わせる．また，主菜の付け合わせと考えてもよい．

4 **副菜２**　副菜１と同様，野菜を主材料にした料理で，食品構成と照らし合わせて，できるだけ不足している野菜を補うような料理にする．

⓫ 基本型

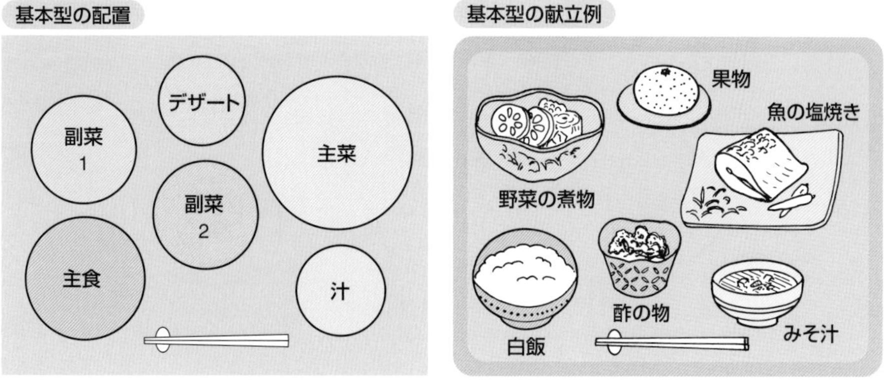

⓬ 応用型 1

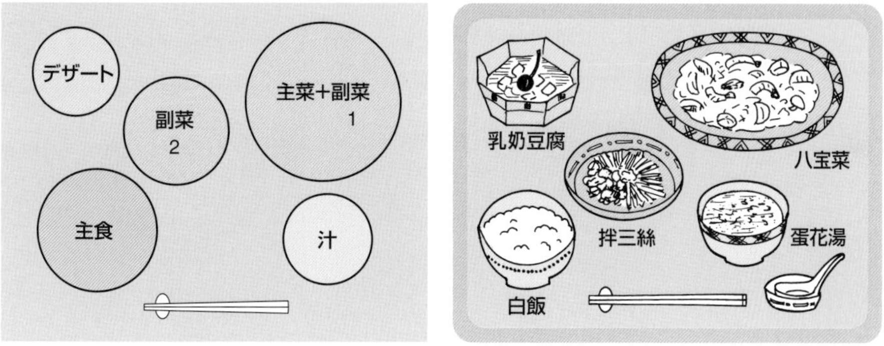

5 汁物　主食，主菜，副菜に変化と豊かさを増す料理である．食品構成や季節感を考慮して，汁の実を変え，ほかの料理と調和させるとよい．

6 デザート　献立を豊かにし，食後の楽しみや満足感につながるものである．食品構成や材料費を考慮して組み合わせる．

応用型 1

八宝菜のような炒め物や肉じゃがのような肉と野菜の煮物などは，主菜にあたる肉類や魚類と副菜になる野菜類が材料になる．これは，主菜と副菜 1 がひとつになった料理と考える．この場合，食品構成と味の調和を考慮して，主食，副菜 2，汁物，デザートを組み合わせる（図⓬）．

応用型 2

シチューや鍋物などは，使用材料より主菜と副菜 1 と汁がひとつになった料理と考える．この場合，主食，副菜 2，デザートを応用型 1 と同様に組み合わせる（図⓭）．

応用型 3

ピラフ，親子どんぶりなどは，主食と主菜と副菜 1 がひとつになった料理と考える．副菜 2，汁，デザートを組み合わせる（図⓮）．

⓭ 応用型 2

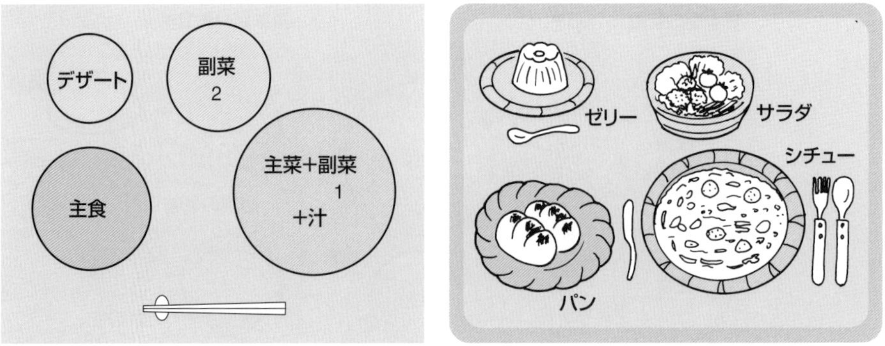

⓮ 応用型 3

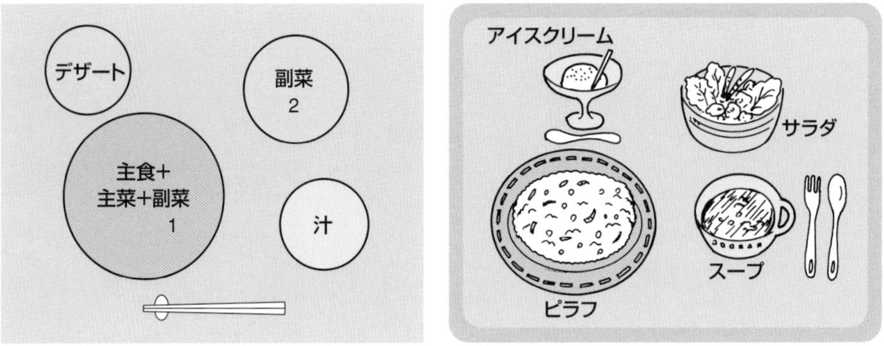

その他

基本型，応用型 1 ～ 3 に当てはまらない料理もあるが，同じ考え方を応用し，組み合わせていくとよい．

たとえばうどんやラーメンの場合は，主食＋主菜＋副菜 1 ＋汁がひとつになった料理と考え，副菜 2 とデザートを組み合わせる．しかし，うどんや応用型 3 の丼物などのように 1 品だけでもおいしく食べられる料理は，嗜好的には好まれるが，1 品では，栄養的に不足で，バランスのとりにくい料理である．副菜を組み合わせるときは味の調和を考え，また 1 食給食の場合は前後の献立内容を，3 食給食の場合は他の 2 食の献立内容も考慮して上手に取り入れていくことがたいせつである．

組み合わせパターン別料理例

組み合わせるパターンに当てはまる料理例を表⓯に示す．

月間・旬間の献立作成

献立を変化あるものにするため，1 ～ 4 週間と期間を設定して，一定期間内での献立の主食，主菜，食品材料，料理形態，料理法が重複しないように，一覧表をつくって献立計画を能率的に進める．また，食品構成作成時の穀類やたんぱく質源食品の使用パターンを考慮する．

⓯ 組み合わせパターン別料理例

基本型

主食	パン，白飯，赤飯，青豆ご飯，ゆかりご飯，栗ご飯，筍ご飯，枝豆ご飯，菜飯，茶飯など
主菜	肉料理（竜田揚げ，カツレツ，から揚げ，フライ，コロッケ，ミンチボール，ハンバーグなど） 魚料理（煮魚，味噌煮，おろし煮，フライ，塩焼き，照焼き，かば焼き，酒蒸し，マリネなど）
副菜 1	付け合わせ（人参のグラッセ，こふき芋，ほうれん草のソテー，ピーマンのソテーなど），金平ごぼう，野菜の旨煮，含め煮，野菜の炊き合わせ，ひじきの煮付け，卵の花炒め煮など
副菜 2	お浸し，からし和え，サラダ，ごま和え，ごま味噌和え，酢の物，ナムル，なます，白和え，ぬた，拌三絲，おろし和え，ピーナッツ和えなど
汁	潮汁，清汁，かき玉汁，スープ，ポタージュ，チャウダー，味噌汁，さつま汁，沢煮椀，豚汁，のっぺい汁，すり流し汁，茶碗蒸しなど
デザート	果物，牛乳かん，果汁かん，コーヒーゼリー，ワインゼリー，ババロア，ブラマンジェ，コンポート，ケーキ，白玉団子，みたらし団子，わらびもち，スイートポテト，大学芋など

応用型 1

主菜＋副菜 1	魚の野菜あんかけ，魚と野菜のホイル焼き，八宝菜，肉と野菜の煮込み，筑前煮，ポークビーンズ，酢豚，ロールキャベツ，オムレツ，炒り卵，おでん，炒り豆腐，高野豆腐の卵とじ，揚げ豆腐の野菜あんかけ，マーボー豆腐，など

応用型 2

主菜＋副菜 1 ＋汁	鶏肉のクリームシチュー，トマトシチュー，ビーフシチュー，ポークシチュー，白菜と肉団子のスープ煮，石狩鍋，よせ鍋風煮物など

応用型 3

主食＋主菜＋副菜 1	炒き込みご飯，三色飯，親子丼，天丼，卵丼，ちらし寿司，カレーピラフ，えびピラフ，スパゲッティミートソース，スパゲッティイタリアン，マカロニグラタン，サンドイッチ，カレーライス，ハヤシライス，チキンライス，オムライス，炒飯，中華丼，天津飯，炒麵，涼拌麵，など

手順

① 主食：飯，パン，麵を期間内に配分する．

② 主菜：主菜用に魚類，肉類，卵，大豆製品などのたんぱく質源食品を配分する．

③ 料理形態：1 食ごとに主菜を，和風，洋風，中華風と配分し，献立にポイントをつける．

④ 料理法：主菜の料理法で，揚げ物は油の使用量が多いので，続かないように配分する．

例を表⓰に示す．

1 週間の献立作成

月間，旬間の献立計画をもとに料理名，組み合わせを決める（表⓱）．

手順

① 献立名の決定：主食，主菜の料理名を決める．

② 組み合わせの決定：副菜，汁，デザートを組み合わせて完成させる．

⑯ 旬間の献立計画例

	1	2	3	4	5	6	7	8	9	10
主食	ご飯	パン	親子丼	ご飯	ご飯	ご飯	麺	ご飯	ご飯	パン
主菜	魚	肉（揚）	卵	魚	豆	肉	魚	肉	魚（揚）	卵
ポイント	中	洋	和	洋	和	中	洋	中	和	洋

⑰ 1 週間の献立作成例

	1	2	3	4	5
主食	ご飯	パン	親子丼	ご飯	ご飯
主菜 副菜 1	八宝菜	ミンチカツ 付け合わせ		あじのムニエル 付け合わせ	炒り豆腐
副菜 2	春雨の中華風サラダ	かぶのサラダ	ほうれん草のごま和え	野菜サラダ	なます
汁	豆腐のスープ	小松菜のスープ	三つ葉と椎茸の清汁	卵のスープ	わかめの味噌汁
デザート	乳奶豆腐	フルーツヨーグルト	りんご	オレンジゼリー	白玉団子

予定献立表の作成

1 週間の献立計画から，1 日分ずつ決定した料理に適した食品とその重量，調味料とその重量を決め，予定献立表を作成する（**表⑱**）.

献立作成の条件

① 一定期間内（2～4 週間あるいは献立サイクル期間内）の平均値，および 1 食（あるいは 1 日）の献立ごとに，各栄養素が，設定された望ましい給与栄養目標量の幅（範囲）に収まっているかを確認して計画する.

② 食品群別使用重量の一定期間内の平均値が食品構成に合うように工夫する.

③ 料理の組み合わせや使用食品に変化があり，調和がとれているかどうかを，ⅰ 使用食品の種類と数，ⅱ 色彩，ⅲ 季節感，ⅳ 味，ⅴ 供食時温度，ⅵ 単一材料と多種類材料の組み合わせ，ⅶ 切り方，の点で配慮する.

④ 保有食器の種類を知り，盛りつけ効果を考える.

⑤ 調理担当者の能力および人数を考慮する.

⑥ 調理時間の配分を考える.

⑦ 適温給食ができるかを考える.

⑧ 設備，調理機器の稼動状況を把握しておく.

⑨ 食品衛生上，発注より調理，供食に至る全過程の安全性を確認する.

⑩ 期間内平均材料費が予算内に収まるようにする.

献立表の様式

献立表の様式は自由であるが，各施設で必要な記入項目を決め，みやすく，取り扱いやすいものにする.

⑱ 予定献立表例

年　　月　　日（　　曜）

食事区分	料理名	食品名	純使用量(g)	調味率(%)	エネルギー(kcal)	たんぱく質(g)	100人分			備考
							純使用量(kg)	廃棄率(%)	総使用量(kg)	
	ご飯	米	80		286	4.9	8		8	
	さばの	さば	70		173	14.4	7		7	3枚おろし
	塩焼き	塩	0.4	0.6	0	0	0.04		0.04	70g 切身 100
		レモン	15		8	0.1	1.5	3	13個	1個8等分
		ししとう	10		3	0.2	1	10	1.2	
		油	0.5	5	5	0	0.05		0.05	
	野菜とひじ	ごぼう	20		13	0.4	2	20	2.5	
	きの煮物	こんにゃく	20		1	0	2		8枚	1枚250g
		にんじん	20		7	0.2	2	10	1.1	
		ひじき	3		4	0.3	0.3		0.3	
		さやいんげん	10		2	0.2	1	3	2.3	
		油	3	3	28	0	0.3		0.3	
		だし汁	30	30	—	—	3		3	
		砂糖	2	2	8	0	0.2		0.2	
昼食		みりん	4	4	10	0	0.4		0.4	
		塩	0.3	塩分	0	0	0.03		0.03	
		しょうゆ	3	0.7	2	0.2	0.3		0.3	
	ほうれん草	ほうれん草	40		8	0.9	4	10	4.5	
	のごま和え	もやし	30		4	0.5	3	3	3.1	
		ごま	4	6	24	0.8	0.4		0.4	
		砂糖	2	3	8	0	0.2		0.2	
		しょうゆ	2	塩分0.4	1	0.2	0.2		0.2	
		だし汁	3		—	—	0.3		0.3	
	さつまいも	さつまいも	30		40	0.4	3	9	3.3	
	のみそ汁	油揚げ	5		21	1.2	0.5		20枚	1枚25g
		ねぎ	3		1	0.1	0.3	7	0.33	
		だし汁	120		—	—	15		15	
		みそ	6	塩分0.6	12	0.8	0.6		0.6	
	果物	かき	50		30	0.2	5	9	5.5	
	計				737	27.1				

記入項目

次の記入項目が必要である．

① 実施日，② 食事の種類，③ 食事区分（朝，昼，夕），④ 予定および実施給食数，⑤ 料理名，⑥ 品名，⑦ 1人1回分の純使用量（g），⑧ 該当人数分の純使用量，⑨ 該当人数分の総使用量（kg），⑩ 廃棄率（%），⑪ 1人分栄養量，⑫調味率（%）または調味料重量

献立表の書き方

1 記入順序　献立の記入にはいくつかの順序があるが，どの場合でも一定にする（例：主食，主菜，副菜1，副菜2，汁物，デザートの順）．食品の記入順序は，調理手順に合わせて書き入れたほうがわかりやすい．

2 食品の適正重量　献立表の食品材料の純使用量（可食量）と，料理のできあがり量（かさ）を十分把握して，食品の1人当たりの純使用量を正確に書くことがたいせつである．

3 記入上の注意事項

① 文字，数字は，ていねいに，わかりやすく書く．
② 文字，数字は，欄内の下3分の2くらいに書き，上3分の1は修正用の余白とする．
③ 調味料は，使用量を重量（g）または調味率（%）で記入し“少々”と書かない．こしょうは塩の使用量の1/50～1/100を目安として重量（g）で書く．
④ 食品の使用量は重量（g，kg）で記入するが，材料によっては，1枚，1尾，1個，1本などのように記入したほうが，調理するうえで便利な場合がある．

実施献立表

実施献立表とは，予定献立表に基づいて実際に材料を購入し，調理が行われ，提供された献立である．献立を実施に移してから変更があったところは，予定献立表の食品名，使用量などを赤字で訂正して実施献立表とする．この献立表は記録書となり，栄養出納表や栄養管理報告書作成のもとになる．

7—献立の種類と献立作成の留意点

給食の供食方法には，定食方式，選択方式，カフェテリア方式などがあり，その方法により献立の種類や内容が異なる．

単一献立

定食方式の場合で，献立が1種類のみの献立である．利用者に選択の余地がないので，嗜好を考慮して変化のある献立にすることがたいせつである．

複数献立

選択方式の場合で，2種類以上の複数の定食献立を作成し，利用者に選択させる方法である．

料理の組み合わせ，食品の使い方，調理法，味つけなど，それぞれの献立に特徴をもたせ，利用者に選択の楽しみを与えるような献立にする．

しかし，調理上の条件（調理作業量，調理機器の使用状況），食器，食材料費などを，十分考慮することがたいせつである．

カフェテリア献立

カフェテリア方式は，主食，主菜，副菜，汁物，デザートなど，それぞれ単品料理として数種類のなかから，利用者が選んで食べる方法である．この方法は，自分で料理を選択するため，嗜好を満足させることができるが，利用者の嗜好本意の選択になりがちで栄養的な偏りが生じやすいので，料理の組み合わせ方や望ましい食事の摂り方などの栄養教育がたいせつな条件となる．

したがって，献立作成の際，数種類の栄養バランスのとれた組み合わせを想定した料理内容にしておくことが必要である．また，設備や調理上の条件，配膳・配食方法も考慮した献立にする．

8—施設別献立作成の留意点

病院

病院給食は，治療食であるため食事の種類がたいへん多い．それぞれの献立を立てると材料注文や調理作業上能率的でない．したがって普通食（常食）の献立を基に粥食や特別治療食へ展開していく方法をとる．可能なところは同じ食材料や献立を利用し，不可能なところは，できるだけ食材料は同じで重量や調理方法（蒸・煮・焼・炒・揚）・味つけなどを変える方法で対応していく．

老人福祉施設

老人福祉施設では，対象者の嗜好，身体状況（義歯，嚥下困難，消化能力など）を十分考慮して，食品の使い方や調理方法などを工夫し，食べやすい献立とすることがたいせつである．病院と同様，常食を基に粥食やきざみ食，治療食へ展開していく．

9—献立作成の合理化

給食業務のなかで，献立作成はたいへん重要な仕事であるが，これだけに時間をとられてしまうとほかの仕事が十分にできにくくなる．そこで，献立作成の合理化，能率化を図るために，いろいろの方法が実施されている．

献立のカード化

料理カードと献立カードがある．料理カードは，一品料理が1枚のカードになっているもので，献立カードは，主食，主菜，副菜などの料理が1食分として組み合わされて1枚のカードになっているものである．カードの分類は，食品別，料理方法別（煮，焼，揚，炒，和，生，汁など），主菜，副菜別などがあるが，その施設で使いやすい分類にし，番号をつけコード化して利用しやすくする．

サイクルメニュー

献立を1か月，季節ごとに3か月，1年などある一定期間分を作成して，これを繰り返し使っていく方法をサイクルメニューという．サイクル化すると献立作成業務が省力化されるだけでなく，食品の計画購入，調理作業の標準化など，給食業務の合理化を図ることができる．

献立内容は，給食対象者の喫食状況，嗜好などを考慮しながら，不都合なものは，ほかの献立と入れ換えたり，行事食，季節の食品をそのつど加えるなど，マンネリ化を防ぎ，変化のある献立になるよう，常に検討しながら運用する．

コンピュータの利用

給食業務では，業務全体としてのコンピュータ利用が多い．各施設での業務内容に合った合理的な活用を図ることが重要である．

献立作成においては，食品マスターを基本に料理マスターをつくり，組み合わせていく方法と，食品マスターとサイクルメニューの基本献立マスターをつくり，そのつど食品を入れ換えていく方法がある．

10—栄養管理の評価

栄養管理の評価は，献立計画がどのように実施運営されたかという，実施状況に対して検討することである．

この評価は，いろいろな角度から行い，今後の改善資料とする．

評価の内容を次に示す．

給与栄養目標量，食品構成，予算など，献立作成時の目標量に対しての評価

1 **栄養出納表の作成**　実施献立表から栄養出納表をつくり（**表⑲**），1週間，10日間，または1か月間など献立期間内の平均値が食品群別に食品構成の目標量に合っていたか，給与栄養目標量の平均，栄養比率が目標に合っていたかを検討する．過不足がある場合，次回の献立作成時に基準に合うよう手直しする．

2 **栄養管理報告書**　特定給食施設は，各監督官庁に，給食で給与した栄養状況について，報告書を提出しなければならない．報告書作成時にまとめた数値を検討して反省材料とする．

3 **予算**　食材料費の予算と実際の価格を比較して検討する．

調理実施に対する評価

実際の調理に際し，献立表の食品の重量，調味料の重量，盛りつけ量，食器が適当であったか，調理作業時間は適当であったか，衛生的に作業が進んだかなど，調理を通して検討する．

給食利用者の摂取状況に対する評価

1 **残食調査**　予定給食数と実供食数の比較をして，残食状況を知る．

2 **残菜調査**　供食された給食は，全部食べられて初めて栄養目標量を満たすことになる．毎回の残菜の状況を調査して，残菜の多い料理や食品などを調べ，嗜好調査と合わせて献立作成の検討資料とする．

3 **嗜好調査**　実際に供食した料理についての嗜好，個々の食品の嗜好，料理方法の嗜好など，利用者の嗜好状況を調査して，その結果を検討し，献立に反映させていく．

給食利用者の栄養状態の評価

① 身体計測（体重の変化量またはBMI），② 血液性状の測定，③ 尿成分の測定，などの結果を参考に給食の効果を検討する．

⑲ 栄養出納表

年　　月分　No.

食品群名		食品構成(g)	1人1日当たり純使用量（1.2.3.）食											合計	累計	平均給与量	エネルギー(kcal)	たんぱく質(g)	脂質(g)	微量栄養素					
			日	日	日	日	日	日	日	日	日	日	日							カルシウム(mg)	ビタミンA(REμg)	ビタミン B_1(mg)	ビタミン B_2(mg)	ビタミンC(mg)	ナトリウム(mg)
1. 穀類	米																④								
	パン類																								
	めん類																								
	その他の穀類・堅果類																								
2. いも類	じゃがいも類																								
	こんにゃく類																								
3. 砂糖類																									
4. 菓子類																									
5. 油脂類	動物性																								
	植物性																								
6. 豆類	みそ																								
	大豆・大豆製品																								
7. 魚介類	生物																	⑤							
	塩蔵・缶詰																								
	水産ねり製品																								
8. 獣鳥肉類	生物																								
	その他の加工品																								
9. 卵類																									
10. 乳類	牛乳																								
	その他の乳類																								
11. 野菜類	緑黄色野菜																								
	漬物																								
	その他の野菜類																								
12. 果実類																									
13. 海藻類																									
14. 調味料類																									
15. 調理加工食品類																		⑥							
基準栄養量に対する給与栄養量の比率							穀類エネルギー比		脂肪エネルギー比				*動物性たんぱく質比				①	②	③						
① / 基準栄養量(エネルギー) ×100 ＝ %	② / 基準栄養量(たんぱく質) ×100 ＝ %	③ / 基準栄養量(脂質) ×100 ＝ %					④ / ① ×100 ＝ %		③×9 / ① ×100 ＝ %				⑤＋(⑥×x) / ② ×100 ＝ %												

*：調理加工食品類を使用している場合，動物性たんぱく質比の算出は事業所 23 %，病院 26 %，保育所 14 % を x の値として⑤に加える．

⑳ ［食生活指針］

1．**食事を楽しみましょう**
- 毎日の食事で，健康寿命をのばしましょう
- おいしい食事を，味わいながらゆっくりよく噛んでたべましょう
- 家族の団らんや人との交流を大切に，また，食事づくりに参加しましょう

2．**1日の食事のリズムから，健やかな生活リズムを**
- 朝食で，いきいきした1日を始めましょう
- 夜食や間食はとりすぎないようにしましょう
- 飲食はほどほどにしましょう

3．**適度な運動とバランスのよい食事で，適正体重の維持を**
- 普段から体重を量り，食事量に気をつけましょう
- 普段から意識して身体を動かすようにしましょう
- 無理な減量はやめましょう
- 特に若年女性のやせ，高齢者の低栄養にも気をつけましょう

4．**主食，主菜，副菜を基本に，食事のバランスを**
- 多様な食品を組み合わせましょう
- 調理方法が偏らないようにしましょう
- 手作りと外食や加工食品・調理食品を上手に組み合わせましょう

5．**ごはんなどの穀類をしっかりと**
- 穀類を毎食とって，糖質からのエネルギー摂取を適正に保ちましょう
- 日本の気候・風土に適している米などの穀類を利用しましょう

6．**野菜・果物，牛乳・乳製品，豆類，魚なども組み合わせて**
- たっぷり野菜と毎日の果物で，ビタミン，ミネラル，食物繊維をとりましょう
- 牛乳・乳製品，緑黄色野菜，豆類，小魚などで，カルシウムを十分にとりましょう

7．**食塩は控えめに，脂肪は質と量を考えて**
- 食塩の多い食品や料理を控えめにしましょう．食塩摂取量の目標値は，男性で1日8g未満，女性で7g未満とされています
- 動物，植物，魚由来の脂肪をバランスよくとりましょう
- 栄養成分表示を見て，食品や外食を選ぶ習慣を身につけましょう

8．**日本の食文化や地域の産物を活かし，郷土の味の継承を**
- 「和食」をはじめとした日本の食文化を大切にして，日々の食生活に活かしましょう
- 地域の産物や旬の素材を使うとともに，行事食を取り入れながら，自然の恵みや四季の変化を楽しみましょう
- 食材に関する知識や調理技術を身につけましょう
- 地域や家庭で受け継がれてきた料理や作法を伝えていきましょう

9．**食糧資源を大切に，無駄や廃棄の少ない食生活を**
- まだ食べられるのに廃棄されている食品ロスを減らしましょう
- 調理や保存を上手にして，食べ残しのない適量を心がけましょう
- 賞味期限や消費期限を考えて利用しましょう

10．**「食」に関する理解を深め，食生活を見直してみましょう**
- 子供のころから，食生活を大切にしましょう
- 家庭や学校，地域で，食品の安全性を含めた「食」に関する知識や理解を含め，望ましい習慣を身につけましょう
- 家族や仲間と，食生活を考えたり，話し合ったりしてみましょう
- 自分たちの健康目標をつくり，よりよい食生活を目指しましょう

（平成28年6月一部改正／文部科学省・厚生労働省・農林水産省策定）

11—栄養教育

栄養教育の意義

特定給食施設における栄養教育は，給食という食事そのものを媒体として，給食対象者に望ましい食べ方を示し，食品や栄養の知識を与えることであり，それによって，給食の摂取率を上げ，栄養管理の効果を上げるところにその目的がある．

㉑ 食事バランスガイド—あなたの食事は大丈夫？

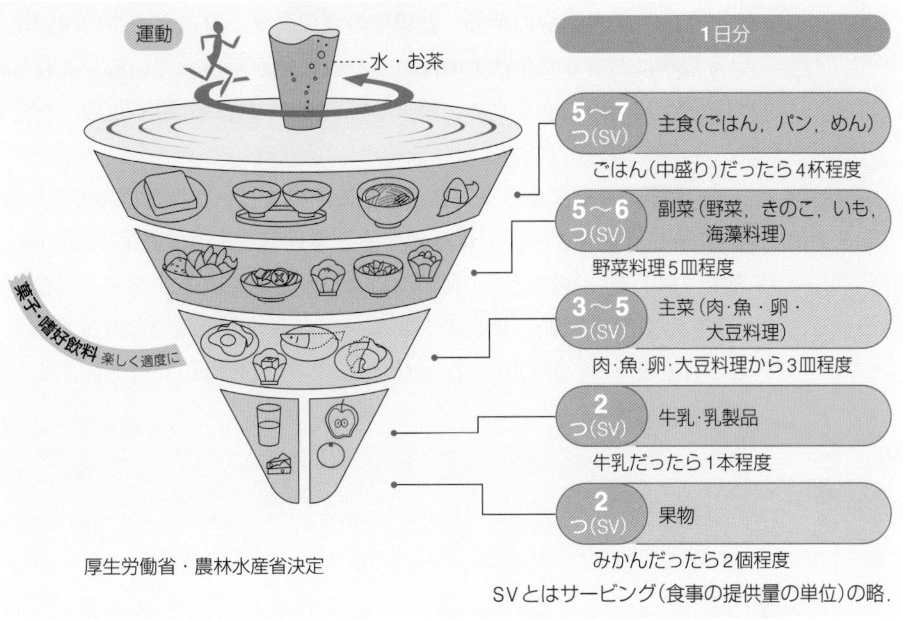

すなわち，給食対象者が食生活に対する正しい知識をもっているかどうかによって，給食の受け入れ方や食事の選び方などに差が出てくるので，給食を通して，食生活に対する正しい情報を提供し，対象者を望ましい食行動へ導くところに，栄養教育の意義がある.

栄養教育の方法

給食の効果を上げるために，次のような内容について，さまざまな媒体を利用して行う．対象者の栄養や食品に対する認識の程度，食習慣，経済状況などを十分把握して，受け入れやすく，実践に移せる内容や方法にすることがたいせつである.

① 実際の給食の食事を通して，料理名，使用材料名，食品の組み合わせ，適当な分量，使用食品に含まれる栄養素，調理方法，食品衛生などを指導.
　ⅰ 献立表の配布または掲示，ⅱ 料理の実物やフードモデルの利用，ⅲ 視聴覚媒体の利用（卓上メモ，パネル，ポスター，ビデオ，パンフレット，社報など).

② 料理教室や試食会を開き，健康づくりの実践方法を指導.

③ 個人的に栄養相談に応じる.

④ “食生活指針” を利用して，望ましい食生活のあり方を指導.

昭和 60 年（1985），厚生省（現厚生労働省）より，国民一般を対象に，健康づくりのための食生活の目標を具体的に示すものとして “健康づくりのための食生活指針” が発表された．さらに平成 2 年（1990）には “対象特性別健康づくりのための食生活指針” が策定された．また，平成 12 年（2000）3 月には，昭和 60 年（1985）の “健康づくりのための食生活指針” の改訂版として，厚生労働省，農林水産省，文部科学省の3省による“食生活指針”が策定された（表⑳）．これらの指針は，人口構造の高齢化，生活習慣病の増加，食環境の変化，ライフスタイルの個別化，多様化などという現状における食生活上の注意点や改善点が示されている．これらの指針を利用して，食生活への関心を高め，望ましい食生活の実践へ導くため，視覚媒体などを併用して指導する．

⑤“食事バランスガイド”を活用して，望ましい食物選択の方法を指導．

“食事バランスガイド”は，食べるときの状態や食卓で目にする状態，すなわち料理で「何」を「どれだけ」食べたらよいかを示すガイドである（図㉑）．主食，副菜，主菜，牛乳・乳製品，果物の5グループの食品を組み合わせてバランスよくとれる1日の目安を「つ（SV）」で表している．これを活用してバランスよく食事を選択する方法を指導する．

4
食材料管理

1—食材料管理の意義

給食では，食物が調理され，供食される，したがって，そこで扱われる食材料が良質で，有効に使用されることは，栄養計画に基づいた給食が行われるためにも非常に重要である．そこで，食材料の購入にあたっては，それらの量，時期，価格が適正であるかどうか，さらに保管条件も適正であるかどうかなど，食材料管理に細心の注意をはらう必要がある．食材料管理業務の対象は，購入計画，発注，検収，保管，出納，食材料費の統制で，それらの範囲は図❶に示すとおりである．給食利用者に安全で，栄養価のあるおいしい食事を供給するためにも食材料管理について十分把握する必要がある．

2—食材料の種類と分類

食材料の種類

給食で扱われる食品の数は，給食の規模（＝食数），供食方法と回数，食費および供食方針などで異なるものの，実際には食品成分表で扱われている範囲で賄われている．食材料を栄養的な特徴によって分ける食品構成には 3 群，4 群，6 群などのいろいろな分け方があるが，食品成分表による分類では，食材料を，① 穀類，② いもおよびでん粉類，③ 砂糖および甘味類，④ 豆類，⑤ 種実類，⑥ 野菜類，⑦ 果実類，⑧ きのこ類，⑨ 藻類，⑩ 魚介類，⑪ 肉類，⑫ 卵類，⑬ 乳類，⑭ 油脂類，⑮ 菓子類，

❶ 食材料管理業務の対象・範囲・手順

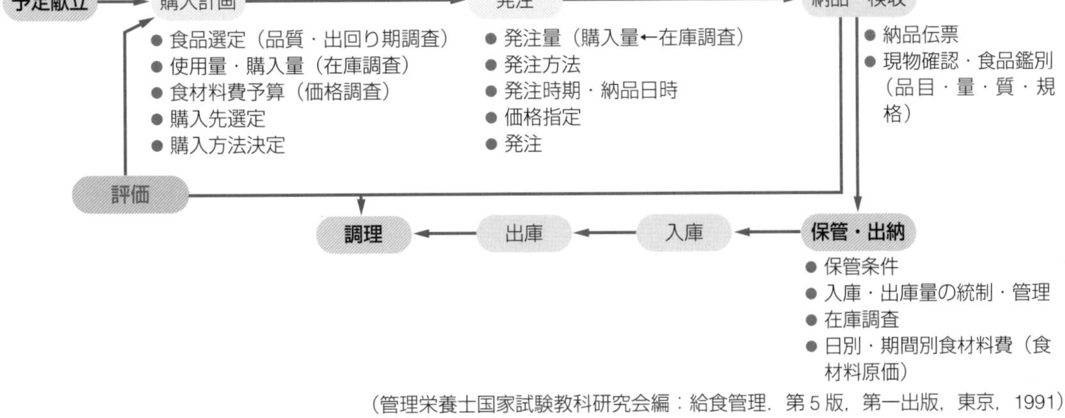

（管理栄養士国家試験教科研究会編：給食管理．第 5 版，第一出版，東京，1991）

⑯ 嗜好飲料類，⑰ 調味料および香辛料類，⑱ 調理済み流通食品類の 18 群に分けている．

食生活が高度化されるにつれて，低温での食品輸送（低温流通化）が進み，冷凍技術や包装技術の進歩とともに，冷凍食品の普及にはめざましいものがある．給食業界においても，1962 ～ 63 年（昭和 37 ～ 38）のわが国の高度成長期の人手不足の解決方法として，前処理を施されている冷凍食品が積極的に導入されるようになり，今日ではその傾向がさらに進行しつつある．

2021 年の冷凍食品に関する諸統計によると，冷凍食品の国内生産量全体を 100 とした大分類の品目別構成比は，調理食品が 89.9 % と最も大きく，次いで農産物 3.9 %，水産物 2.9 %，菓子類 2.9 %，畜産物 0.4 % の順である．冷凍食品消費量は，国内生産量 1,596,214 トンに冷凍野菜輸入量 1,072,390 トンと調理冷凍食品輸入量 236,142 トンを加えた 2,904,746 トンで，これを日本の総人口（125,502 千人）で割った国民 1 人当たりの年間消費量は 23.1 kg である．これらの中には病院の医療食材料や産業給食の調理済み食品など，独自に注文された冷凍食品も含まれる．

保管条件・保管期間による食材料の分類

保管期間による分類

食品を保管期間によって分類すると，原則として貯蔵することのできない，すなわち購入するとすぐ消費される生鮮食品（即日消費食品）と，購入後いったん倉庫に保管し，必要に応じて出庫して使用する貯蔵食品（常備品）に大別される（**表❷**）.

保管温度条件別分類

食品の保管条件を温度別に分けると，室温（20℃前後），保冷（10 ± 5℃），冷蔵（0 ～ 5℃），氷温冷蔵（0 ± 2℃），冷凍（－ 18℃以下）に分けられる．食品の品質保持期間は温度条件，種類，材料の状態，処理方法などによって異なるが，一般に低温ほど貯蔵性は高くなり，多くの野菜・果実の最適貯蔵温度は 0℃付近にある（**表❸**，**❹**）．しかし，なかにはバナナ（13℃）やきゅうり（7 ～ 10℃）などのように相当高いところに貯蔵適温のあるものもある．これらは，0℃付近の低温では生理的に異常をきたし，低温障害を起こす．低温障害を起こすものは原産が熱帯，亜熱帯にあるものが多く，低温障害によって，ピッティングや褐変などの症状が生じる（**表❺**，**❻**）．また，たまねぎのように 0℃付近に適温があるものでも，温度が高くなれば比例的に貯蔵性が低下するとは限らず，10 ～ 20℃の中間温度が最も悪く，25℃以上の高温で再び貯蔵期間が延長されるタイプのものもある（**図❼**）．さらに牛肉や豚肉などの畜肉の最適貯蔵温度も－1 ～ 0℃付近にある（**表❽**）．食品の品質劣化を最小限に保ち，消費者に安心して使ってもらえるような商品管理のあり方は，米国で TTT（time-temperature tolerance；許容温度時間条件）として各種食品について詳しいデータが報告され，その食品を何度で何パーセントの湿度で保てば，何日もつかのひとつの目安をつくっている（**表❾**）.

ピッティング：きゅうりやピーマンなどの表面にできるあばた，陥没.

❷ 食品群別保管条件と期間

保管条件・保管期間	食品群
1. **生鮮食品**（即日消費食品） 保管条件：室温または保冷，冷蔵 保管期間：1～3日間	①穀類（生めん，パン類など） ②大豆製品類（豆腐，油揚げ，生揚げ，卯の花など） ③魚介類およびその加工品 ④獣鳥肉類およびその加工品 ⑤卵類 ⑥牛乳，生クリーム，チーズなど ⑦野菜類（主として葉菜類），果物類 ⑧その他長期間の貯蔵に耐えないもの
2. **貯蔵食品**（常備品） 保管条件：室温または冷蔵 保管期間：1週間～1年間	①穀類とその加工品（米，麦，小麦粉，パン粉，スパゲティ，マカロニ，麩，コーンスターチなど） ②いも類とその加工品（かたくり粉，はるさめなど） ③豆類（大豆，あずき，うずら豆など） ④乾物類（煮干，けずりぶし，こんぶ，わかめ，ひじき，寒天，干しいたけ，きくらげ，ごま，凍り豆腐，干かんぴょうなど） ⑤油脂類（サラダ油，てんぷら油，ラード，バター，マーガリンなど） ⑥缶詰，びん詰類 ⑦漬物，佃煮類 ⑧嗜好品類（茶，コーヒー，紅茶など） ⑨調味料類（塩，しょうゆ，みそ，酢，砂糖，ソース，マヨネーズ，ケチャップ，こしょう，カレー粉，唐がらし，からし粉，わさび粉，化学調味料など） ⑩その他（災害時などのために貯えておくものなど）

❸ 野菜の最適貯蔵条件と凍結温度

（Ashrae，1962）

種類	貯蔵温度	関係湿度	貯蔵期間	凍結温度	水分含量
アスパラガス	0°C	90～95%	3～4週	−0.61°C	93.0%
キャベツ	0	90～95	3～4月	−0.88	92.4
カリフラワー	0	90～95	2～3週	−0.77	91.7
ブロッコリー	0	90～95	7～10日	−0.61	89.9
セロリー	0	90～95	2～4月	−0.49	93.7
レタス	0	90～95	3～4週	−0.17	94.8
ほうれんそう	0	90～95	10～14日	−0.28	92.7
西洋かぼちゃ	10～13	70～75	2～6月	−0.83	90.5
きゅうり	7～10	90～95	10～14日	−0.49	96.1
なす	7～10	85～90	10日	−0.77	92.7
トマト 緑熟	13～21	85～90	2～5週	−0.55	94.7
完熟	0	85～90	7日	−0.49	94.1
とうがらし シシ系	7～10	85～90	8～10日	−0.72	92.4
タカノツメ系，乾燥	0～5	65～75	6～9月	—	12.0
にんじん 葉付	0	90～95	10～14日	—	—
根部	0	90～95	4～5月	−1.38	88.2
だいこん	0	90～95	2～4月	—	93.6
かぶ 根部	0	90～95	4～5月	−1.05	90.9
さつまいも	13～16	90～95	4～6月	−0.27	68.5
じゃがいも	3～10	85～90	—	−0.61	77.8
たまねぎ	0	70～75	6～8月	−0.77	87.5
にんにく 乾燥	0	70～75	6～8月	−0.83	74.2
いちご	0	85～90	7～10日	−0.77	89.9
さやいんげん	8	85～90	8～10日	−0.72	88.9
グリンピース	0	85～90	1～2週	−0.61	74.3
スイートコーン	0	85～90	4～8日	−0.61	73.9
マッシュルーム	0～2	85～90	3～5日	−0.88	91.1
オクラ	10	85～90	7～10日	−1.82	89.8

（秦　忠夫，大西正三監修：食品科学からみた食品の性質と冷蔵・冷凍．冷蔵庫百科・食品編，電通 PR センター，1978，p.29）

❹ 果実の最適貯蔵条件と凍結温度

（Ashrae，1962）

種類		貯蔵温度	関係湿度	貯蔵期間	凍結温度	水分含量
あんず		－0.5～0°C	85～90%	1～2週	－1.05°C	85.4%
いちじく	生	－2～0	85～90	5～7日	－2.44	78.0
いちご		0	85～90	7～10日	－0.77	89.9
オレンジ		0～1	85～90	8～12週	－0.77	87.2
かき		～1	85～90	2月	－2.16	78.2
グレープフルーツ		0～10	85～90	4～8週	－1.05	88.8
さくらんぼ		0	85～90	10～14日	－1.77	83.0
すいか		2～5	85～90	2～3週	－0.38	92.1
ナッツ	クリ	0～10	65～75	8～12月	－5	20
なし	バートレット	－1.5～0	85～90	2～3月	－1.50	82.7
	anjou	－1.5～0	85～90	4～6月	－1.50	82.7
パインアップル	緑色	10～15	85～90	3～4週	－1.00	—
	完熟	4.5～7	85～90	2～4週	－1.10	85.3
パパイア		7.2	85～90	2～3週	－0.88	90.8
バナナ		13	85～95	—	－0.77	74.8
プラム		0	80～85	3～4週	－0.82	85.7
ぶどう	アメリカ系	－0.5～0	85～90	3～8週	－1.17	81.9
	西欧系	－1～0.5	85～90	3～6月	－1.16	81.6
みかん		0～3	90～95	3～4週	－1.05	87.3
メロン	カンタルーブ	0～4.5	85～90	5～15日	－1.16	92.0
	ハニーデュー	7～10	85～90	2～4週	－0.94	92.6
もも		0	85～90	2～6月	－0.88	78.6
りんご	ゴールデンデリシャス	0	85～90	4～6月	－1.50	84.1
	国光，旭	0	85～90	2～4月	－1.05	85.4
レモン		0,12.7～14.4	85～90	1～4月	－1.33	89.3

（秦　忠夫，大西正三監修：食品科学からみた食品の性質と冷蔵・冷凍．冷蔵庫百科・食品編，電通 PR センター，1978，p.30）

❺ 低温障害の発生期間・発生温度および症状

（邨田，1980）

種類	温度（°C）	期間	発生温度（°C）	症状
きゅうり	0	3～6日	7.2	ピッティング，水浸状軟化
	5	5～8日		
かぼちゃ	0	3～4週	7～10	内部褐変，腐敗
	5	5～6週		
いんげんまめ	0	4～5日	8～10	水浸状ピッティング
	5	7～8日		
ピーマン	0	4～5日	7.2	ピッティング，蔕と種子褐変
	5	7～8日		
トマト	2	4～6日	7.2～10	水浸状軟化，腐敗
なす	5	6～8日	7.2	ピッティング，やけ
さつまいも	5	2～3週	10	内部褐変，腐敗
バナナ	0	6時間	12～14.5	果皮褐変，追熟不良
	5	3～4日		
アボカド	0	2～3週	5～11	追熟不良，果肉の変色
	5	3～7週		
りんご	0	1～4月	2.2～3.3	内変褐変，やけ
グレープフルーツ	2	4～5週	8～10	ピッティング
	6	8～12週		

（加藤博通・他：新農産物利用学．朝倉書店，1987）

❻ 3～5℃におけるバナナの低温障害の発生とその様相（緒方ら，1963）

冷蔵日数	果皮の病徴	
	緑熟果	黄熟果
2日	果皮の全面がわずかに暗緑色	暗黄色，褐変病斑が果皮の 1/4 に広がる
4	暗緑色が進む	褐変が果皮の 1/3
6	暗緑色，褐変病斑が発生	全面が褐変
8	褐変	やけ病状に全果が褐変

（秦　忠夫，大西正三監修：食品科学からみた食品の性質と冷蔵・冷凍．冷蔵庫百科・食品編，電通 PR センター，1978，p.39）

❼ 貯蔵温度と野菜・果実の貯蔵性（樽谷，1969）

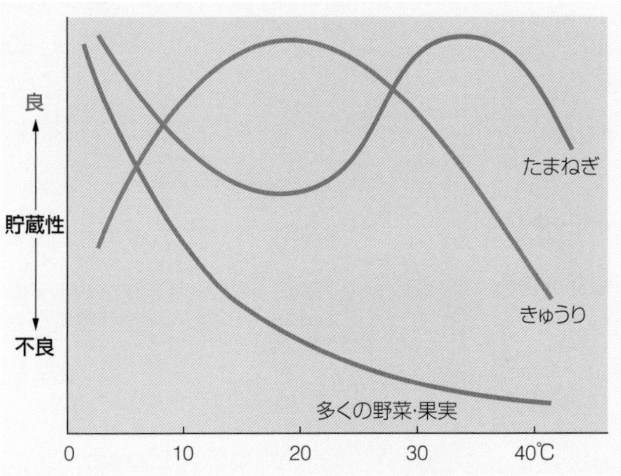

（秦　忠夫，大西正三監修：食品科学からみた食品の性質と冷蔵・冷凍．冷蔵庫百科・食品編，電通 PR センター，1978，p.38）

❽ 代表的畜肉の最適保蔵温度と貯蔵期間（加藤，1966）

種別	温度（℃）	湿度（%）	期間	備考
牛肉	－1.5～0 －1.5	90 90～95	4～5週 7週	
仔牛肉	－1～0	90	1～3週	
仔羊肉	－1～0	85～90	1～2週	
豚肉	－1.5～0	85～90	1～2週	CO_2 10 % の人工空気中（CA 冷蔵法）
豚ばら肉（燻製）	－3～－1	80～90	1月	
食用もつ類	－1～0	75～80	3日	
一般の食鳥（内臓抜き） （内臓つき）	0～1 0～1	85～90 85～90	7～10日 7～10日	
うさぎ肉	－1～0	90～95	5日	

（秦　忠夫，大西正三監修：食品科学からみた食品の性質と冷蔵・冷凍．冷蔵庫百科・食品編，電通 PR センター，1978，p.96）

冷凍食品

近年，冷凍技術の進歩とともに，冷凍食品の普及にはめざましいものがある．特定給食の分野でもそれらの貯蔵性，便利性，品質の安定と安全性，流通の合理性，価格の安定性などの利点を利用して，大いに使用されている．

❾ 冷凍食品の貯蔵性

冷凍食品名	保管温度×貯蔵可能期間（月）
果物	
あんずの砂糖漬け	− 18℃ ～ 12
さくらんぼ 〃	〃 × 8 ～ 10
も　も 〃	− 18 × 8 ～ 10（色 365 日）
〃　〃	− 24 × 12 ～ 14
もも砂糖漬けビタミンC添加	− 18 × 12
〃	− 24 × 18
いちごの砂糖漬け	− 18 × 12（色，フレーバー 365 日）
その他の果物	− 22 ～ − 18 × 12
フルーツジュース	− 20 × 9 ～ 12（にごり 275 日，フレーバー 750 日）
野菜	
アスパラガス	− 18 × 8 ～ 10
いんげんまめ，えんどう，そらまめ	− 18 × 8 ～ 12（色 100 日，フレーバー 300 日）
花野菜	− 18 × 12（フレーバー 365 日）
にんじん	− 18 × 12 ～ 15
カリフラワー	− 18 × 10 ～ 12
軸付きコーン	− 18 × 8 ～ 12
スライスのきゅうり	− 18 × 5
〃	− 24 × 8
〃	− 29 × 12
マッシュルーム	− 18 × 8 ～ 10
フレンチフライポテト	− 18 × 6
ほうれんそう	− 18 × 10 ～ 12（フレーバー 140 日）
その他の凍菜類	− 22 ～ − 18 × 12
肉類と肉加工品	
牛肉	− 12 × 5 ～ 8
〃	− 15 × 6 ～ 9
〃	− 18 × 8 ～ 12（フレーバー 400 日）
〃	− 24 × 18
包装牛肉ロースト，ステーキ	− 18 × 12
牛のひき肉包装品（加塩なし）	− 12 × 5 ～ 6
〃	− 18 × 4 ～ 8
ラム（羊肉）	− 12 × 3 ～ 6
〃	− 20 ～ − 18 × 6 ～ 10
〃	− 23 ～ − 18 × 8 ～ 10
豚肉	− 12 × 2
〃	− 18 × 4 ～ 6（フレーバー 300 日）
〃	− 23 × 8 ～ 10
〃	− 29 × 12 ～ 14
豚肉ロースト，チョップ	− 18 × 6 ～ 8
豚ひき肉，ソーセージ	− 18 × 3 ～ 4
豚のくん製肉	− 18 × 5 ～ 7
豚肉のハム	− 23 ～ − 18 × 6 ～ 8
ベーコン	− 23 ～ − 18 × 4 ～ 6
包装豚もつ	− 18 × 3 ～ 4
ラード	− 18 × 9 ～ 12
内臓を抜いた鳥肉（防湿包装したもの）	− 12 × 3
〃	− 18 × 6 ～ 8（フレーバー 730 日）
〃	− 23 ～ − 20 × 9 ～ 10
フライドチキン	− 18 × 3 ～ 4（フレーバー 270 日）
〃	− 29 × 14
凍卵（全卵，殻なし）	− 15 × 6 ～ 10
〃	− 23 ～ − 18 × 8 ～ 15
水産物	
脂肉の魚（にしん，さば，いわし，さけなど）	− 18 × 2 ～ 3（フレーバー 60 日）
〃	− 25 × 3 ～ 5
〃	− 29 × 6
脂肉の少ない魚（たらなど）	− 18 × 3 ～ 5（フレーバー 95 日）
〃	− 25 × 6 ～ 8
〃	− 29 × 8 ～ 10
かれい，ひらめ類	− 18 × 4 ～ 6
〃	− 25 × 7 ～ 10
えび（lobster）とかに	− 18 × 2
えび（shrimp）	− 18 × 6
かき	− 18 × 2 ～ 4
ほたてがい	− 18 × 3 ～ 4
はまぐり	− 18 × 3 ～ 4
酪農品	
バター	− 11 × 3 以上
〃	− 15 × 3 ～ 7
〃	− 20 × 7 ～ 10
〃	− 29 ～ − 23 × 12
クリーム	− 20 ～ − 18 × 5 ～ 6
アイスクリーム	− 23 × 2
〃	− 29 × 4 ～ 6
菓子類	
パン（イースト使用）	− 18 × 6 ～ 12
チーズケーキ	− 18 × 4 ～ 6
チョコレートケーキ	− 18 × 2 ～ 3
フルーツケーキ	− 18 × 4 ～ 8
クッキー	− 18 × 4 ～ 6
調理食品	
フルーツパイ	− 18 × 2 ～ 6
サンドイッチ	− 18 × 2
スープ	− 18 × 4 ～ 6
調理凍魚	− 18 × 3 ～ 4

注：（　）内の数字は，優秀品質保持期間（日数）を示すもので，それぞれ，色，フレーバーを規準として判定したものである．この値は，TTT 判定のパネルによって得た値であって，商業的な貯蔵性よりも，きびしい値となるはずである．

引用は，Van Arsdel, Food Proc., 2212, 40（Dec., 1961）（矢野俊正，桐栄良三監修：品質保持と管理．光琳，1988）

⑩ 急速凍結と緩慢凍結の冷凍曲線

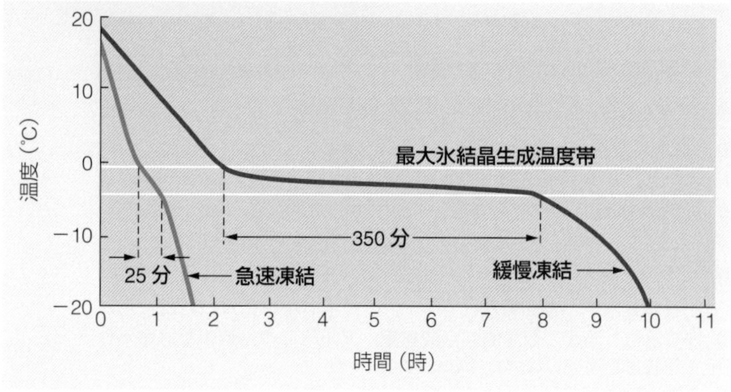

●定義

日本冷凍食品協会が定めた“冷凍食品自主的取扱基準”によると，冷凍食品とは“前処理を施し，品温がマイナス 18℃以下になるように急速凍結し，通常そのまま消費者に販売されることを目的として包装されたもの”と定義されている．さらに冷凍食品について，ほぼ世界共通の定義を要約すると次のようになる．

[1] **前処理が施されていること**　食品を凍結する前の一切の処理が含まれる．主な前処理として不可食部分の除去，調理加工，農産物のブランチング（湯通し）などがある．前処理を行うことによって次のような利点が考えられる．① 食品の規格化が可能になる，② 経費が節約できる（運賃，保管料，流通上での人件費，消費地での廃棄処理に必要な費用など），③ 利用者の調理の手間，時間を少なくする，④ 新鮮さを長期間保つ．

[2] **急速凍結されたものであること**　食品を凍結するために食品の温度を降下していくと 0 〜－ 5℃付近で一時温度の降下が非常に緩慢になり，さらに時間をかけて放置するとふたたび温度が降下し始め，やがて凍結庫内温度に達する（図⑩）．この一時，温度降下が緩やかになる温度帯が最大氷結晶温度帯であり，食品の水分が氷結する温度帯である．したがって，急速凍結することによって，この温度帯をできるだけ早く通過し，食品の組織内の水分を小さな氷結晶にすることが好ましい．そうすることによって，組織のスポンジ化，解凍時のドリップによる味や栄養分の流出を少なくし，品質の劣化が防げる．

[3] **－ 18˚C 以下の品温で保存，流通される必要がある**　1960 年（昭和 35）米国の農務省西部地域調査研究所より，冷凍食品に関する 10 年間以上にわたる一連の研究報告が発表され，そのなかで，凍結前の品質を 1 年間保証するために必要かつ十分な温度は－18℃であることが報告提言された．以来，この温度が世界各国の目安となっている．

[4] **“包装”されたものであること**　包装は，種々の外的条件からの品質保証になるとともに，保証期間中，製造出荷時の品質を保証するための責任所在各種表示義務を明確化する場所にもなる．

⓫ 冷凍食品の成分規格

品名	細菌数（一般生菌数）1 g 当たり	大腸菌群	*E. coli*	腸炎ビブリオ
無加熱摂取冷凍食品	10 万以下	陰性		
加熱後摂取冷凍食品（凍結直前加熱済）	10 万以下	陰性		
加熱後摂取冷凍食品（凍結直前未加熱）	300 万以下		陰性	
生食用冷凍鮮魚介類	10 万以下	陰性		100 以下/MPN

冷凍食品の保存基準：①冷凍食品は，－15 ℃以下で保存しなければならない，②冷凍食品は，清潔で衛生的な合成樹脂，アルミニウム箔または耐水性の加工紙で包装して保存しなければならない．

●規格基準

1 衛生基準　食品衛生法の成分規格（表⓫）により，製造時，摂食時の加熱の有無によって 4 分類され，厳格な衛生基準が定められている．

2 表示基準　加工食品品質表示基準第 3 条に，冷凍食品の包装の見えやすい所に名称，原材料名，内容量，賞味期限，保存方法，製造業者等の氏名又は名称及び住所を表示することが規定されている．これらの表示によって消費者は，食品の性質を正しく認識し，取り扱い，調理・喫食上の誤りがないようにできるし，一方，製造業者もその製品に対して責任を明らかにできる．

●解凍

解凍方法には，表⓬に示すようにいろいろな方法があるが，各食品に最も適した鮮度低下の少ない方法を選ぶことが必要である．解凍時には，食品の組織変化，ドリップ（解凍時に出る液汁）の量，食品の成分（たんぱく質やでんぷんなど）変化ならびに解凍中の細菌の繁殖をできるだけ少なくするとともに，肉，魚介類などの鮮度低下をできるだけ小さくする必要がある．

●保存中の変化

冷凍食品は－18 ℃以下で保存されているからといって，それらの品質を過信してはいけない．

低温であっても，変化の進行が遅いものの，何らかの変化は起きているから，それらの使用にあたっては，品質表示などを十分に確認する必要がある．冷凍食品の保存中の変化を表⓭に示す．

非常時のための食材料

1995 年（平成 7）の阪神・淡路大震災，2011 年（平成 23）の東日本大震災を契機に，さまざまな方面で非常時に備えた対応が再検討されるようになった．特定給食施設でも，非常災害に備え，施設，設備全体の再点検や，非常食や食器の備蓄，調理従事者の教育，他部門との協力体制など総合的な体制の整備を図ることが必要である．日本栄養士会が 1995 年に公表した非常災害時対応マニュアルでは，非常食の条件を

⑫ 解凍方法の種類と適応する冷凍食品の例

解凍の種類		解凍方法	解凍機器	解凍温度	適応する冷凍食品の例
緩慢解凍	半解凍又は生鮮状態にまで解かす方法	低温解凍	冷蔵庫	庫内温度（5℃以下）	生鮮食品（魚介，畜肉，野菜，果実），菓子類，茶わん蒸し
		自然（室温）解凍	室内	室温（常温）	
		水中解凍	水槽（溜水，流水）	水温	
		氷水中解凍	水槽（氷水）	0℃前後	生鮮食品（魚介，畜肉）
急速解凍（調理）	冷凍品の解凍と調理を同時に行う方法	スチーム（蒸煮）解凍	コンベクションスチーマー 蒸し器等	水蒸気加熱 80～120℃	シュウマイ，ギョウザ，まんじゅう，茶わん蒸し，真空包装食品（スープ，シチュー，カレー），野菜類
		ボイル（煮熟）解凍	湯煎器，鍋等	湯中加熱 80～100℃	（袋のまま）真空包装のミートボール，酢豚，うなぎの蒲焼等 （袋から出して）豆類，ロールキャベツ，野菜類，麺類
		オーブン解凍	自然対流式オーブン コンベクションオーブン 輻射式オーブン オーブントースター等	加熱空気の対流と輻射熱 150～300℃	グラタン，ピザ，ハンバーグ，コキール，ロースト品，コーン，油ちょう済食品類
		フライ（油ちょう）解凍	オートフライヤー 平鍋等	油中加熱 150～180℃	フライ，コロッケ，天ぷら，から揚げ，ギョウザ，シュウマイ，フレンチフライポテト
		ホットプレート（熱板）解凍	ホットプレート フライパン等	鉄板上伝導加熱 120～300℃	ハンバーグ，ギョウザ，ピザ，ピラフ
	誘電加熱解凍（工場等で原料を大量に急速解凍する場合もある）	電子レンジ（誘電加熱）	電子レンジ	マイクロ波による高周波誘電加熱	生鮮品，各種煮熟食品，真空包装食品，野菜類，米飯類，各種調理食品
	加圧空気解凍（工場等で原料を大量に急速解凍する場合もある）	加圧空気解凍	加圧（加熱）空気解凍器	15～20℃	魚肉，畜肉

（日本冷凍食品協会：冷凍食品取扱マニュアル．2021）

次のように定義している．

① 長期保存に耐えるもの（1年以上の品質保持期限または賞味期限のあるものが望ましい）

② 調理にあまり手間のかからないもの（水や火がなくても食べられるものを主体とし，これらを必要とするものも若干加える）

③ 持ち運びに便利なもの（かさばらずに，あまり重くないもの）

④ 必要最小限のエネルギーや栄養素が確保できるもの

非常食の備蓄量は，施設の事情にもよるが，3～7日分が望ましい．施設によっては施設内の人員だけでなく，外部から移送されてくる人員の備蓄量も考慮しなくてはいけない．賞味期限の範囲内で献立計画を立て，更新すれば非常食の品質を確保し，むだなく活用できる．

非常食の例を表⑭に示す．

⑬ 冷凍食品の保存中の変化

変化	主たる食品例	原因となる変化			防止策
		物理的	化学的	酵素的	
乾燥	ほとんどの冷凍食品（とくに水分の多いもの）	氷の昇華	—	—	グレーズ処理，気密性の高い包装，庫内空気循環のコントロール（空気に直接ふれさせないこと）
油焼け	脂肪の多い水，畜産品	同上	脂肪酸の酸化・分解	脂肪分解酵素の作用	同上
冷凍やけ	ほとんどの冷凍食品（とくに水分の多いもの）	氷の昇華	たんぱく質の凍結変性，脂肪の変化	同上	同上
変色	畜肉，魚肉，野菜，果実	同上（光）	色素の酸化，有色物の生成	色素の分解	同上のほかに，暗所の保存，事前処理（ブランチング，シュガリング）の徹底
たんぱく変性	動物性食品	結合水の氷結分離，不凍部分の濃縮による塩析	たんぱく質の脱水型への変化	—	急速凍結 糖類または食塩添加後凍結
成分分解	ほとんどの冷凍食品	凍結による成分変化	分解作用	分解作用に関係する	事前処理（ブランチング） 急速凍結
肉質の損傷	肉質構造のある食品	氷結晶の生成による破壊	—	—	急速凍結，庫内温度変化のコントロール
風味抜け	ほとんどの冷凍食品	揮発成分の逸散	揮発成分の分解	—	同上
ドリップの発生	魚肉，食肉，野菜，果実	結合水の分離，肉質の損傷，塩濃縮による塩析	たんぱく質の変性，解凍硬直	解凍硬直に関係する	肉の冷温熟成，急速凍結，糖類添加による保護

参考：高橋雅弘監修：冷凍食品の知識，稗田福二：冷凍食品の科学
（日本冷凍食品協会：最新冷凍食品事典．朝倉書店，1987）

⑭ 災害時における非常食（例）

主食	レトルト主食（ご飯，五目飯，かゆ），乾パン，即席めん，ビスケット，シリアル類，冷凍おにぎり，冷凍めん，アルファ米（ご飯，五目飯，山菜おこわ，赤飯），乾燥もち，米
主菜	魚・肉缶詰（味つけ，水煮），レトルト肉料理，シチュー類缶詰
副菜	野菜類煮物缶詰，サラダ缶詰，フリーズドライ食品（いも類，大豆，野菜料理類，野菜，果物），梅干，インスタントみそ汁
調味料	びん入り塩，調味料パック（みそ，塩，ソース，マヨネーズ），こしょう，フリーズドライ食品（みそ，しょうゆ）
嗜好品	ようかん，あめ，チョコレート，果物缶詰，紅茶ティーバッグ，スナック菓子
飲物	ミネラルウォーター，スポーツ飲料，各種飲料，各種スープ缶，ロングライフ牛乳，濃厚流動食
その他	粉ミルク，ベビーフードなど，乳幼児や高齢者の食べられるもの

3—食材料の購入計画

食材料購入のための基礎知識

食品の出回り期

近年，野菜や果物のビニールハウスでの栽培が増加し，また外国からの輸入作物も出回るようになったため，従来なら夏にしか食べられなかったきゅうりやトマトなどの野菜でも，今日では年間を通じて食べられるようになった．しかし，年中出回っているものでも旬（最盛期）のものが栄養価も高く，安価でかつおいしい．したがって食材料を購入するときには，食品の最盛期，出回り期を知り，適正な価格で購入することが望ましい．2019 年の大阪市卸売市場における主な野菜と果物の取り扱い高を表⑮，⑯に示す．

食品の流通機構

食品は生産者によって生産され，生産–貯蔵–輸送–(加工)–販売などのいくつかの流通経路を経て消費者の手にわたるが，その流通経路は食品によって異なる．

●米の流通経路

半世紀にわたって米の流通を規制していた食糧管理法が廃止され，1994 年（平成 6）にいわゆる食糧法（主要食糧の需給及び価格の安定に関する法律）が制定されたが，さらに 2004 年（平成 16）に大幅な制度改正が行われた（改正食糧法）．新しくなった流通制度の下では，今までのような計画流通米と計画外流通米という制度がなくなり，制度上は民間流通米と，備蓄米として売買される政府米の区別のみになった（図⑰）．米の安定供給のための自主的な取り組みに対する支援を行う米穀安定供給確保支援機構を設立し，公正・中立な米取引の場として米穀価格形成センターを整備している．また，米穀取扱事業者は登録制から届出制になった．

●青果物の流通経路

野菜，果物などの生鮮食品は天候や季節，出荷量などによって価格が左右される．これらの流通経路は図⑱に示すとおりであるが，生産者は農協や集出荷業者を経て卸売業者である卸売市場に販売を委託し，そこでせり・入札によって仲卸業者に渡り，さらに小売業者を経て消費者に渡る．また最近では，野菜の輸入も増えており，生鮮野菜では国内産の供給が少ない時期を中心に，かぼちゃやアスパラガスなどが，加工品では冷凍じゃがいもなどの冷凍野菜やたけのこ缶詰，スイートコーン缶詰などの野菜缶詰の輸入の増加が目立っている．これらの輸入品は，卸売市場を通じて消費者に渡ることが多い．

●水産物の流通経路

水産物の流通経路を図⑲に示したが，水産物は農産物と異なり，次のような理由のため，産地における分荷機能が重要である．

① 漁獲時期が季節によって決まっているため水揚げが集中する．

② 漁獲物の種類やその大きさに多様性があるため，生鮮用，冷凍用，加工用など

⑮ 大阪中央卸売市場（本場）における主要野菜の年間取扱高と月別占有率

野菜名	年間取扱高（t）	月別占有率（%）											
		1	2	3	4	5	6	7	8	9	10	11	12
たまねぎ	50,346	6	7	8	9	9	8	8	9	10	8	9	9
キャベツ	47,167	6	8	9	8	8	7	9	9	11	10	8	7
ばれいしょ	34,150	8	8	9	10	9	9	8	8	10	6	8	7
はくさい	33,362	8	8	7	6	5	6	5	6	9	15	12	13
だいこん	27,124	8	8	7	7	6	5	8	8	9	12	11	11
トマト	26,192	7	6	7	9	11	9	9	13	9	7	6	7
にんじん	24,843	7	7	8	8	9	8	7	8	9	10	10	9
レタス	15,974	5	6	7	7	9	11	11	12	10	9	6	7
かぼちゃ	15,102	6	8	8	9	9	9	9	8	11	9	8	6
きゅうり	13,034	6	6	7	10	10	10	10	12	10	8	6	5
かんしょ	8,462	10	11	10	10	6	5	5	6	7	10	11	9
ねぎ	7,443	11	9	9	7	6	5	6	7	8	10	10	12
ブロッコリー	6,341	7	9	8	7	9	6	8	7	9	10	10	10
ごぼう	6,268	10	10	7	7	5	6	6	7	10	10	10	12
なす	5,985	4	4	7	9	11	11	12	13	12	8	5	4

注：1. 2019年大阪中央卸売市場（本場）年報より作成．
　　2. 月別欄の数字は2019年度の月別取扱高を年間取扱高で除した%，小数点以下1位で四捨五入したもの．

⑯ 大阪中央卸売市場（本場）における主要果実の年間取扱高と月別占有率

果実名	年間取扱高（t）	月別占有率（%）											
		1	2	3	4	5	6	7	8	9	10	11	12
りんご	27,486	9	10	10	9	6	5	5	4	9	11	11	11
中晩生柑橘	21,973	10	17	18	15	9	7	4	4	4	3	3	6
みかん	18,185	15	10	3	＋	1	1	2	2	3	13	20	30
すいか	13,749	＋	＋	1	6	14	26	28	21	3	1	＋	＋
バナナ	8,267	7	7	10	8	10	9	8	7	8	7	10	9
かき	7,972	3	1	＋	0	0	0	0	1	12	37	32	14
ぶどう	6,948	＋	1	1	1	2	5	8	22	29	20	8	3
メロン	6,885	2	2	2	4	13	16	23	15	8	7	4	4
いちご	6,443	14	16	20	22	10	2	1	1	1	＋	3	10
なし	6,281	1	0	－	－	0	0	2	30	38	14	10	5
もも	4,301	－	－	－	0	1	10	44	36	9	＋	0	0
キウイフルーツ	3,530	9	9	10	7	8	13	10	9	9	5	5	6
パインアップル	2,908	7	9	10	9	8	9	8	9	8	7	8	8
その他熱帯性及び亜熱帯性果実*	1,244	8	9	12	11	9	8	6	8	9	7	6	7
すもも	700	－	－	－	－	1	18	48	22	11	＋	－	－

注：1. *その他熱帯性及び亜熱帯性果実のうち92%をアボカドが占める．
　　2. 2019年大阪中央卸売市場（本場）年報より作成．
　　3. 月別欄の数字は2019年度の月別取扱高を年間取扱高で除した%，少数点以下1位で四捨五入したもの．
　　4. ＋は0.4%以下，－は入荷事実のないもの，0は入荷事実はあるが，単位に満たないもの．

⑰ 米の流通経路

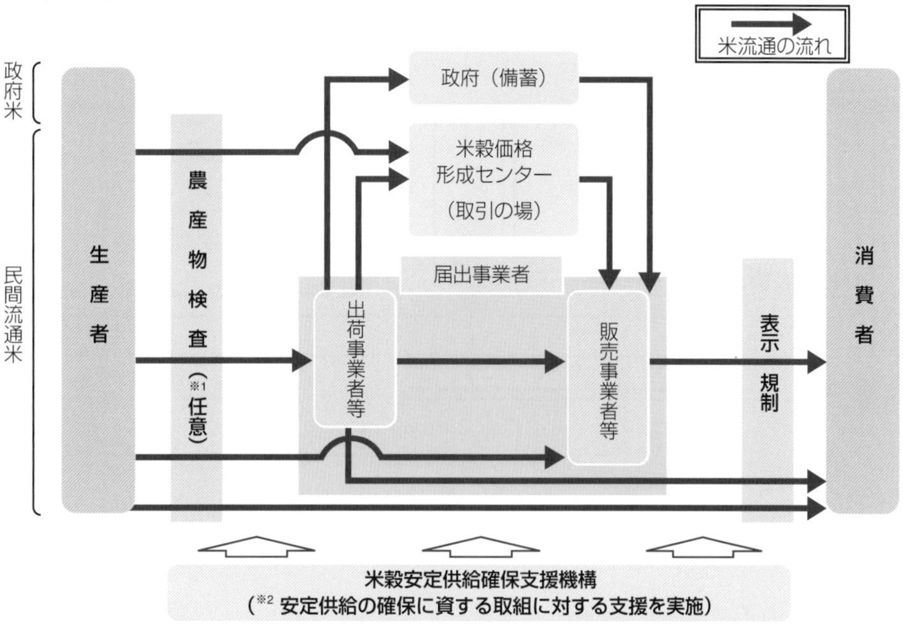

注：計画流通制度を廃止し，米流通に関する規制については，表示規制等必要最小限のものとした．
※1　農産物検査は任意であるが，検査を受検したものでなければ，産地・産年・品種の表示をすることができない．
※2　米穀安定供給確保支援機構は，安定供給に向けた民間事業等に自主的な取組に対して，債務保証や流通助成などによる支援を実施する．

資料：農林水産省総合食料局食糧部「新たな米流通制度について（平成 16 年 4 月 1 日改訂版）」
（2011 年版食品流通統計年鑑．流通システム研究センター，2011）

⑱ 野菜の流通経路

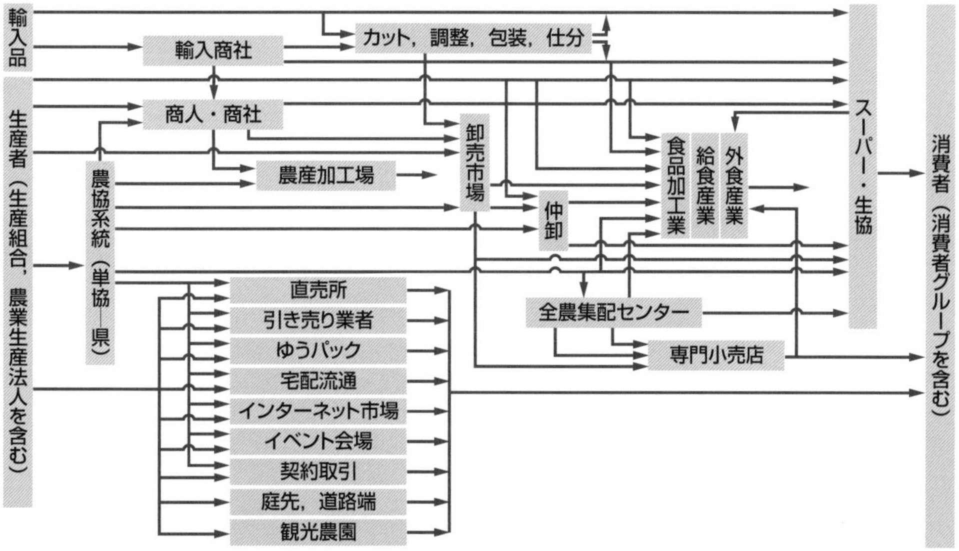

注：1）卸売市場の輸入には，自社または自社子会社による輸入も含まれる．
2）卸売市場は消費地市場を想定している．
3）食品加工業，給食産業，外食産業は，便宜上一括してひとつの仕向先とした．
4）加工・給食・外食以降の段階は省略した．
5）ここでは転送業者は省略した．
6）契約取引の相手は，企業，消費者グループその他がある．

資料：（株）流通システム研究センター「青果物流通多様化の現状と今後」
（2011 年版食品流通統計年鑑．流通システム研究センター，2011）

⑲ 水産物の流通経路

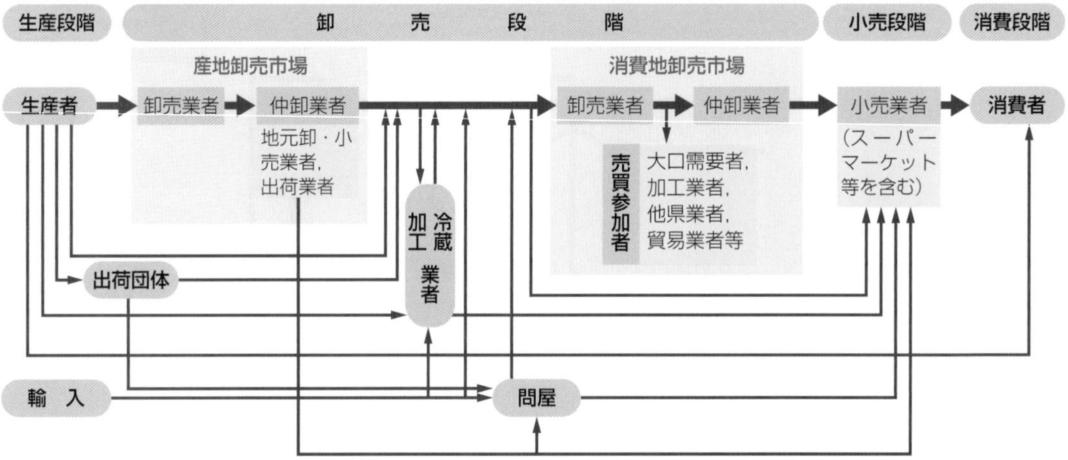

農林水産省統計部「平成 20 年　水産物流通統計年報」
（2011 年版食品流通統計年鑑．流通システム研究センター，2011）

の仕分けが必要である．

③ 鮮度を保つためには迅速な分荷が必要である．

したがって，伝統的に産地市場が発達し，水産物は，産地市場と消費地市場の 2 段階の卸売市場を経由するものが多い．

●食肉の流通経路

食肉の流通経路ならびに輸入牛肉の流通経路模式図を図⑳に示した．牛肉，豚肉の流通形態は，流通の広域化が進むにつれて従来の生体流通から枝肉流通，部分肉流通へと大きく変化しており，その経路も青果物，水産物に比べるときわめて複雑である．卸売市場を取引および物流の中核基地として流通する形態を市場流通，卸売市場を経由しないものを市場外流通というが，青果物や水産物などでは市場流通割合が高いのに比べて，食肉の場合の市場流通割合は，牛肉で全流通量の 1/3 程度，豚肉で 1/6 程度といわれている．食肉の市場経由率が青果物や水産物に比べて低いのは，食肉は多くの場合，産地食肉センターで解体され，格付けされるため，卸売市場で改めて評価を必要としないこと，また，食肉は保存性がよいため，小売店では毎日仕入れをしなくてもよいことなどがあげられる．

使用計画

貯蔵食品を購入する場合には，貯蔵許容量，貯蔵数量，貯蔵期間および予算を十分検討したうえで，使用計画を立てる必要がある．安いからといって必要以上に購入すると，古くなってしまって捨てることになり，無駄を生じる．使用頻度の高い食品について購入最大限度量と発注時の最小限度量を決めておけばよい．生鮮食料品は，予定献立に基づき，1 週間～ 10 日間くらいの食品別使用計画を立てておく．

⑳ 牛肉・豚肉の流通経路

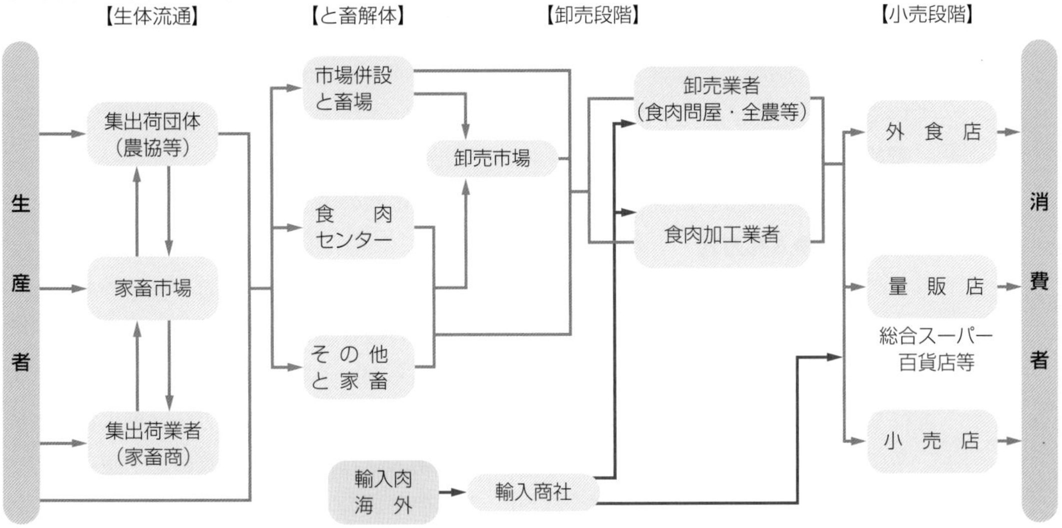

農林水産省生産局畜産部食肉鶏卵課「平成 21 年食肉便覧」
（2011 年版食品流通統計年鑑．流通システム研究センター，2011）

食材料の購入技術

購入先

食材料の購入先には，①生産者，②市場，③卸売業者，④仲卸業者，⑤小売業者がある．

業者の選定条件

食材料の良否は，即，給食の良否につながるから，信用ある業者を選ぶことが重要である．そのためには，次のような点に留意したい．

① 適正な食材料（種類，量，鮮度，品質基準，出回り期，規格など）を指定した納入日に確実に揃えできること．
② 良質な品物を適正な価格で納入できること．
③ 業者の社会的信頼が厚く，経営が健全であること．
④ 業者の保管施設や配送能力が整っていること．
⑤ 店舗，搬入・搬出の経路，従業員の衛生などすべてにわたって衛生管理が徹底していること．
⑥ 業者の立地条件と交通事情．

購入方法

購入方法には，卸し業者などからの店舗購入と，給食センターなどの大規模の施設が産地と直接契約する産地直結購入，さらにいくつかの経営体が共同して購入する共同購入がある．また購入量の規模によって，一括購入（集中方式），分散方式，集中・分散併用方式（一部の食品を施設ごとに購入）がある．サイクルメニューなどで長期間のメニューがプランニングできている施設，同じ献立で複数の給食施設の受託給食を行っている給食会社あるいは給食センターなどでは計画購買が可能なので，一括購入（数量をまとめて購入する方法）が行われている．さらに大手の施設ではカミサリー（一括購入，保管・配送を行う流通センター）をもち，経営の合理化を図っている．

契約方式

一般に行われている食材料購入の契約方式には次のようなものがある．

●指名競争入札方式

必要な品目，数量を総額または項目別に複数の業者に示す．品質や価格などについて現物見本や入札条件，支払条件を示し，指定日時に公開入札を行って最も安いところと契約する．これは最も公正を期す方法であるが，手間と時間がかかるので，常備品など大量にまとめて購入する場合以外はむかない．また，この方法は納入価格の競争であるため，価格だけにとらわれていると納入されたものの品質面が予定より劣るなどほかの条件がおろそかになったり，業者間で談合（参加する同業者が前もって落札者と入札価格を話し合いで決定し，入札に参加する違法行為）して参加する場合もあるので注意が必要である．

●相見積りによる契約方式

2社以上の複数業者から購入予定の食材料について食材料名，数量あるいは必要に応じて規格，メーカーなどを指定して見積書を提出させ，品質や価格などについて比較検討後，より有利な取引先に発注する方法である．

●随意契約方式

取引業者を限定せず，必要のつど契約相手を決定し，納入させる．これには，① 担当者が，必要のつど直接卸売市場に買い付けに行く方法（これは中間経費がかからないので安価に購入できるメリットがあるが，人手，時間，輸送費がかかるので，小規模の施設にはむかない），② 納入業者が卸売市場における価格を基準にして，一定のマージンを加算した販売価格で納入する方法，③ 複数の業者から交互に購入し，価格，品質の競争をさせる方法（業者間の馴れ合いにならないように注意し，信頼できる業者を選定する）がある．

4—食材料管理の方法

発注

発注とは，予定献立に基づいて食品の使用量を計算し，在庫量による調整を行い，注文することである．

生鮮食品の発注

生鮮食品には，たとえば野菜の皮，根，傷んだ部分，魚の骨や内臓などのように不可食部を含んでいるものが多い．これらの不可食部は，通常廃棄される．その廃棄される部分（重量）を食品全重量に対するパーセントで表したものが廃棄率である．食品全重量から廃棄部を差し引いたもの，すなわち可食部率は，（100 − 廃棄率）で表

㉑ 可食部率と庫出し係数

可食部率（%）	係数	食品名
98	1.02	きゅうり，ミニトマト，レタス，いちご
97	1.03	さやいんげん，トマト，にんじん（皮つき），りょくとうもやし
95	1.05	スナップえんどう，にら，プルーン，マッシュルーム，メルルーサ
94	1.06	たまねぎ，はくさい，サニーレタス，わらび，エリンギ
93	1.08	葉ねぎ
92	1.09	糸みつば
91	1.10	さつまいも，さやえんどう，日本かぼちゃ，にんにく，かき（甘かき，生）
90	1.11	じゃがいも，ながいも，ごぼう，サラダな，ししとう，西洋かぼちゃ，だいこん(葉)，なす，にんじん（皮なし），パセリ，ほうれんそう，サクランボ，ぶなしめじ，まいたけ，ししゃも
85	1.18	さといも，オクラ，かぶ（根，皮むき），キャベツ，こまつな，ぜんまい，だいこん（根，皮むき），チンゲンサイ，にがうり，青ピーマン，みずな，いちじく，キウイフルーツ，なし，ぶどう，もも，りんご，えのきたけ，めざし，ブラックタイガー，まだこ
80	1.25	アスパラガス，くわい，しょうが，葉だいこん，れんこん，梅干し（塩漬け），しいたけ（生，乾）
75	1.33	ぎんなん，そらまめ（生），うんしゅうみかん（砂じょう），うなぎ，やりいか
70	1.43	日本ぐり，らっかせい，かぶ（葉），グレープフルーツ，びわ，するめいか
65	1.54	うど，セロリ，根みつば，オレンジ（ネーブル），はっさく，あなご，かつお，さんま，たちうお
60	1.67	根深ねぎ，ふき，いよかん，すいか，バナナ，かます，ひらめ
55	1.82	えだまめ（生），なつみかん，パインアップル，にじます，いさき
50	2.00	えだまめ（冷凍），カリフラワー，スイートコーン（生），たけのこ，ブロッコリー，まさば（生），ほっけ，ほたてがい，しばえび
45	2.22	ざくろ，まあじ（生），めばる，大正えび
40	2.50	まいわし（生），あさり，はまぐり
35	2.86	かわはぎ，あまえび
25	4.00	あかがい，かき，しじみ
15	6.67	さざえ

（日本食品標準成分表 2020 年版（八訂）の廃棄率を参照して作成）

される．購入の際には，できるだけ廃棄部分の少ない新鮮なものを購入する．安いからといって購入しても傷んだ部分などの廃棄部分が多いと，かえって手間がかかり高くつくことになる．一般に廃棄率は“日本食品標準成分表”に記載されたものが用いられているが，それは食品の品質，季節，新鮮度，産地，調理方法，形態，機械化の度合い，調理技術，能力などによって変動する．特定給食では食品成分表の廃棄率より高くなる傾向がある．したがって，各施設で使用頻度の高い食品の廃棄量を実測し，施設特有の廃棄率を計算するほうがよい．

発注量の算出は次の①または②の 2 つの式で求められる．

$$\text{発注量}=\frac{\text{1 人当たり純使用量}}{\text{可食部率}}\times 100\times \text{給食予定人数} \quad \cdots\cdots\cdots \text{①}$$

$$\text{発注量}=\text{純使用量}\times\{(\text{廃棄率}\div\text{可食部率})+1\}\times\text{給食予定人数} \quad \cdots\cdots\cdots \text{②}$$

{(廃棄率÷可食部率)＋1} は庫（くら）出し係数ともいわれ，これを用いると乗算できるので，能率的である．可食部率から庫出し係数を算出し，表㉑に示した．

貯蔵食品（常備品）の発注

常備品（p.85 表❷）は種類が多いので，在庫管理を適切にし，品切れになって使用

㉒ 在庫量の動き

注：最大限度量（上限）：在庫量をそれ以上手もちすることが許されない限界をいう．
最小限度量：それ以下に在庫を減らすことのできない限度をいう．次のようにして求める．

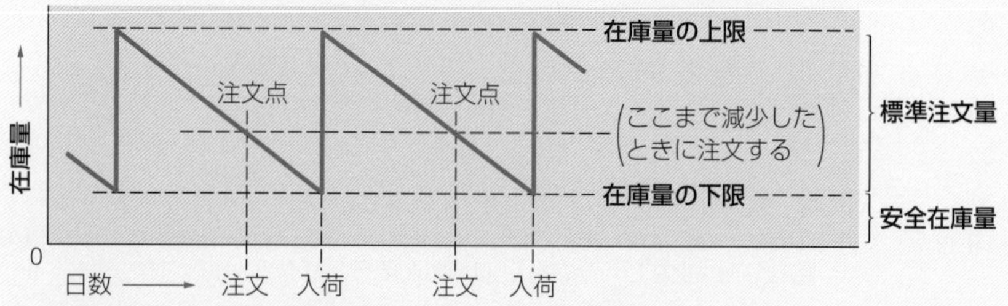

もし，毎日同じ量ずつ消費され，価格や購入のための諸経費が一定で，注文後に入荷するまでの日数も常に変わらないとすれば，入荷と消費による在庫量および注文点は，この図のようになる．しかし，実際には，この図のように規則的な状態はあり得ないので，波形は不規則になるが，基本的な考え方はまったく同じである．

（富岡和夫・他：給食管理概論．医歯薬出版，1985）

時に支障をきたすことのないよう注意する必要がある．しかし，施設の食品庫にも限りがあり，食品庫容積の 70 % 以上の常備品を納入することは不適正である．また常備品をまとめて大量購入すると安価にはなるが，少々安く買ったとしても何か月もの在庫は，品傷みや金利負担を考えると，あまり有利とはいえない．そこで，品目別に 1 日平均使用量，保存による品質の変化などを考慮してその上限，下限を決めておき，下限に近づいたときに，一定量を発注するようにすればよい．

在庫量の動きを図㉒に示す．

発注方法

●発注伝票による方法

これは発注伝票に必要事項（食品名，規格数量，納入月日〈時〉，場所，そのほかの予定価格，希望事項など）を明記して，業者に直接伝える方法で，正確を期するためには確実な方法である．この方法には，毎日あるいは定期的に業者が納入する際に，翌日分，次回分を発注する外交員発注と，遠隔地からの常備品の購入や計画購買に使われる郵送発注（文書発注）がある．

●電話による方法

電話による発注は非常に便利ではあるが，発注伝票を省略しているので正確さを欠き，トラブルの原因となる．言い違い，聞き違いがあったとしても証拠がないので，両者の責任のなすり合いになりやすい．発注者，受注者のあいだでお互いに後味の悪い結果にならないよう十分注意する必要がある．

●店頭発注

店頭あるいは市場へ給食担当者が出向いて直接発注するので，食材料の諸条件（食品の出回り期，鮮度，価格，衛生状態など）を直接検討できる．給食数の少ないとき，単価の高いとき，とくに鮮度を重視するときなどに行われる．

●ファクシミリによる方法

ファクシミリが発注者と受注者の両方に設置されていれば，発注伝票は即座に相手の機械に出てくる．この方法によれば，速くて正確に必要事項が伝達されるし，先方が留守であっても届くので便利である．また発注だけでなく，先方からの見積り書もこれで受け取ることができ，これによって，事務管理の合理化ができる．

●コンピュータによる方法

インターネット（E-mail）が普及し，施設によってはコンピュータで発注するシステムをとる所も多くなってきた．ファクシミリと同様，先方が留守であっても届くので，発注内容を確実に伝えることができる．

納品

発注を受けた業者は，食材料を指定の日時，場所に，単価・価格を記入した発注伝票を添えて，衛生的に納品しなければならない．

検収

検収とは，業者から納品された品物が，発注どおりのものであるかどうかを，納品伝票・現品・発注伝票の控えと照合し，品質鑑別などを点検して受け取ることをいう．検収にあたっては，納入量や規格，品質および鮮度，衛生状態あるいは価格（単価・金額）に間違いがないかどうか厳正なチェックが必要である．検収者は常に厳正な態度でこれにあたり，へたに納入業者となれなれしくすると，不正の疑いも生じかねないので注意を要する．不正を防ぐためにも，発注者と検収者を別人にしたり，検収者を複数制にするなど内部牽制組織とするほうがよい．さらに大量購入する食品の場合，時には抜き取り検査も必要で，万一不適格品が出た場合，当然返品して取り替える．検査にあたっては，農林物資の規格化および品質表示の適正化に関する法律（農林水産省），健康増進法・食品衛生法（厚生労働省）など，公的機関が一定の基準に合格した製品につけているマーク（図㉓）もあるので参考にする．衛生的に心配のあるものは決して使用してはいけない．時間的に間に合わない場合は，献立を変更せざるをえない．

食品の鑑別については専門性を要求されるので，栄養士または調理主任などがこれにあたる，食品の鑑別方法には官能検査ならびに理化学的検査があるが，実際には時間的にみて官能検査に頼らざるをえないのが実状である．日常比較的よく使われる食品について，外観上の鑑別法を表㉔に示した．

保管

検収された食品は，使用までのあいだ，それぞれに適した条件で保管し，品質の保持に努めなければならない．

保管設備

食品の保管場所としては，倉庫（20℃前後），冷蔵庫（5℃以下），冷凍庫（－18℃

㉓ 食品の表示マーク

認定健康食品マーク

(財)日本健康・栄養食品協会は健康食品の安全・衛生面，表示内容について厳しい審査を行い，基準に適合した製品に対して認定マークを許可している

特定 JAS マーク

1993 年の JAS 法改正に伴い，特別な生産方法でつくられた食品としてこの規格に合格した食品にマークが表示できるようになった

JAS（日本農林規格）マーク

農林畜産水産品の規格化および品質表示の適合化に関する JAS 法（農水省）に基づき，検査に合格した食品につけられている

冷凍食品の認定証マーク

日本冷凍食品協会が定めた品質管理，衛生管理などの指導基準に適合した冷凍食品につける認定証マーク

E マーク（地域特産品認証制度）

近年，特色ある地域特産品の生産が盛んに行われているので，国による基準内容などの調整のもとに，都道府県などが認証基準を制定した．認証を行うことにより地域特産品の表示の適正化を推進している

特別用途食品マーク

健康増進法により，乳児用，幼児用，妊産婦用，病者用その他厚生労働省令で定める特別の用途に適する食品について，消費者庁が認定マークを許可している

特定保健用食品マーク

医学や栄養学の面から，ある種の保健効果が期待できると証明された食品に，認定マークと健康のかかわりを表示することを許可している

有機 JAS マーク

有機農産物認定制度の導入を求める声に応え，農水省では 2000 年 4 月から，第三者機関の検査・認証を受けたものだけを「有機」と表示できるようにした

条件付き特定保健用食品マーク

2005 年 1 月に特定保健用食品の制度の一部が見直され，条件付き特定保健用食品が導入された．すなわち，現行の特保の審査で要求される有効性の科学的根拠レベルには届かないが，一定の有効性が確認されている食品を，条件付きで特保として許可することとなった

飲用乳の公正マーク

飲用乳につけられている「飲用乳の表示名に関する公正競争規約」に基づいて設置された全国飲用牛乳公正取引協議会の会員が生産した飲用乳であることを示すと同時に規則に従って適正な表示をしていることを認めるマーク

（富岡和夫編：エッセンシャル給食経営管理論．医歯薬出版，2016）

以下）がある．それぞれの食材料に適した温度条件・場所で保管し，収納場所，収納方法も，それぞれの材料に合った方法を定めておくとよい．

標準的食材料の保存期間と保存方法を表㉕に示した．

保管上の留意点

① 保管条件（食品類別，温度別），規格，在庫量（上限），使用頻度などを考慮のうえ，出し入れが簡単になるよう分類整理する．

② 庫出しは，先入れ先出しが原則である．

③ 品質保持のための保管温度，湿度，換気などの保管環境を最良にする．

④ 保管場所の防虫防鼠，消毒に努め，庫内を定期的に清掃して整理する．

⑤ 生鮮食品はただちに使用する．貯蔵品は計画的に購入し，必要以上の保管を避

㉔ 食品の鑑別

食品群	食品名	着眼点（外観上）
穀類および加工品	**米**	乾燥が十分で形は楕円形でよくふとり，粒の大きさが平均していて，夾雑物のないものがよい．またかび臭や湿気臭のないものを選ぶ
	小麦粉	乾燥が十分で，色が白く，握ったときギシギシとする感じのしないもので，きめが細かく臭に異常のないものがよい
	食パン	切口の気孔が平均していて弾力性にとみ，特有の香味があって臭に異常のない形のととのったものがよい
いも類	**かんしょ，ばれいしょ**	病虫害，傷，腐敗，発芽のないもので，形が揃い皮が日やけしていないものがよい
	さといも	新鮮な粒の揃ったもので，皮が乾いていないものを選ぶ．洗ってあるものは表面が堅く長持ちしない
	ながいも	ひげ毛が少なく腐れ折れしていないもので，まっすぐに伸び病虫害などのないものがよい
豆類および加工品	**大豆**（その他の豆類）	よく肥えて光沢があり粒が揃い，虫害や，病害のないもので，夾雑物を含まないものがよい
	豆腐	表面のきめが細かく，形がととのって破損がなく，臭に異常のないものがよい．あまり堅いものはまずい
	みそ	特有の香りと光沢をもち，赤味噌は鮮茶褐色，白味噌は固有の淡黄白色をしてなめらかな飴状を呈しているものがよい
魚介類および加工品	**鮮魚**	目がもり上って，角膜が透明であり，うろこは光沢があって，堅く体に密着し，えらは鮮紅色でえらぶたおよび口が堅くとじ，ひれと，その付根のところがツヤがあるものがよい．また新鮮な肉は弾力があって骨に密着し水中に入れると沈み，不快な臭がない
	乾物	光沢がよく，弾力があって，臭に異常のないもの．生干は食べる 1 日前に買うのがよい
	かつお節類など	秋の初めに出回るものがよく，磨いてなくて，自然の光沢があり，表面がザラザラせず叩いたときは硬い音のするものがよい
	貝	春先に産卵するのでこの時期はまずく冬が美味である．貝がらの厚いものは中味が少なく，老いたものであり薄すぎるのは若くて水っぽい．口が堅くとじているものや，あいているものは死んでいるので注意する
	ねり製品	それぞれ特有の香気をもち，不快臭のないもので蒲鉾はキメが細かく弾力があり，フィッシュソーセージ・ハムの場合は，商品価値をよくするために色素が用いられているから注意する．表面に粘膜をかぶっていないものを選ぶ
獣鳥鯨肉類および加工品	**牛肉，豚肉**	環境衛生法の取締りにより，正規のルートで購入すれば心配ない 牛肉の色は赤褐色，豚肉は淡紅色で共に脂肪は淡黄色を有し，弾力があって特有の香りをもち，臭に異常のないものがよい
	鶏肉	新鮮な光沢があり，臭に異常なく，特有の香りをもつものがよい
	ハムおよびソーセージ	製造年月日ができるだけ新しく，ハムは切口が新鮮なバラ色で弾力にとみ，肉に密着して香りと特有の煙臭があり，ソーセージは切口が淡紅色で香味料の香りと肉の臭が調和しているものがよい．両方とも汗をかいていたり異常な臭のするものは避ける
	ベーコン	特有の煙臭があり，光沢があって，ひからびていないものがよい
卵類	**鶏卵**	表面がザラザラしていて光沢のないもので，日光に透視してみると新しいものは一様に明るく，卵黄部が少し濃くみえて多少動揺するものがよい
牛乳および乳製品	**牛乳**	容器，フタが衛生的に処理されていて外観上も清潔であり，日付が新しいものがよい
	バター	まず包装や容器が衛生的なもので，特有の芳香をもち白色または淡黄色で色調が均一で，かび臭，腐敗臭などのないものがよい．マーガリンもほぼこれに準ずる

㉔ つづき

食品群	食品名	着眼点（外観上）
	葉菜類	全般的に水々しく，枯葉，虫喰葉のないものを選ぶ キャベツ・はくさいなどの結球したものは，皮を剝げば抱合が完全であること．緑色の葉は緑色が鮮やかで肉質が柔らかく，伸び過ぎていないものがよい
野菜類	**茎菜類**	うどは白茎が長さ 40 cm くらい，切口直径 3 cm くらいの水々しいものがよい．たけのこは切り口が水々しく太くて短い形のものがよい
	根菜類	だいこん，かぶなどはよく肥えて肌に傷やしみがなく，重いものがよい．だいこんは形がまっすぐにのびて股やスのないものがよい．れんこんは色の白い孔の小さい肉質の柔らかなもので切り口の直径が 4 ～ 6 cm くらいのものがよい
	果菜類	全般的に形が揃ったものを選ぶ．南瓜は完全に成熟した傷のないもので重いものがよい．きゅうりは皮が薄く，形がまっすぐにのびて成熟し切らないものがよい．トマトは堅くしまって色が鮮やかなものがよい
果実類	**生果実**	季節のもので成熟した新鮮な清潔なものがよい．また，斑点や虫喰のない，特有の色と香りのあるものを選ぶ
	干しいたけ	乾燥がよく，変色，変質してないもの，傘が反転してなくて形の揃ったものがよい．新鮮な固有の芳香をもつものを選ぶ
海藻類の加工品	**こんぶ**	まこんぶがいちばんよく，利尻こんぶ，礼文こんぶがこれにつぐが，いずれも乾燥がよく，香りがあり，肉質が厚くて亀裂やかびを生じないものがよい
	浅草のり	乾燥がよく色が黒くて光沢があり，表面に穴があいていないものがよい
貯蔵食品	**缶詰およびびん詰**	缶マークを調べ，外側がきれいでラベルが変色してなく，缶の蓋が引きしまり叩けばカンカン音のするもので，また缶がサビたり，へこんだりしていないものがよい．びん詰はびんと蓋の密着部にサビのないものでなければいけない
	しょうゆ	色は赤味が強く透明で光沢のあるもので，特有の香気があり口当たりが温和で，刺激的なカラ味がなく臭に異常のないものがよい
調味料	**食酢**	色は淡黄色を呈し，香気が快く酢臭を感ずるもので酸味，旨味ともに熟成しているものがよい
	トマトケチャップ	柔らかいゲル状ののびがよく，中等度に凝固して，色は鮮明で特有の香味があり，臭に異常のないものがよい
	マヨネーズ	異味，異臭および異物がなく，鮮明な色沢をもち，着色料を含まないこと．香味および乳化の状態が良好で適度な粘度をもつもの

（諏訪節子・他：集団給食・学内実習の手引．医歯薬出版，1975）

ける．

⑥ 出庫時は必ず鮮度を確認する．

在庫管理

在庫量を食品受払簿と照合し，残量，品質，記入事項に間違いがないかどうか調査する．在庫調査は，定期的に棚卸しを実施したときと，個別に出庫するときに行う．在庫量と帳簿が一致しなかった場合は，その原因調査を行う．

最近，コンピュータが普及し，給食管理業務についてもその導入が進んでいるが，在庫管理についても，コンピュータの導入による合理化が望まれる．

㉕ 標準的食品材料の保存期間と保存方法

食品名	保存期間	備考
バター **マーガリン**	9～10 か月 1 年	冷蔵庫（5℃前後）に置いて
粉乳	2 年	直射日光・湿気を避け，涼しいところ
加糖練乳	7～8 か月	直射日光を避け，涼しいところ
プロセスチーズ	1 年	5℃前後
牛乳	7 日	10℃以下
マヨネーズ　（びん） （プラスチック） **サラダ油**　（缶） （びん） （プラスチック） **しょうゆ** **ドレッシング**	6～9 か月 5～6 か月 2～3 年 1～1.5 年 7～8 か月 6～9 か月 8～10 か月	直射日光を避け，涼しいところ
ロースハム **プレスハム** **ベーコン** **ウインナー　ソーセージ** **サラミ　ソーセージ**	夏 15 日，冬 30 日 夏 10 日，冬 25 日 夏 60 日，冬 90 日 夏 2 日，冬 5 日 夏 90 日，冬 120 日	5℃前後
冷凍食品　（牛肉） （羊・豚・鶏肉） （魚） （野菜）	9 か月 6 か月 1 年 1.5 年	－15℃以下
果実飲料　（缶） **缶詰**	2 年 2 年	直射日光を避け，涼しいところ
だしの素類　（びん） （袋）	1.5 年 1 年	湿気の少ないところ
即席めん	3 か月	メーカーの自主的管理は 6 か月
清酒	1 年	とくに味のよいのは 2～3 か月
みそ　（ポリ袋）	2～3 か月	直射日光を避け，涼しいところ
砂糖 **小麦粉**	6～8 か月 6 か月	湿気のないところ
インスタント　カレー **インスタント　コーヒー** **ケチャップ**（チューブ）	8 か月 1.5 年 1.5 年	直射日光を避け，涼しいところ

（高橋泰二，安倍和則：給食管理．理工学社，1990）

5—食材料管理の評価

評価の目的

食材料管理の良否は，給食の良否につながるから，食材料管理（食材料原価管理を含む）ならびに調理から供食に至るまでの過程について評価を行い，食材料管理が適切で効率的に行われているか，問題点はないかなど十分検討する必要がある．そこから，食材料管理の適正化，能率化（システム化）が生まれる．

食材料の購入価格の分析

食材料費（食材料原価）の算出

期間の食材料費は次のように算定される．

純食材料費（期間の食材料原価）＝期首在庫金額＋期間支払い金額－期末在庫金額

すなわち，原価計算期間の初めと終わりの在庫金額と期間中の購入金額（納品伝票→請求伝票）をもとに計算される．また，純食材料費を算定したら，食品類別・個別・期間別を算定して，帳簿上の在庫と現在の在庫を照合し，両者に相違点があればその対応を考える．

評価例

食材料費の算出は予定献立に基づいた購入計画を立てるための基本であるから，それが適切に行われたかどうか，次のような点について分析を行う．

① 食材料費（日・週・月別金額）について予定献立と実施献立の比較・分析

② 食材料の発注・購入・検収・保管に問題点はないかどうか

③ 物価指数の動き

④ 使用頻度の高い食品の年間の価格変動

⑤ 食品群別・類別期間価格（平均）の比較

㉖ 食材料費の ABC 分析

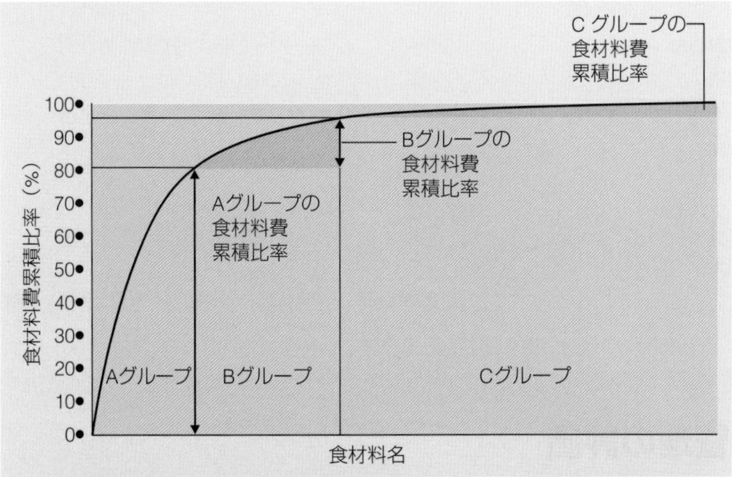

① 一定期間内の各食材料の使用金額を算出する．

② それぞれの食品の食材料費占有比率を求める．
食品名「X」の食材料費占有比率＝「X」の一定期間内の金額/一定期間内の食材料費合計額

③ ②を比率の大きい順に左側からならべる．
占有比率は右側にいくほど累積する．

④ 累積比率 80％までを占める食材料をAグループ，15％を占める食材料をBグループ，5％を占める食材料をCグループに区別する．
・Aに属する食材料：単価×使用量が大きく，食材料原価に対する影響が大きい
・Bに属する食材料：単価×使用量が中間的位置にあるもの
・Cに属する食材料：単価×使用量が少なく，全体的な影響が小さい

（外山健二・他：栄養科学シリーズ NEXT，給食経営管理論．講談社サイエンティフィク，2000，p.45）

食材料費のコストダウン法

食材料費の給食費原価に占める割合は大きい．したがって使用量や使用頻度の高い食材料費はそのウエイトが高くなる．一定期間内の使用食品を購入金額（単価×使用量）の高い順にならべ，累積比率 80 % までを占める食材料を A グループ，80 ～ 95 の 15 % を占める食材料を B グループ，95 ～ 100 の 5 % を占める食材料を C グループに分け，A グループを重点的に管理していく方法を ABC 分析という．具体的な方法を図㉖に示す．

食材料費の変動予測

食材料費（とくに生鮮食品）は価格の月別，季節的変動が大きい．適正な予算を立て，かつ適正な費用で購入するためには，食品の価格を変動予測する必要がある．したがって，食品の年間の出回り期と価格表を食品別に作成し，次にあげる物価資料と比較検討して現状を把握し，適正価格を予測する．

① 前年度の月別使用食品単価一覧表
② 消費者物価指数（主として小売価格）
③ 卸売価格（中央市場）
④ 卸売物価指数（日本銀行統計局）
⑤ 新聞の物価欄
⑥ 近隣の給食施設の購入価格の動向
⑦ 官庁より出されている物価情報誌（例：大阪府“ぶっかダイヤル”など）

5
衛生・安全管理

1—衛生・安全管理の概要

給食を計画し実行する過程で，最も重要視されなければならないことは，衛生と安全である．給食利用者の食中毒や従業員のけが，やけどなどの事故は未然に防がなければならない．調理作業中はもちろんのこと，給食室を計画する段階から始まり，業者の選択，従業員の採用，献立計画，実施などあらゆる過程で衛生・安全が考慮されなければならない．いったん事故が起きれば，物質上の損害以上に社会に与える影響も大きい．

衛生・安全管理の意義

給食の目的は，給食利用者が栄養と心理的満足感を得て，病気の治癒や健康の維持増進，そして健全な社会活動を行うことにある．この目的達成のための前段階として，下処理を含めた調理操作がある．調理操作は，食品に付着している土・塵埃・虫・カビ・細菌・農薬などの有害物質を取り除き，食品衛生上安全で，消化吸収をよくし，栄養効率を高め，おいしさを増すために行われる．したがって，食材料の選択，鑑別，保管などを厳重に行うのは当然であるが，調理時と調理後の食物の保管，調理に使用する機器類の管理も衛生的に取り扱う必要がある．

家庭の食事と異なり，大量の食品を処理し，多くの人を対象とするので，調理時間や喫食までの時間が長くなることなどから，食中毒菌の繁殖の危険性も高く，衛生管理は万全でなければならない．万一，食中毒が発生すれば，同時に多くの患者が出る．患者が下痢や嘔吐などつらい思いをするだけでなく，栄養士や施設の信頼も失墜する．このことから衛生管理は何にもましてたいせつであるといえる．

“事故は絶対出さないこと”を肝に銘じ，日々衛生管理に取り組まなければならない．

衛生・安全管理の対象

衛生・安全管理の対象は，人，食品および施設・設備である．

人は給食従業員，食材料納入業者，給食対象者である．食品は，献立計画の段階から，季節や調理能力などを考慮して衛生的に取り扱える食材料を選び，納入に際しては，食中毒菌や感染症の病原体などに汚染されていないこと，人体に有害なカビや腐敗のないこと，農薬や食品添加物の少ない食品を選択することなどがたいせつである．施設・設備は，設計建設の時点から衛生・安全管理を考慮し，運営されなければならない．

2—給食関係者の衛生管理

衛生教育

給食を行ううえで大切なことは，給食従業員自ら健康に留意すると同時に衛生的に作業することである．給食従業員に対し，給食施設における衛生管理がいかに大切であるかを徹底して教育する．手の洗い方や食品の取り扱いなどは具体的に指導し，事故の起こらないよう絶えず気を配る．事故は慣れや気の緩みから起こるものである．

給食従業員の健康と衛生管理

採用時の注意事項

給食従業員の採用に関しては，健康診断と検便を行い，給食従事者として適当か否かを確認して採用する．従業員の採用に関しては，労働安全衛生規則に従って行う．第43条“雇入時の健康診断”において，血圧など11項目について医師による健康診断が必要とされている．“給食従業員の検便”については第47条に記されており“事業者は付属する食堂または炊事場における給食の業務に従事する労働者に対し，その雇入れの際または当該業務への配置替えの際，検便による健康診断を行わなければならない”と規定されている．

調理従事者等の衛生管理

① 便所および風呂等における衛生的な生活環境を確保する．また，ノロウイルスの流行期には，十分に加熱された食品を摂取する等により感染防止に努め，徹底した手洗いの励行を行うなど自らが施設や食品の汚染の原因とならないように措置するとともに，体調に留意し，健康な状態を保つように努める．

② 毎日作業開始前に，自らの健康状態を衛生管理者に報告し，衛生管理者はその結果を記録する．

③ 臨時職員も含め，定期的な健康診断および月に1回以上の検便を受けること．検便検査には，腸管出血性大腸菌の検査を含め，10月から3月までの間には月に1回以上または必要に応じてノロウイルスの検便検査に努める．

④ ノロウイルスの無症状病原体保有者であることが判明した場合は，検便検査でノロウイルスを保有していないことが確認されるまでの間，食品に直接触れる調理作業を控えるなど適切な措置をとることが望ましい．

⑤ 下痢，嘔吐，発熱などの症状があった時，手指等に化膿創があった時は調理作業に従事しない．

⑥ 下痢または嘔吐などの症状がある場合は，ただちに医療機関を受診し，感染性疾患の有無を確認する．ノロウイルスを原因とする感染性疾患による症状と診断された場合は，検便検査でノロウイルスを保有していないことが確認されるまでの間，食品に直接触れる調理作業を控えるなど，適切な処置をとることが望ましい．

調理室に入る際の注意

① 手指の洗浄および消毒を行うこと.
　ⅰ 作業前および用便後は必ず行うこと.
　ⅱ 微生物などに汚染されていると思われる器具などに接触した場合は，その都度行うこと.
　ⅲ 汚染作業区域から非汚染作業区域に移動した場合は，その都度行うこと.
　ⅳ 以上のことがない場合にも，作業中は2時間以内に1回以上行うこと.
② 身体や頭髪は清潔を心がけ，勤務中は化粧をしない．香りの強い化粧品類は勤務外でも使用しないようにする.
③ 爪は短く切り，マニキュアはしない.
④ イヤリング，ネックレス，指輪，腕時計等は外す.
⑤ 服装は，働きやすい清潔な作業衣（白衣や白ズボンなど汚れが目立つもの）を着用し，髪は帽子や三角巾で完全に覆い，マスクを着用する．必要に応じて使い捨て手袋を着用する.
⑥ 調理室でみだりにおしゃべりをしない.
⑦ 専用の履物を使用する．便所に作業中の履物のままで出入りしないこと.
⑧ 調理室内では，着替え，喫煙，放たん，食事などをしないこと.
⑨ 調理関係者以外の調理室への立ち入りを禁止する．やむをえない場合は，専用の清潔な帽子，外衣および履物を着用させること.

手の洗い方

① 石けんでよく洗う．手の甲，手のひら，指のあいだ，腕までよくこすり洗いする．指先をよく洗う（30秒程度）．なお，石けんは無香料のものを選ぶ.
② 石けん分を十分に洗い流す（20秒程度）．流水・石けんによる手洗は2回行う.
③ 使い捨てのペーパータオル等でふく（タオル等の共用はしないこと）.
④ 消毒用のアルコールをかけて手指によくすりこむ.

従業員への衛生教育

年間の衛生管理業務のなかに教育計画を組み込んで，計画的・効果的に行うことである．講義だけでは飽きるので紙芝居・スライド・VTR・パーソナルコンピュータなど視聴覚教育機器を積極的に活用するとよい．さらに，実技指導，座談会，意見発表会などによって変化をつけ，衛生についての意識を高める．さらに，従業員も参加して衛生目標を設定したり，ポスター作成，標語や作文の募集などを行い，自ら衛生管理を考える機会をつくるようにする.

食材料納入業者の衛生管理

特定給食施設の衛生管理は，食品材料納入業者の協力がなくては，その効果は期待できない．したがって，業者の選定は価格面だけでなく，食品衛生の基準を設け，その基準に合った業者を指定すべきである.

業者の選定

食品衛生上信用のおける業者を選ぶ．店を視察したり，保健所に衛生管理状況を確認する．

業者の衛生教育

食品衛生上の基準を設定し，これに従って納品させる．

納品は検収室で行い，業者を直接調理室に入れることは避ける．入室させる場合は，業者は専用の履物に替え，白衣を着用し，手指の消毒を行う．

給食利用者の衛生管理

① 手洗いの励行．
② 食堂に入る前に衣服のゴミをはらう．作業中のほこりや髪の毛などが食べ物上に落ちることがよくあるのでマナーを守らせる．
③ 土足のまま入室する食堂は，履物の土をよく落として食堂に入る．
④ 食品衛生対策のため，食事は給食のものだけに限り，外部からの飲食物の持込みは認めないようにする．
⑤ 食堂内は禁煙にする．
⑥ 個人で箸を用意する場合は不衛生にならないよう指導する．

3—食品衛生の条件と衛生的取り扱い

食品の衛生的取り扱いなど具体的に指導し，周知徹底する．実行するためには冷蔵庫・冷凍庫など低温保存の施設設備が整えられていることが不可欠である．

食中毒

主な食中毒の種類を**表❶**に示す．

発生状況

食中毒は1年を通して発生している．月別発生状況を**図❷**に示した．細菌性食中毒は暖かい季節に多く発生し，ウイルス性食中毒は寒い季節に多い．

病因物質別の発生状況を**表❸**に示した．事件数では細菌に起因するものが最も多く，次いで寄生虫，ウイルス性食中毒であった．

原因食品別の発生状況を**表❹**に示した．事件数では魚介類が最も多く，次いで肉類及びその加工品，複合調理食品の順となっている．患者数では複合調理食品が多かった．

化学性食中毒

自然毒による食中毒は，毒きのこ，ふぐ中毒がほとんどである．食品添加物や食品の製造・加工過程における混入，保存中の容器，包装の素材物質の溶解による食中毒もある．また，不注意により用いられやすい有毒物質に洗剤や殺そ剤がある．調味料や食品材料と区別して保管し，誤って使用することのないよう留意する．

❶ 主な食中毒の種類

種類		原因微生物・物質	主な原因食品・感染源
細菌性	感染侵入型[*1]	サルモネラ属菌	食肉及びその加工品，鶏卵，複合調理食品
		カンピロバクター	鶏肉，飲料水
		エルシニア	畜肉食品，保菌獣から飲食物を介して感染
		腸炎ビブリオ	海産魚介類，折詰弁当，漬物など
	感染毒素型[*2]（生体内毒素型）	腸管出血性大腸菌	牛肉及びその加工品，サラダ，白菜浅漬け，井戸水
		ウエルシュ菌	食肉，魚介類の加熱調理済み食品
		下痢型セレウス菌	シチューなどの肉，スープ
	毒素型[*3]（食品内毒素型）	黄色ブドウ球菌	穀類及びその加工品，複合調理食品，菓子類，魚介類
		ボツリヌス菌	いずし，ハム，ソーセージ，缶詰など
		嘔吐型セレウス菌	チャーハン，ピラフなどの米飯
ウイルス性		ノロウイルス	生ガキ，保菌者，汚染物
寄生虫		アニサキス	サバ，サケ，ニシン，スルメイカ，イワシ，サンマ等の生食
化学物質		ヒスタミン	赤身魚やその加工品（カジキ，ブリ，マグロ，サバ等）
自然毒	植物性	毒きのこ	つきよたけ，いっぽんしめじ，にがくりたけ，かきしめじ，てんぐたけなどに含まれるファロトキシン，アマトキシン，イボテン酸など
		じゃがいも	じゃがいもの芽などに含まれるソラニン，チャコニン
	動物性	フグ	フグの内臓（卵巣，肝臓など），皮に存在するテトロドトキシン
		麻痺性貝毒	イ貝，ホタテ貝，アカザラ貝などに蓄積された麻痺性貝毒

*1 感染侵入型：細菌が腸管組織を傷害，組織へ侵入して発病するもの
*2 感染毒素型：細菌が腸管内で増殖し，産生した毒素によって発病するもの
*3 毒素型：食品中で細菌が増殖するとき産生した毒素を摂食することによって発病するもの

（日本給食経営管理学会監修：給食経営管理用語辞典．第一出版，2020）

❷ 食中毒の発生状況：2021 年

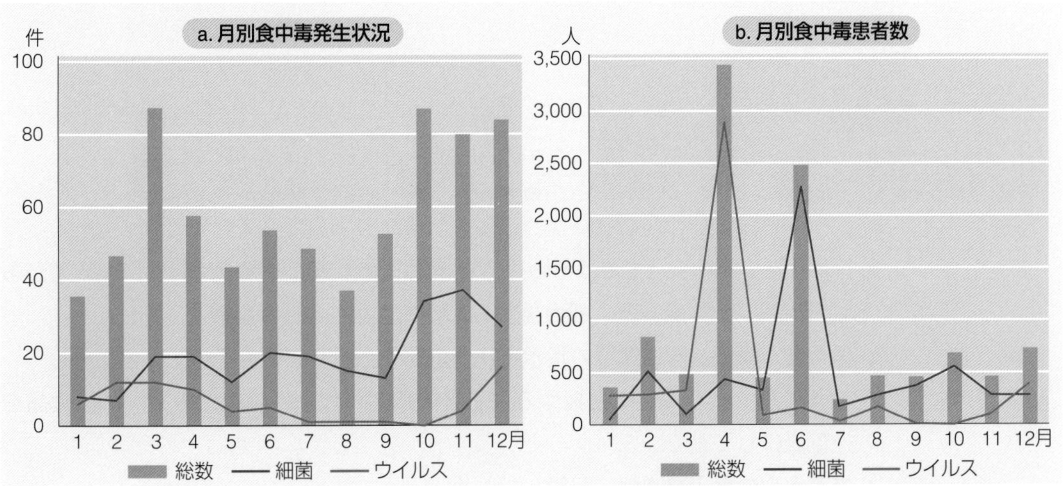

（厚生労働省：令和 3 年食中毒発生状況より作成）

食中毒発生の処置

大部分の食中毒は，原因食品摂取後，数時間から遅くとも 3 日以内に起こり，その症状も細菌性のものは急性胃腸炎の形をとる．また，ボツリヌスなど独特な症状をとるものもある．化学性のものについては，病因物質の種類により特異な症状を発現し，また，病因物質の量によって症状も異なる場合がある．

❸ 病因物質別食中毒発生状況：2021 年

病因物質		総数		
		事件	患者	死者
総数		717	11,080	2
細菌		230	5,638	1
	サルモネラ属菌	8	318	1
	ぶどう球菌	18	285	−
	ボツリヌス菌	1	4	−
	腸炎ビブリオ	−	−	−
	腸管出血性大腸菌（VT 産生）	9	42	−
	その他の病原大腸菌	5	2,258	−
	ウエルシュ菌	30	1,916	−
	セレウス菌	5	51	−
	エルシニア・エンテロコリチカ	−	−	−
	カンピロバクター・ジェジュニ／コリ	154	764	−
	ナグビブリオ	−	−	−
	コレラ菌	−	−	−
	赤痢菌	−	−	−
	チフス菌	−	−	−
	パラチフス A 菌	−	−	−
	その他の細菌	−	−	−
ウイルス		72	4,733	−
	ノロウイルス	72	4,733	−
	その他のウイルス	−	−	−
寄生虫		348	368	−
	クドア	4	14	−
	サルコシスティス	−	−	−
	アニサキス	344	354	−
	その他の寄生虫	−	−	−
化学物質		9	98	−
自然毒		45	88	1
	植物性自然毒	27	62	1
	動物性自然毒	18	26	−
その他		1	5	−
不明		12	150	−

（厚生労働省：令和 3 年食中毒発生状況より作成）

食中毒患者を診断し，またはその死体を検案した医師は保健所に届け出の義務がある（食品衛生法第 58 条）が，給食施設においても次のような処置を行う．

① 保存食を保管し，保健所の指示を待つ．

② 給食人員，患者人員を把握する．患者の氏名，性別，年齢，職業，摂取食品を一覧表にしておく．

③ 患者からの訴えを詳細に記録しておく．

④ 献立表を提出できるよう準備する．また，材料の入手経路，調理操作の過程，各調理の担当者など正確に記しておく．

食中毒の予防

① 食中毒予防の知識をもつ．

② 細菌による汚染を防ぐこと．

③ 細菌を増殖させないため低温保存する．ただし，冷蔵庫の過信は禁物である．

❹ 原因食品別食中毒発生状況：2021年

原因食品		総数		
		事件	患者	死者
総数		717	11,080	2
魚介類		223	335	－
	貝類	2	8	－
	ふぐ	13	19	－
	その他	208	308	－
魚介類加工品		2	24	－
	魚肉練り製品	－	－	－
	その他	2	24	－
肉類及びその加工品		31	158	－
卵類及びその加工品		－	－	－
乳類及びその加工品		1	1,896	－
穀類及びその加工品		1	29	－
野菜及びその加工品		29	212	2
	豆類	－	－	－
	きのこ類	12	42	－
	その他	17	170	2
菓子類		5	106	－
複合調理食品		41	1,039	－
その他		202	6,773	－
	食品特定	11	116	－
	食事特定	191	6,657	－
不明		182	508	－

（厚生労働省：令和3年食中毒発生状況より作成）

④ 十分な加熱をして細菌を殺すこと.

⑤ 心の油断が事故を起こすので，不注意を避けること.

感染症

細菌，ウイルス，真菌，寄生虫などの病原体が体に侵入したことにより症状が出る病気を感染症という．感染経路には，接触感染，飛沫感染，空気感染，媒介物感染などがある．給食施設においては，飲食物や食器を介した経口感染への対策やスタッフの感染予防にとくに配慮が必要である．

腐敗・変敗

腐敗は，食品が変質して食用に適さない状態をいう．一般に，肉類，卵，魚介類のようにたんぱく質を主成分とするものが有害な変質を起こすことをいう．この現象は，窒素を含む有機化合物が自己消化をしたあと，いわゆる腐敗菌の繁殖により，嫌気状態で低級かつ簡単な物質に分解されていく変質現象である．生成物質としてはアミン類，アンモニアなどで，いわゆる腐敗臭はこれに由来する．これらの分解産物には有害あるいは有毒な物質が含まれていることが多い．

鮮度が低下した食品を摂取した場合でも，その食品中に一定以上の病原菌や毒素が存在しない限り疾病の原因にはならないが，遊離ヒスチジンを多く含む食品（赤身魚肉）ではヒスタミンが生成されてアレルギー様食中毒の原因になることがある．

食品成分のうち，主に油脂の変質を変敗と呼ぶ．食品中の脂肪は主に中性脂肪であるが，これが微生物の汚染を受け，これらの微生物のもつリパーゼにより加水分解され，酪酸，カプロン酸，カプリン酸などの低級脂肪酸が生成されて変敗臭の原因となる．多くの油脂食品の場合はむしろ空気中の酸素による自動酸化の影響が大きい．重金属や光線などが油脂の酸化を促進して過酸化物を生成し，時に食中毒の原因となる．

食品の衛生に関係するカビ・衛生動物など

カビ

真菌類，主としてカビが食品を汚染することによって起こる疾患を真菌性中毒症と総称している．この原因物質がカビ毒（マイコトキシン）である．真菌による食中毒のほとんどは穀物がカビによって被害を受けているものを知らずに摂食して起こる．麦角菌中毒，カビ汚染のトウモロコシによるアフラトキシンの急性中毒症など世界各地で発症している．わが国では麦の赤カビ中毒症と呼んでいるが，麦類が収穫期ごろ長雨にみまわれ *Fusarium* 菌の被害を受け，その産生するトリテセン物質によって一過性の食中毒が起こっている．

さらにマイコトキシン中には発ガン性を示すものが 10 種以上も報告されている．ピーナッツ，ナッツ類，コメ，ムギ，トウモロコシなどのカビから産生されるアフラトキシンは強力な発ガン性を示すことが知られている．

黄変米毒素は，黄変米から分離されたアオカビが産生する毒素で，肝臓に有害で極端な場合は全身を麻痺させる．

衛生動物

●ダニ

ダニ類は昆虫でなく節足動物である．現在までに知られている種類は，約 1 万といわれる．食品衛生対策上関係の深い主なものには，コナダニ類（ケナガコナダニ・サトウダニ・ホシカダニ・チビコナダニなど）と，ホコリダニ類とがある．どちらも 0.1 ～ 1.0 mm と小さく，肉眼では見分けにくい．穀類や乾物類などの貯蔵品，チョコレート，チーズ，砂糖，みそ，七味とうがらしなどに発生する．ダニは栄養・水分・温度の 3 条件が揃うと繁殖する．食品は密封容器に収納し，食品の乾燥度を高め，低温で保存する．

●ゴキブリ

日本に生息しているゴキブリは約 20 種類といわれる．人に害を与えるのは，チャバネゴキブリ，クロゴキブリ，ヤマトゴキブリ，ワモンゴキブリの 4 種である．昼は調理台の裏，引出しの隅，戸棚の奥，倉庫の隅など暗くて暖かい場所に生棲し，深夜になると活動を開始して食品や厨芥などを食い荒らし，悪臭と細菌をまき散らす．非常に不潔で，繁殖力が旺盛である．いちど住み着くと駆除が困難である．

◎ハエ

ハエは，消化器系感染症の病原体を食物にまき散らして感染症発生の原因となる．網戸の取りつけ，出入口の暗道，エアカーテンなどいろいろな方法で侵入を防ぎ，野菜くずやゴミなどが散乱しないよう，残食やゴミは密閉容器に入れ，給食室の周囲を衛生的に保ち，ハエの発生を防ぐ．

◎ネズミ

ネズミは，排せつ物にサルモネラ菌や感染症の病原体などが存在し，食品を汚染することが多い．ネズミが侵入しないよう出入口の戸を開け放しておかないことである．また，出入口の戸にも網戸を取りつけ，排水口からネズミが侵入しないよう網をつけるなど施設設備を整えるほか，駆除に努める．

食材料の衛生的取り扱い

原材料の受け入れ

食中毒は各施設で注意することがたいせつであるが，仕入れた食品がすでに食中毒菌などに汚染されていたのでは防ぎようがない．食中毒菌が繁殖しているかいないかは外見では識別できないので，衛生管理のしっかりした納入業者を選択し，事故の起きないようにすることがたいせつである．生鮮食品はできるだけ使用当日仕入れる．検収時には，鮮度・製造年月日・包装状態・吸湿・カビの発生・搬入温度などに注意する．生鮮食品，加工食品ともに，大量であっても質の悪いものは返品するなどし，慣れ合いでそのまま受け取ることのないようにする．また，食品添加物や農薬についても十分注意する．

保存

納入した食品類はそれぞれ品質保持に最適な条件で保存すること．保存温度は**表❺**のとおりである．

洗浄・消毒

寄生虫の駆除対策が徹底し，肥料も化学肥料を使用することなどで寄生虫は少なくなっている．生野菜は流水（食品製造用水として用いるもの．以下同じ）で十分洗浄する．必要に応じて次亜塩素酸ナトリウム等で殺菌した後，流水で十分すすぎ洗いを行うこと．

調理作業の衛生

食中毒が起きないよう注意して調理する．食品の加熱は，調理の途中で適当な時間を見はからって食品の中心温度を校正された温度計で 3 点以上測定し，すべての点において 75 ℃以上に達していた場合には，それぞれの中心温度を記録するとともに，その時点からさらに 1 分以上加熱を続ける．二枚貝の場合は，中心温度 85 ～ 90 ℃で 90 秒以上加熱し，温度と時間の記録を行う．

また，調理後はできるだけ短時間で供食し，残った食事はその日の内に廃棄処分をする．

❺ 食品の保存基準（抄）

品目	－15 °C以下で保存しなければならない	10 °C以下で保存しなければならない	冷蔵などで保存しなければならない	直射日光を避けて保存しなければならない
●清涼飲料水（紙栓をつけたガラス瓶に収められたものに限る）		○		
●ミネラルウォーター類，冷凍果実飲料及び原料用果汁以外の清涼飲料水のうち，pH4.6以上で，かつ，水分活性が0.94を超えるものであって，原材料等に由来して当該食品中に存在し，かつ，発育し得る微生物を死滅させるのに十分な効力を有する方法で殺菌していないもの		○		
●冷凍果実飲料	○			
●原料用果汁（冷凍したものに限る）	○			
●食肉製品及び鯨肉製品（気密性のある容器包装に充てんした後，その中心部の温度を120 °Cで4分間加熱する方法又はこれと同等以上の効力を有する方法により殺菌した製品及び乾燥食肉製品を除く）		○		
●冷凍食肉製品及び冷凍鯨肉製品（気密性のある容器包装に充てんした後，その中心部の温度を120 °Cで4分間加熱する方法又はこれと同等以上の効力を有する方法により殺菌した製品及び乾燥食肉製品を除く）	○			
●魚肉ねり製品（魚肉ハム，魚肉ソーセージ及び特殊包装かまぼこ以外の魚肉ねり製品及び魚肉ハム，魚肉ソーセージ及び特殊包装かまぼこであって，気密性のある容器包装に充てんした後，その中心部の温度を120 °Cで4分間加熱する方法又はこれと同等以上の効力を有する方法により殺菌した製品及びそのpHが5.5以下又はその水分活性が0.94以下である製品は除く）		○		
●冷凍魚肉ねり製品	○			
●冷凍食品	○			
●食肉及び鯨肉		○		
●細切りした食肉及び鯨肉を凍結させたものであって容器包装に入れられたもの	○			
●生食用かき		○		
●生食用冷凍かき	○			
●ゆでだこ		○		
●冷凍ゆでだこ	○			
●豆腐			○	
●即席めん類（油脂で処理したものに限る）				○

（食品，添加物等の規格基準〈昭.34.12.28 厚告370〉より）

検食・保存食

検食

できあがった料理は，給食として供する前に味覚・嗅覚・色沢などに異常がないか，異物の混入はないかなど，栄養，衛生，嗜好的観点から点検する．また，その結果を検食簿に記録する．検食は施設長が行うが，事情によって検食者を別に定める．

保存食

保存食は，食中毒や感染症など事故発生の際の原因究明の資料として保存しておく食品のことである．1996年の病原大腸菌O-157による食中毒の発生に伴い，次のように基準が改められた．

“保存食は，原材料および調理済み食品を食品ごとに 50 g 程度ずつ清潔な容器（ビニール袋など）に入れ，密封し，－20℃以下で 2 週間以上保存すること．なお，原材料は，とくに洗浄・消毒などを行わず，購入した状態で，調理済み食品は配膳後の状態で保存すること”．

4―給食施設・設備の衛生

給水・排水

給水

飲用および洗浄のために，清潔な水を十分に備えること．水道水は水道法第 4 条に基づいて厚生労働省令で定められている水質基準を満たしていなければならない．井戸水などを使用する場合は，飲料水に適しているか否かの水質検査を公的機関，食品衛生法に基づく指定検査機関などに依頼し，定期的に受ける必要がある．

排水

汚水および廃水は，炊事場外において露出しないように処理し，沈殿槽を設けて排出するなど河川の水質汚染とならないようにする．廃油は廃油処理業者に処理を依頼する．水質汚濁の原因となるので廃油をそのまま下水に流してはならない．

調理関係機器

器具，容器等の使用後は，大量調理施設衛生管理マニュアルに従い，洗浄殺菌する．調理器具は，機械本体，部品を分解する．全面を流水（食品製造用水．40℃程度の微温水が望ましい．以下同じ）で洗浄し，さらに 80℃，5 分間以上の加熱またはこれと同等の効果を有する方法で十分殺菌した後，乾燥させ，清潔な保管庫を用いるなどして衛生的に保管すること．

なお，調理場内における器具，容器等の使用後の洗浄・殺菌は，原則としてすべての食品が調理場から搬出された後に行うこと．また，器具，容器等の使用中も必要に応じ，同様の方法で熱湯殺菌を行うなど，衛生的に使用すること．この場合，洗浄水等が飛散しないように行うこと．なお，原材料用に使用した器具，容器等をそのまま調理後の食品用に使用するようなことは，けっして行わないこと．使用後は全面を流水で洗浄し，さらに 80℃，5 分間以上の加熱またはこれと同等の効果を有する方法で十分殺菌した後乾燥させ，清潔な保管庫を用いるなどして衛生的に保管すること．

まな板，ざる，木製の器具は汚染が残存する可能性が高いので，特に十分な殺菌に留意すること．なお，木製の器具は極力使用を控えるのが望ましい．フードカッター，野菜切り器などの調理機械は最低 1 日 1 回以上，分解して洗浄・殺菌した後，乾燥させること．

食器類

食器は耐熱性があり，丈夫で洗浄しやすいものを選ぶ．ひびが入ったり，欠けた食器は廃棄する．下膳後の食器は，40℃程度の微温湯に浸漬しておく．

手洗いの場合は30～40℃の洗浄液でスポンジ洗いした後，食品製造用水の少し高めの温湯で仕上げ洗いし，消毒保管庫で消毒保管する．食器洗浄器の場合は，専用の洗剤を用いて洗浄後に消毒保管庫で消毒する．消毒保管庫の設定温度や時間は食器の種類による．定期的にでん粉・たんぱく質・脂肪・中性洗剤の残留テストを行う．

その他の施設・設備

衛生的に処理するため下処理室・仕込室・調理室を別に設けるか，下処理コーナーを設ける．天井・壁・床は清掃しやすい材質を使用し，月1回以上大掃除をする．壁は手の届く範囲まで毎週1回洗う．フードや電灯には油脂とほこりがつき，汚れがひどくなると落ちにくくなるので，洗剤で早めにふき取る．また，そ族・昆虫の侵入防止を完全にする．

5—安全管理と事故対策

食品衛生上の事故防止と対策

食中毒および経口感染症など個々の事故防止策については，前述のとおりである．次の事柄を守り，事故発生を未然に防ぐことである．

1 **日常業務における衛生管理の徹底**　仕事がマンネリ化すると思いがけないときに事故が発生する．絶えず衛生管理についての心配りがたいせつである．作業前の確認事項（化膿性疾患の有無，爪切り，手洗い，服装など）の表を作成し，確認後調理作業に携わる．季節・月・週ごとに衛生目標を掲げるなど工夫を凝らし，衛生意識の高揚を図る．

2 **給食従業員の衛生教育の徹底**　食中毒予防の知識を給食従業員全員がよく心得ておく必要があるので，職場内で勉強会を行う．また，保健所などで開催される衛生講習会への参加も，より効果を上げることができる．

3 **衛生的施設設備の完備と管理**　手洗い設備，冷凍・冷蔵設備を十分備え，衛生的に作業できる施設であること．

4 **記録**　衛生管理日誌をつける．

労働災害の防止対策

特定給食施設の調理作業は大量の材料を扱い，大型の調理機器を操作して作業を進める．したがって，火傷・怪我などの危険も大きい．十分注意して作業に従事する必要がある．労働者の危険または健康障害を防止するための措置が労働安全衛生法に次のように規定されている．

労働安全衛生法第23条　事業者は，労働者を就業させる建設物その他の作業場について，通路，床面，階段等の保全並びに換気，採光，照明，保温，防湿，休養，避難及び清潔に必要な措置その他労働者の健康，風紀及び生命の保持のため必要な措置を講じなければならない．

施設設備の安全管理

施設設備は定期点検を行い，破損やネジの欠落，漏電，ガス漏れなどのないように管理する．

施設の安全

天井・壁・床・建物の破損はみつけ次第，担当者に報告し，的確に修理を行う．破損の放置はそ族・昆虫の侵入を許し，従業員の怪我の原因となる．床面の破損は転倒の原因となるので早急に修理する．

保存保管設備

冷凍庫・冷蔵庫内および消毒庫内部温度の確認は定期的に行う．また，パッキングや扉の取りつけの破損に気をつける．

殺菌灯は，長時間の照射で皮膚に炎症を起こすことがあるので，殺菌灯を点灯したなかで作業を続けないようにする．殺菌灯は使用頻度にもよるが，長期使用は効果が薄れるので，3～4か月に一度の割で交換する．包丁まな板殺菌庫の使用の際は，直接光線が当たるよう器具を入れる．高温・低温・多湿の所では効果が少ない．とくに洗浄後水分付着のまま庫内に器具を入れると湿気のため効果がなくなり，カビの発生がみられる．乾燥能力はないので，十分水分を切ってから入れる．

動力機器

リフトは定期点検を受け，制限以上の積載はしないこと．荷物専用リフトに人は乗らないこと．

合成調理機，総合調理機，フードカッター，スライサーなどの切断機器は手指を切るなどの事故が起きないよう取り扱いに十分注意し，ネジの緩みや歯の取りつけ安全装置の確認を行うこと．

ピーラー，ミキサー，食器洗浄機，換気扇などは漏電などのないようコンセントなどの防水に気をつける．

加熱機器

ガスレンジ，回転釜，炊飯器，フライヤーなどの加熱機器は，ガス漏れ，蒸気漏れ，ネジの緩みなどに注意をする．ガスは都市ガスとプロパンガスがあるので，それぞれ使用しているガスの特性を従業員に知らせ，取り扱いを間違わないよう教育する．ガス漏れに気がついたらガス栓を閉め，窓を開け，十分換気したのち着火する．とくに自動着火のガスレンジや電気器具を使い慣れた若い従業員は，手動点火の回転釜やガスオーブンの着火ミスでガス爆発を起こすことがあるので，点火順序をしっかりと教育する．

ガスはゴム管のひび割れのないよう注意し，連結部は完全に連結していることを確認する．また，ガス使用後は元栓を閉め，終業時にはその確認を行うこと．

ボイラー，湯沸し，釜などは空炊きなどのないように注意し，火気のそばには燃えやすい物を置かない．

6
給食の施設・設備

1―生産（調理）施設・設備設計

給食施設は，調理室と食堂およびその付帯施設からなり，食材料の搬入→保管→下処理→調理→盛付け・配膳→供食→厨芥の搬出まで，一連の作業が能率的に，衛生的に，安全に行われるためには，施設・設備の特性，性能を知り，整備・保全に努め，効果的な運用を行っていくことが必要である．

施設・設備の計画にあたっては，給食の規模，給食の提供方法，予算，設置場所，導入機器，従業員数などの条件だけではなく，喫食者の視点に配慮して行う．

また，施設は喫食者の利用の便がよく，食品の搬入，厨芥の搬出の便や採光などの便にも配慮して設置することが望ましい．

1A　大量調理機器の種類と機能；生産能力

●機器

調理機器の選定

特定給食施設の給食は調理時間，給食従業員数の制約があり，限られた時間内で目的を果たすためには機械の導入が必要となる．導入にあたっては，

① 厨房に適した機器専有面積であること．

② DIN 規格，JFEA 規格などに合格した機器であること．

③ 取扱いや手入れが簡単で安全であること．

④ 作業の省力化が確実に図れること．

⑤ 維持費などの諸経費が少ないこと．

⑥ アフターサービスが行き届くメーカーのものであること．

などの点に注意する．

作業区分別調理機器

給食関係機器には搬入・検収機器，下処理機器，加熱調理機器，盛りつけ配膳機器，洗浄消毒機器などがある（**表❶**，**図❷**）．施設の面積，規模，給食形式，作業人数などを考慮して，適した種類，サイズのものを選ぶ．

主な調理機器の種類と用途は次のとおりである．

❶ 主な調理機器

作業区分	調理機器
搬入・検収機器	冷凍庫，冷蔵庫，冷凍冷蔵庫，牛乳保管庫，パンラック，エレクターシェルフ，戸棚，運搬車，検食用冷凍庫
下処理機器	シンク（流し），調理作業台（ワークテーブル），移動台，ピーラー（球根皮むき器），合成調理機，ミキサー，ブレンダー，フードスライサー，フードカッター，さいの目カッター，ミートスライサー，貯米庫（サイロ），洗米機，万能食品成形機，パン粉付け機
加熱調理機器	レンジ，グリル，スチームコンベクションオーブン，フライヤー，蒸し器，スープケトル，電子レンジ，回転釜，炊飯器，ティルティングパン（ブレージングパン）
盛りつけ配膳機器	コールドテーブル，ウォーマーテーブル，ウォーマーカート，コールドカート，温蔵庫，フードウォーマー，盛りつけコンベア，配膳車，冷温蔵配膳車，ディスペンサー
洗浄・消毒機器	食器洗浄器，食器消毒保管庫，包丁・まな板殺菌庫
その他の機器	ブラストチラー，真空包装機，ボイラー・湯沸かし器，生ゴミ処理機，浄水器

搬入・検収機器

給食の規模・内容に応じた収容能力をもち，清掃・消毒のしやすい構造が望ましい．

下処理機器

●**シンク**（流し）

作業別，用途別に種類が多く，水切台付き，魚仕込み用の舟型，水槽は一槽から三槽のものがある．また，内側に水滴が流れ落ちるように設計されたドライシステム対応のシンクが好ましい．材質はオールステンレス製が衛生的でよい．耐久性を考慮して槽はSUS－24，1.2 mm以上の厚さが好ましい．給食従業員に合った高さのものを選ぶ．

●**調理作業台**（ワークテーブル）

下方が戸棚付，自在車輪が付き移動可能なものなど種類も多い．材質はシンク同様のものが好ましい．奥行，間口もサイズが豊富であり，シンク同様用途に合わせて選択する．また，床面への水のこぼれを少なくしたドライシステム対応のものが好ましい．

●**ピーラー**（球根皮むき機）

じゃがいも，にんじんなどを短時間で効率よく洗いながら皮をむく．1回8～10 kgを2～5分程度で処理するものから1回25～30 kgを2～3分で処理するものまである．

●**合成調理機**

野菜類の下ごしらえから挽肉まで行う．切截プレートの交換により，笹切り，輪切り，短冊切り，線切り，おろしなどができる．また，小規模給食に適した卓上型の機器（ベジタブルスライサーなど）も多種類出回っている．無理な材料の送入や，直接送入口に手で送り込むことは機械に負担をかけたり，危険が伴うので絶対に行ってはならない．

●ミキサー，ブレンダー

ミキサーは1回に6 kgのマヨネーズを10分程度でつくることができる．その他，小麦粉，粉乳，ドレッシング，ポタージュなどの溶解・攪拌に利用する．ブレンダーはスープやピューレなどの水分の多い材料のブレンドに適し，高速回転（20,000～15,000 rpm）のため数秒で裏ごし様に仕上げる．機種は3.8～0.9 L程度の容量のあるものがある．

●フードカッター

野菜類，肉類，魚類などあらゆる食品を風味を損なうことなくみじん切りにする．

●洗米機

水圧による循環方式のものが普及している．1回15 kgで3～5分，給水量は25～35 Lである．また，計量から水加減まで自動的に行う完全自動洗米機もある．これは精密な機械であるため，取り扱いに注意し，日常の点検，清掃が大切である．

加熱調理機器

●レンジ

バーナーの数，大きさ，種類（一重，二重），オーブン付き，重い寸胴の移動に便利なローレンジ，熱源が電気の電気レンジ，鍋底を電磁誘導により発熱させ直接加熱を行う電磁調理器もあり，種類が多いので用途に合わせて選定する．

●スチームコンベクションオーブン

蒸気による加熱調理と熱風による加熱調理を兼ね合わせたオーブンで，蒸し物から焼き物まで幅広い料理に使うことができる．TT管理をベースにした新調理システムの実践を可能にさせる機器である．

●フライヤー

熱源はガス，電気，電磁がある．一槽式，二槽式，丸型，角型さらに連続型のものまであり，食数，使用頻度に合わせて選ぶ．いずれも過熱防止装置により異常に油温が上昇したときは自動的に熱源が止まるものがよい．使用後の点検，手入れは器具が冷えてから行い，油槽内の油カスは毎日取り除き，本体，油槽の汚れは中性洗剤またはクレンザーで清掃しふきとる．

●スープケトル

釜が二重構造になっており，スープ，ソースから粥まで焦げ付きやすい料理に最適である．

●ティルティングパン

ブレージングパンともいい，底の平らな鍋で，スープ，シチューの煮込みから，煮物，揚げ物，炒め物，蒸し物などに幅広く利用される．

盛りつけ配膳機器

●コールドテーブル

テーブル型の冷蔵庫で，サラダ，ゼリーなどに利用され，ウォーマーテーブル同様カフェテリア形式の給食で使われている．またディスプレイしながら保冷するコールドショーケースもある．

❷ 調理機器の種類

搬入・検収機器

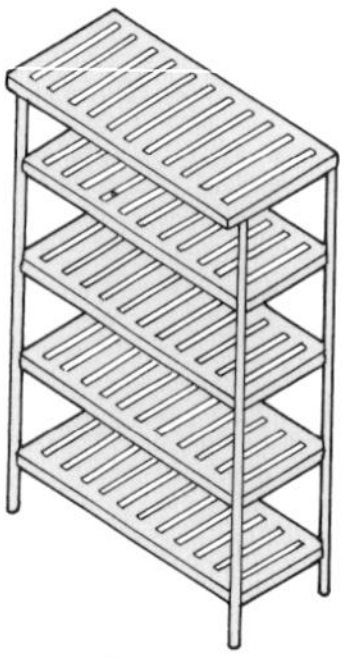
パンラック

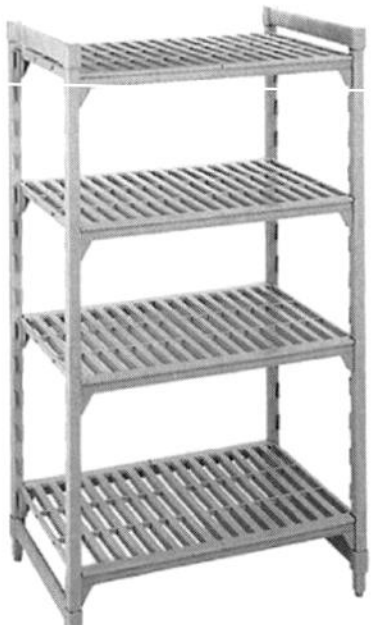
エレクターシェルフ

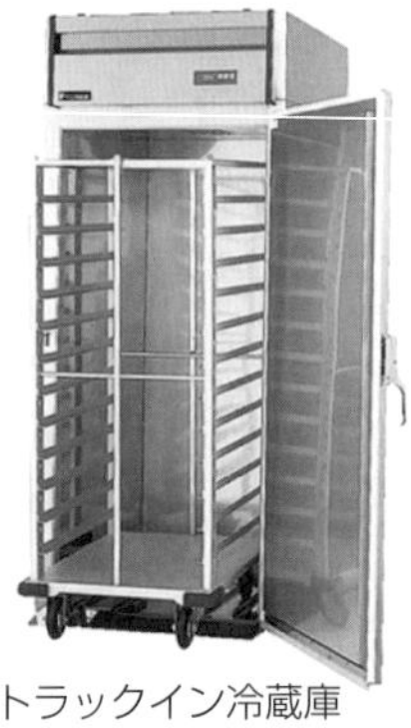
トラックイン冷蔵庫

下処理機器

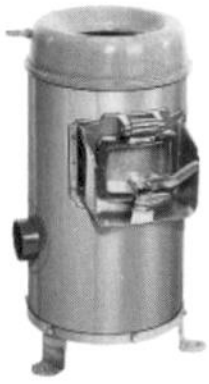
ピーラー

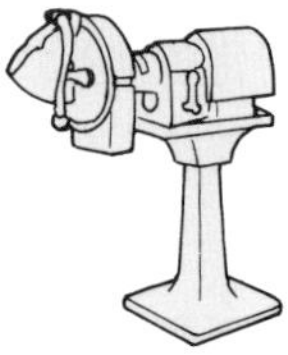
合成調理機

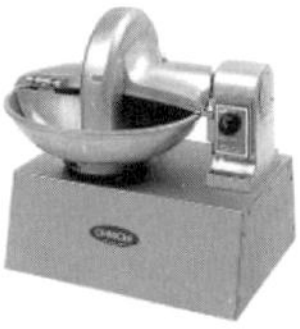
フードカッター

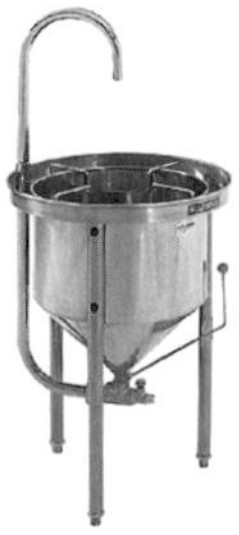
水圧式洗米機

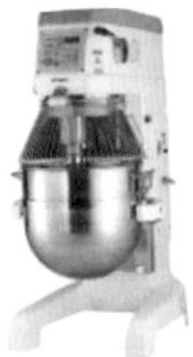
ミキサー

加熱調理機器

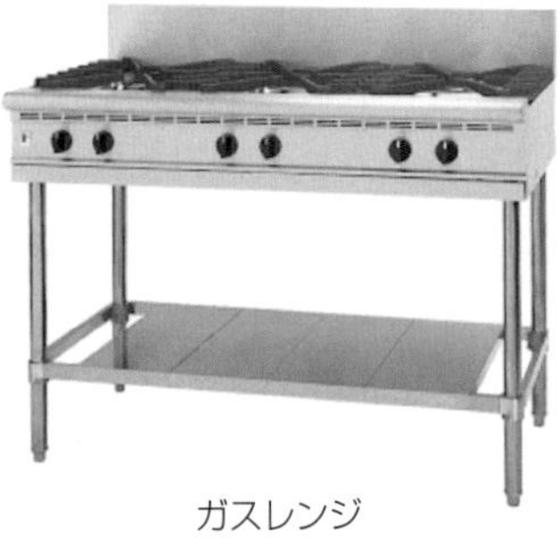
ガスレンジ

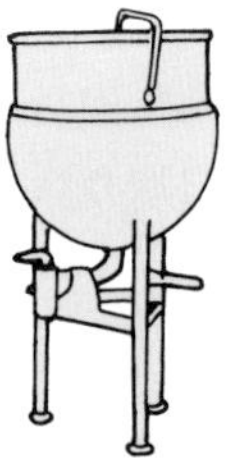
スープケトル

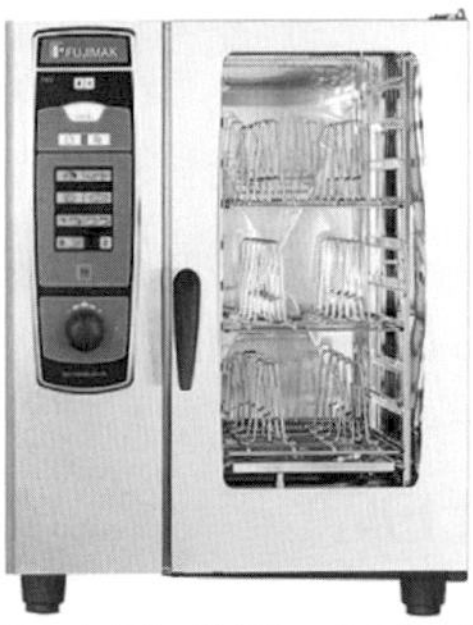

スチームコンベクションオーブン

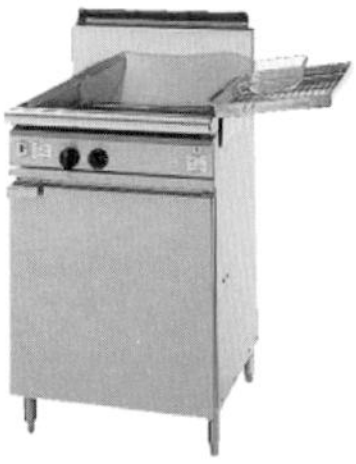
フライヤー

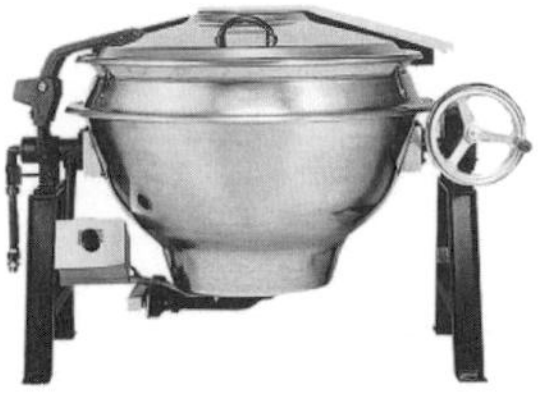
回転釜

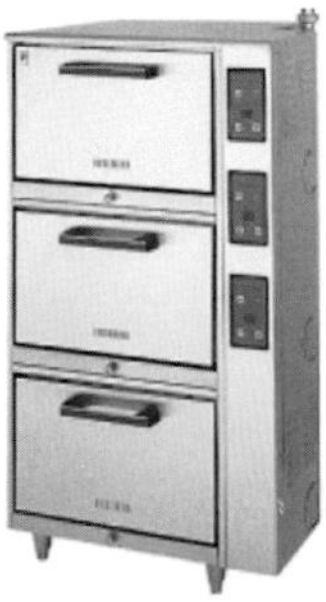
自動炊飯器

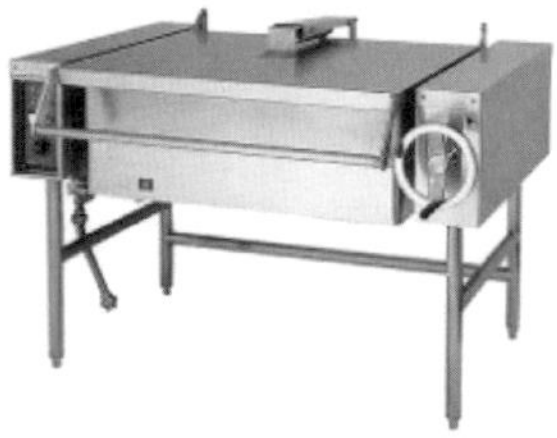
ティルティングパン

冷却機器

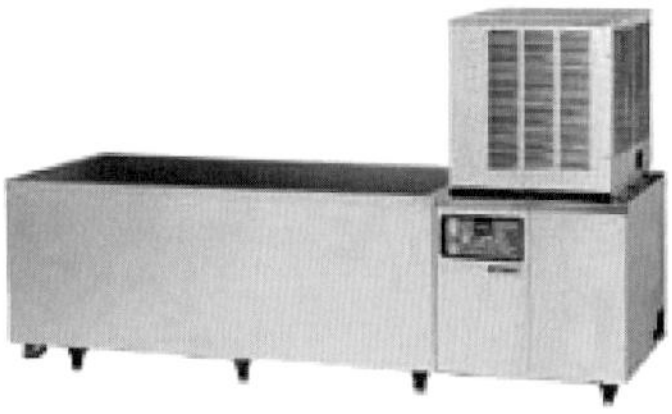

ウォターチラー

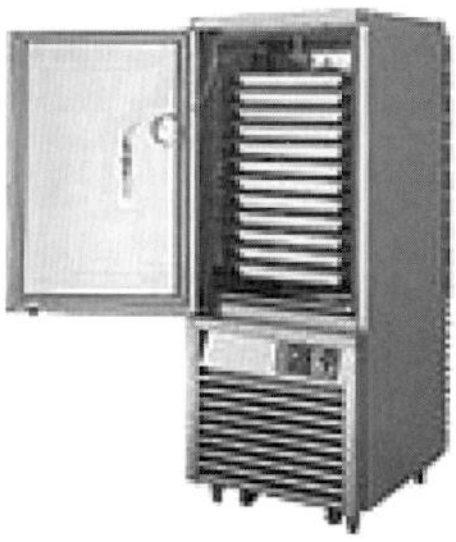

ブラストチラー

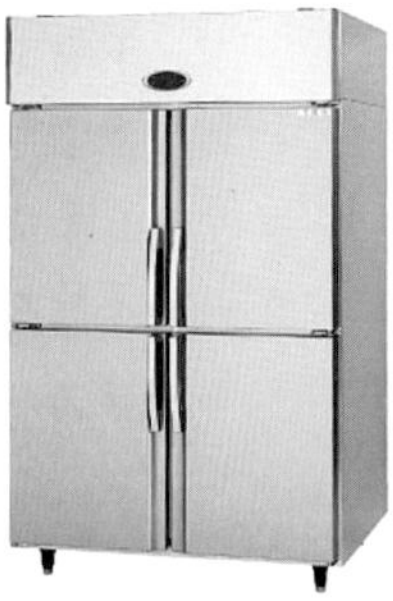

冷蔵庫

盛りつけ配膳機器

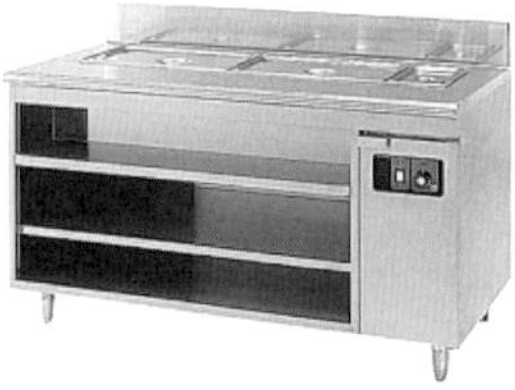

ウォーマーテーブル

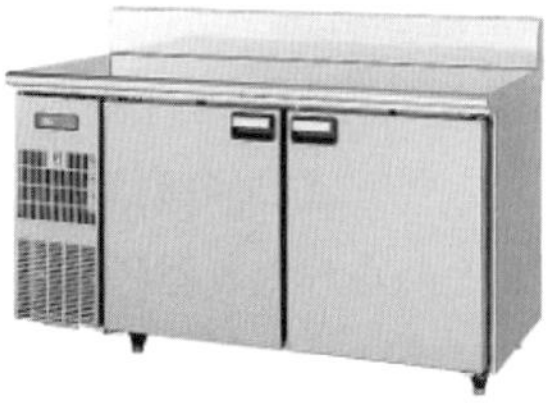

コールドテーブル

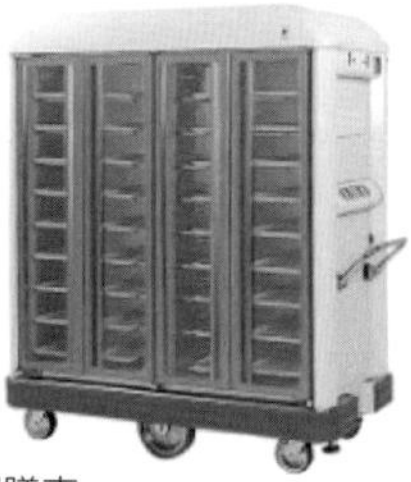

冷温蔵配膳車

洗浄消毒機器

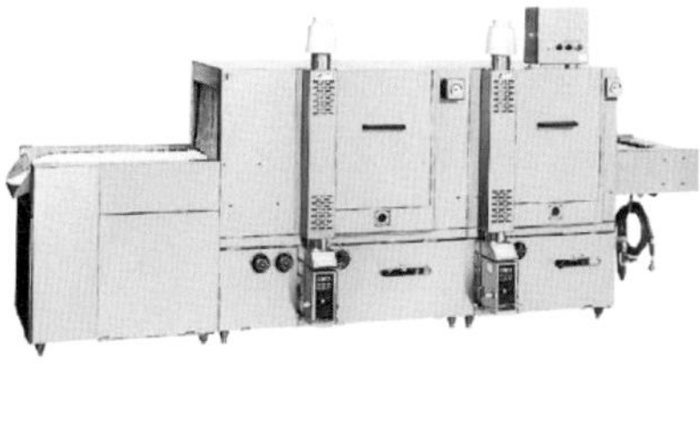

コンベアタイプ食器洗浄機

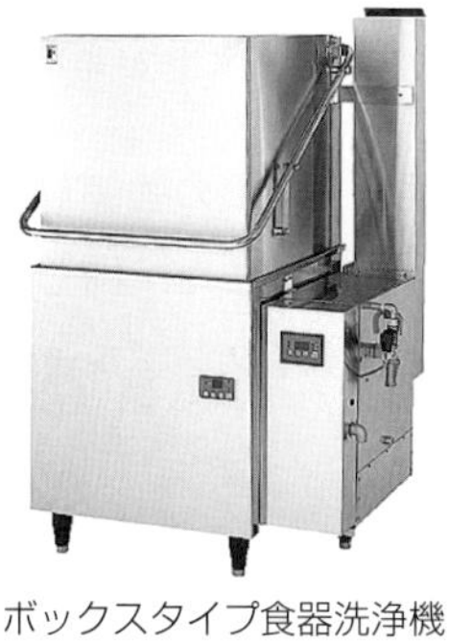

ボックスタイプ食器洗浄機

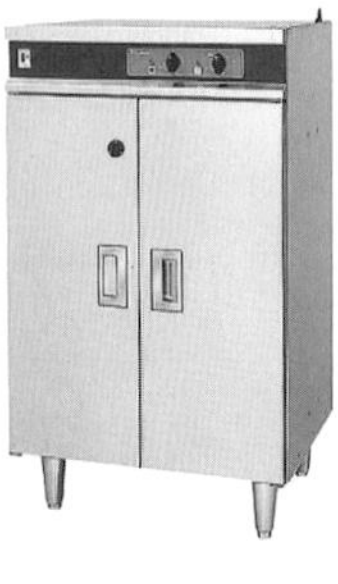

包丁まな板殺菌庫

（資料提供：（株）フジマック）

●ウォーマーテーブル

調製された料理（スープ，シチューなど）をホテルパンに入れて保温（30～110℃）．カフェテリア形式を採用している施設では適温給食に必須である．また卓上タイプのフードウォーマーも同様である．

●配膳車

トレイをのせて配膳室（調理室）から食堂，利用者まで運ぶ車で，適温給食にすぐれた冷温蔵車が望ましい．

●ディスペンサー

重量に応じ，スプリングが上下する．トレイなどがいつも同じ高さを保つため作業が軽減される．また，カフェテリア形式の食堂で使われる．トレイ，ディッシュ，コップ用などがある．

洗浄・消毒機器

●食器洗浄機

ボックス型とコンベア型があり，ボックス型は小さなスペース（870×660×1,410）で使用可能である．専用ラックに食器を収納してラックごと洗浄機に投入し，洗浄から仕上げまで自動的に行われ，性能により違いはあるが1ラック約45～120秒で終了する．また，かき上げ式洗浄機は少人数で一度に大量の食器を短時間で一気に洗浄する．浸漬槽にまとめられた食器は強力な噴流により下洗いされ，自動的にコンベアにかき上げられ，洗浄機に送り込まれる．

●包丁まな板殺菌庫

紫外線（殺菌線）による殺菌が行われる．15 W 殺菌ランプ 50 cm からの照射時間約1.5分でブドウ球菌の殺菌に効果が現れる．包丁，まな板はよく水分をとってから収納する．

その他の機器

●ブラストチラー

加熱調理した料理を冷風の強制対流で急速冷却を行う冷却機で，クックチルシステムを行う際に使われる．また，同じ冷却機に冷却水が循環するタンクにパック詰めした料理を入れて冷却するタンブルチラーは，真空調理法に適している．

●氷温庫

－3～＋10℃の範囲で，凍りつく寸前の温度で貯蔵し，食品の鮮度を保つことができる．また，クックチルの際，ブラストチラーで冷却した料理を保存する．

●温蔵庫・温湿蔵庫

料理を保温しておく機器．新調理システムではおもに再加熱や提供するまでの時間のホールディングに用いる．

●真空包装機

食材を生のまま，あるいはあらかじめ熱処理して調味料・調味液と一緒に真空包装する機器で新調理システムの真空調理法に使われる．

●什器・食器

什器

調理室では多種類の器具が使われている．材質は，ステンレス，アルミニウム，アルマイト，鉄，ホーローなどがある．ステンレスは鋼板表面をクロムニッケルで覆い，鉄の酸化を防止している．なかでも機器に多く使われているSUS 430は酸，食塩に長時間触れると錆びる．ボールなどに使われているSUS 304は，酸，アルカリに強い．アルミニウムは熱伝導はよいが，酸，アルカリ，食塩に弱く，アルマイト加工して使われている．鉄は油の吸収がよくフライパンなどに使われているが，錆びやすいので使用後は水気をとり，油を塗る．ホーローは酸，アルカリ，食塩に強く，汚れ，臭いが落ちやすいが，はげると腐蝕しやすくなるので丁寧に取り扱う．

鍋類，ボール，ざる，バットにはサイズ，材質も多く，施設に適したものを選ぶ．また，電磁調理器を使用する場合は電磁用の鍋（アルマイト製は使用不可）を使用する（図❸）．

食器

食器には料理形式から和・洋・中の別，材質からは陶器，磁器，プラスチック，ガラス，木があり，サイズも豊富である．選定にあたっては，給食内容，必要個数，および収納スペースを考慮して決める（図❹）．

給食用の食器はメラミン，ポリプロピレンが主流であるが，材質によってその取り扱いに違いがあるのでその性質を熟知して使用する（表❺）．最近は食環境の豊かさや温かさが要求され，木製の器や磁器（強化磁器：陶土＋アルミナ）が使われるようになった．また，自助用食器には，すくいやすいように皿底に傾斜をつくったり，裏面にゴム脚を付けて動かないようにしたり，柄が自由に変形するスプーン，フォークなど，食べやすくする工夫が施されている．

1B　作業区域と設備のレイアウト

施設の区分

給食施設には，調理室（主調理室，下処理室，盛りつけ配膳室，食器洗浄室），食堂およびその付帯施設として事務室，検収室，倉庫，休憩室，便所，更衣室がある（図❻）．

食材料の受け入れから，保管，下処理，調理，盛付け，配膳，供食，下膳，洗浄までの流れがスムーズで衛生面や運用面に配慮した計画を行っていく．また，HACCPの考え方に基づくドライシステムやウォールマウント仕様機器の配置など衛生的，機能的な機器の導入が求められる．

❸ 什器の種類

鍋類

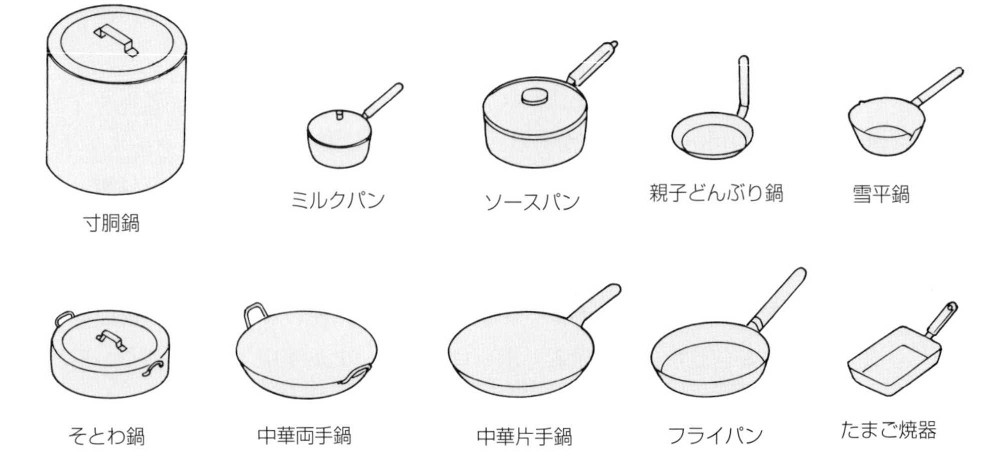

ボール・ざる・バット類

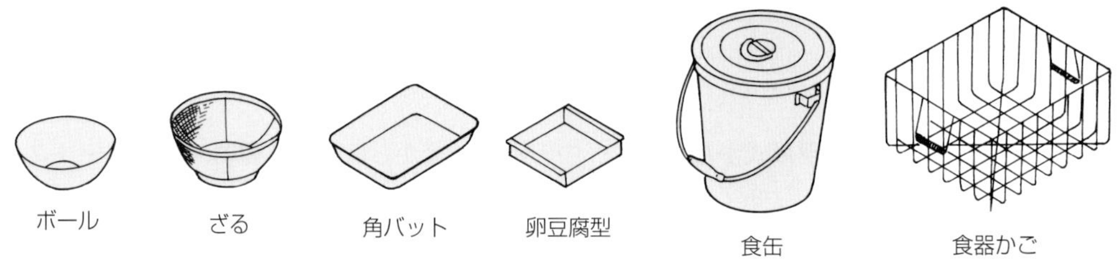

計量什器

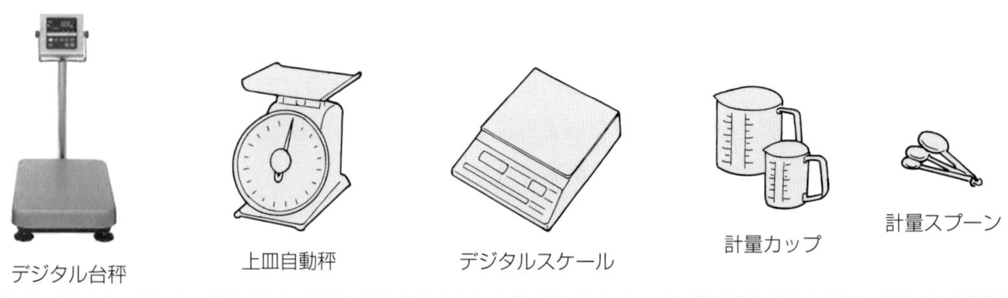

その他

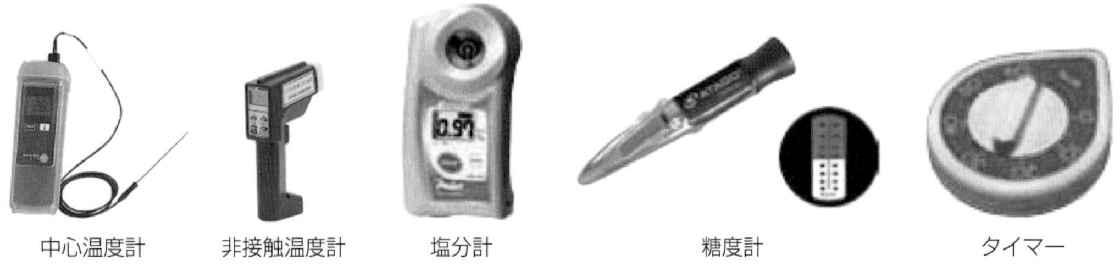

（資料提供：（株）フジマック）

杓子類・その他（単位：mm）

日本料理用

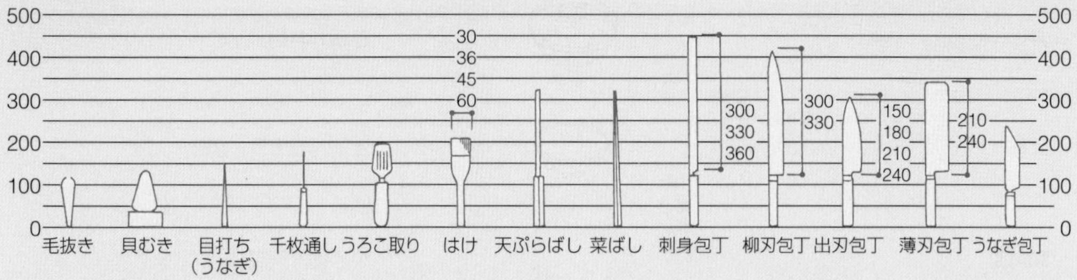

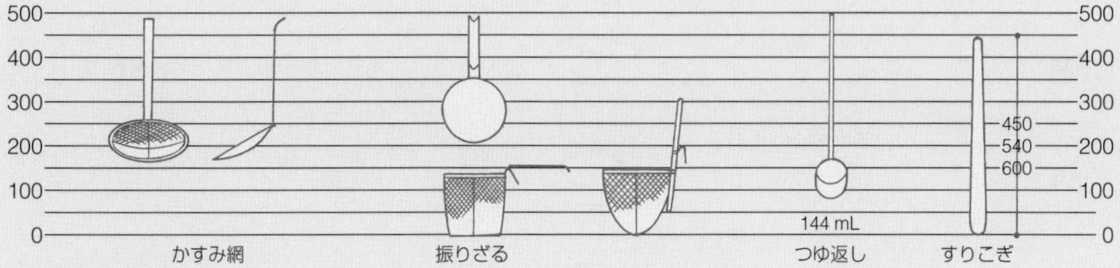

中華・西洋料理用

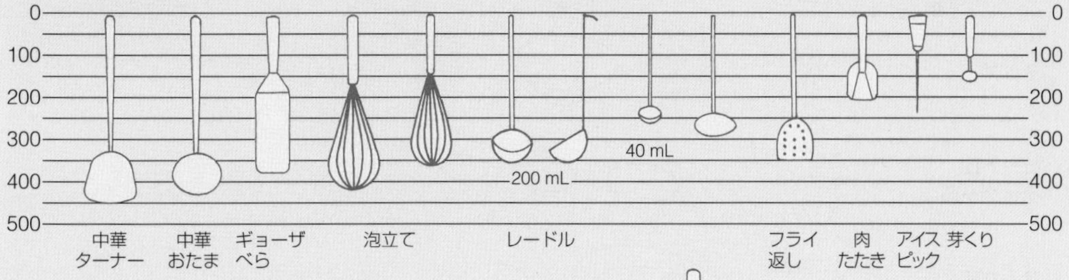

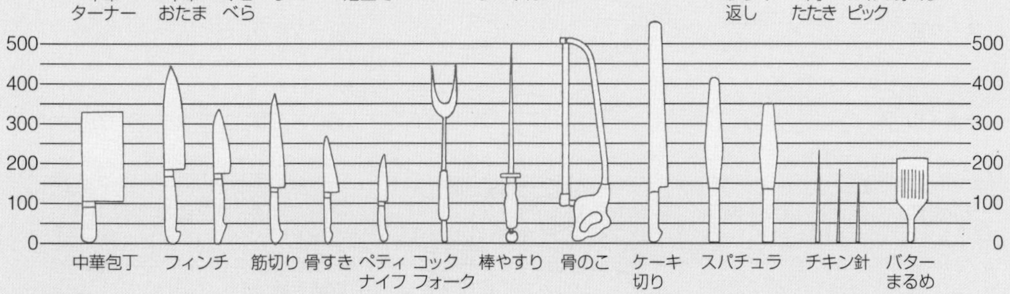

他調理用具

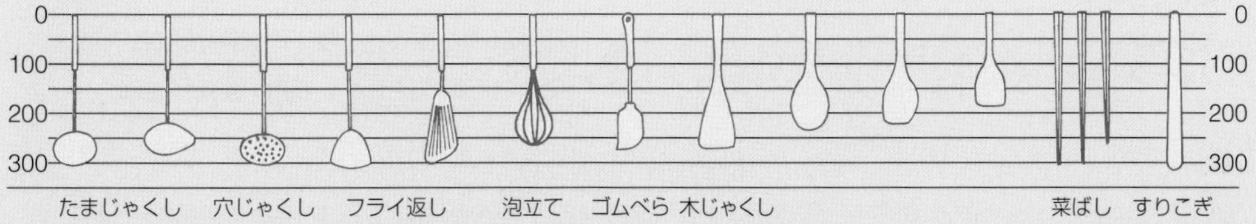

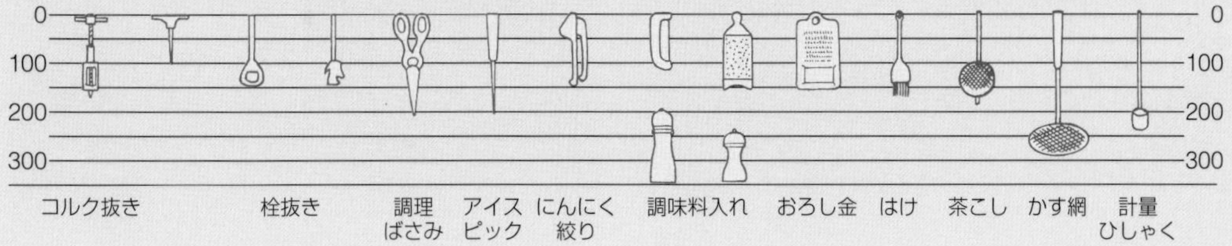

❹ 食器の種類と容量

種類	容量	形状	用途
丼	600 mL 540 mL	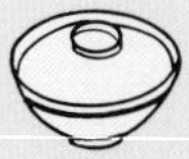	ご飯，丼物
汁碗	280 mL 240 mL 220 mL	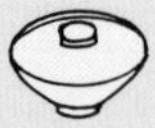	汁物（みそ汁，清汁）
和角皿	220 × 150 199 × 127	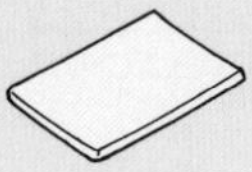	焼き物，天ぷら
深皿	187 × 38 162 × 38	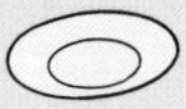	煮物，和え物，サラダ，漬物
小鉢	290 mL 240 mL 220 mL 110 mL	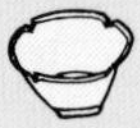	和え物
茶碗蒸し	250 mL 220 mL	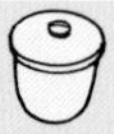	茶碗蒸し
そば丼	1,000 mL 770 mL	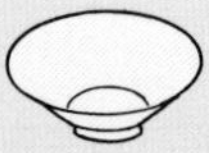	うどん，そば
ミート皿 ディナー皿	ϕ 240 mm ϕ 200 mm ϕ 160 mm	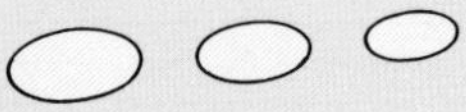	和・洋・中料理に利用できる
スープ皿	750 mL 420 mL	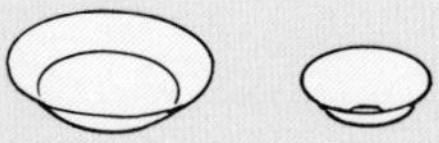	スープ，カレー
小ボール	120 mL 240 mL 300 mL	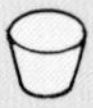	ゼリー，プリン，サラダ，フルーツ
ランチ皿	ϕ 180 mm	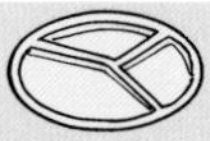	一皿に料理を盛り合わせる
皿 マグカップ スプーン フォーク	ϕ 200 mm 300 mL 230 mL 188 mm 193 mm	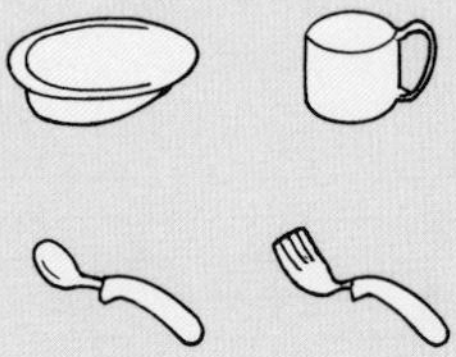	自助食器 皿：すべらないように座面にすべり止めをしてある マグカップ：4 本の指が楽に入る スプーン フォーク：右用・左用がある

❺ 給食用食器の素材別取り扱い方法

項目 材質 主な用途		耐熱温度（℃）［制限温度］	食器保管庫の設定温度（℃）	蒸気消毒	漂白剤	直射日光紫外線菌灯	着色汚れを生じやすい食材	電子レンジ
ポリプロピレン シール容器　ざる 弁当箱	PP	120 ［95］＊1	85～90	×	酸素系	―	トマトケチャップ すいか かぼちゃ 人参おろし	○
ポリカーボネート 弁当箱　サラダボール トレイ	PC	130	85～90	×	酸素系 塩素系	× （黄変する）	生姜	○
ポリエチレンナフタレート 食器	PEN	120 ［95］＊1	85～90	○	酸素系 塩素系	× （薄く黄変する）	―	○
メラミン樹脂 食器	MF	120	85～90	×	酸素系	× （黄変する）	梅漬，紅生姜 ソース ドレッシング	×
不飽和ポリエステル トレイ	FRP	130	85～90	×	酸素系 塩素系	―	カレー 紅生姜	―
ポリスルホン 食器	PAFS	170	85～90	○	酸素系 塩素系	―	―	○
超耐熱ABS/表面塗装 漆器	ABS	140 ［95］＊1	80	×	酸素系	―	カレー	○
芳香族ナイロン 箸	PA	290	85～90	×	酸素系	―	試験データはない（着色クレームはない）	―
アクリル樹脂 カラー食札	PMMA	75	保管庫に入れない	×	酸素系 塩素系	○	試験データはない（着色クレームはない）	―
強化磁器 食器	ARP	700	［85～90］＊2	○	酸素系 塩素系	―	―	○

＊1：膨れ防止の制限温度.
＊2：100℃以上の温度に設定可能だが，殺菌消毒の目的と熱傷防止，経済性などから85～90℃で十分と思われる.
（三信化工株式会社カタログから改変）

❻ 給食施設の区分

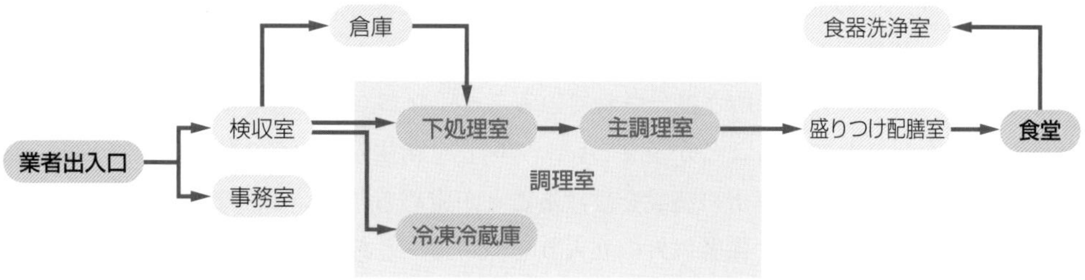

面積および特性

調理室

調理室の面積は，学校給食には基準が設けられているが（表❼），施設の種類，食数，作業人数，給食形態，料理の種類，配膳形式などを考慮し算出する．一般的には，必要な機器を選定し，その占有面積から算出する．大施設では機器占有面積の 3 ～ 4 倍，小施設では 2 ～ 2.5 倍を目安とする．また，調理室の形は作業動線を考えると長方形（横長）が望ましく，2 辺の比が 1：1.5 ～ 2 が能率的である．食品の調理過程ごとに，汚染作業区域，非汚染作業区域及び清潔作業区域を明確に区別する．各区域を固定し，壁で区画する，床面を色別する，境界にテープを貼る等により明確に区別することが望ましい．

食堂

労働安全衛生規則（630 条）により 1 人当たり 1 m^2 以上と決められているが，食堂の種類，テーブル形式によって 1 席当たりの面積は若干違ってくる．また，サービスの方法や車椅子を使用する場合（左右を広くとる）なども考慮する．

事務室

調理室に面し，調理作業を一望できるようにガラス張りがよく，また，食品などの納入業者出入口との連絡のよいところに設ける．

検収室

納入業者の出入りに便がよく，また，倉庫，事務室への動線が短いところに設け，計量器，シンク，調理台などを備える．

倉庫

常備食品，生鮮食品，備品，消耗品が区分けされており，換気設備を整え，検収室→倉庫→調理室の流れに沿った位置であること．

その他の施設

その他の施設として，休憩室，便所，更衣室がある．給食従業員の環境をよくし，事故などが起こらないように配慮する必要がある．これらの施設は，隔壁により食品を取り扱う場所と区分されていること．なお，調理室等から 3 m 以上離れた場所に設けられていることが望ましい．労働安全衛生規則（630 条）により便所，休憩室は調理従事者等専用の施設を設けることが定められている．また，同規則には“厨房内にはみだりに関係者以外の立入りを禁ずる”とあり，調理従事者等専用の出入口を設けることも必要である．

構造

床

施設の床は，平滑で適当な勾配（100 分の 2 程度）及び排水溝（100 分の 2 から 4 程度の勾配を有するもの）を設けるなど排水が容易で掃除しやすい構造で，コンクリート打ちは一般床より最低 300 mm ほど下げる．床はドライシステムがよく，床材は，

❼ 学校給食施設基準の内容について

単独調理場

児童等の数	基準面積		
	調理場施設	炊飯給食施設	アレルギー対策室
200 人以下	170 m^2	9 m^2	1 m^2
201 人～ 400 人	213 m^2	14 m^2	3 m^2
401 人～ 600 人	266 m^2	18 m^2	4 m^2
601 人～ 900 人	319 m^2	21 m^2	6 m^2
901 人～ 1,200 人	361 m^2	25 m^2	8 m^2
1,201 人～ 1,500 人	383 m^2	28 m^2	11 m^2
1,501 人以上	406 m^2 に 1,501 人を超える 300 人ごとに 22 m^2 を加えた面積	32 m^2 に 1,501 人を超える 300 人ごとに 3 m^2 を加えた面積	11 m^2

共同調理場

児童等の数	基準面積		
	調理場施設	炊飯給食施設	アレルギー対策室
500 人以下	374 m^2	25 m^2	4 m^2
501 人～ 1,000 人	465 m^2	34 m^2	7 m^2
1,001 人～ 2,000 人	884 m^2	43 m^2	14 m^2
2,001 人～ 3,000 人	1,288 m^2	55 m^2	21 m^2
3,001 人～ 4,000 人	1,679 m^2	66 m^2	28 m^2
4,001 人～ 5,000 人	1,925 m^2	78 m^2	35 m^2
5,001 人～ 6,000 人	2,195 m^2	89 m^2	42 m^2
6,001 人～ 7,000 人	2,480 m^2	101 m^2	50 m^2
7,001 人以上	2,802 m^2 に 7,001 人を超える 1,000 人ごとに 285 m^2 を加えた面積	112 m^2 に 7,001 人を超える 1,000 人ごとに 12 m^2 を加えた面積	50 m^2

（公立学校施設費国庫負担金等に関する関係法令等の運用細目より共同調理場部分を抜粋）

❽ 排水管の口径と勾配

排水管口径	勾配	備考
75 mm 以下	最小 1/50	敷地排水管および排水横枝管は，その流速が 0.6 m/s を超える場合には，0.6 m/s を下回らない範囲で，左記に記した勾配より緩い勾配で配管してもよい
100 mm 以下	最小 1/100	

耐水，耐火，耐久性に優れ，滑らず掃除しやすく，油による化学変化を受けにくい材料が望ましく，無機質系硬化仕上げ剤は，作業区分別に着色もでき最適である．また，床面と内壁面との接合部分および排水溝の底面の角は，適度な丸みをつけ，清潔で掃除しやすい構造がよい．

排水

排水管の口径と勾配は**表❽**のとおりで，これより緩やかでも急でもいけない．緩やかだと管内流速が遅く汚物を押し出す力が不足し，急だと水だけが急速に流下して汚

❾ **トラップの基本形**

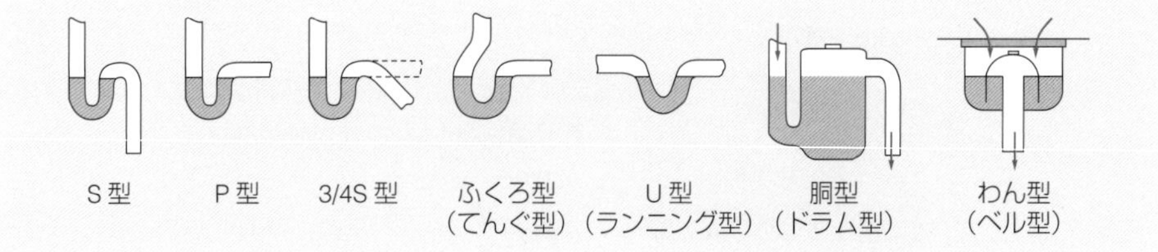

物が管内に残ってしまう．また，トラップ（封水といい，深さ 50 mm 以上 100 mm 以下）は排水管途上の水ためで，その基本形は図❾のとおりである．トラップをつけずに配管すると排水管内の空気と室内空気とが連絡され，排水管内の悪臭，有毒ガス，小虫，うじ，微生物などが室内に入り込んでしまうことになる．

壁および天井

内壁は，美観，耐水，耐火性に優れているタイル貼りが最もよい．床面からの高さが 1 m までの部分および水その他の液体によってとくに汚染されやすい部分はタイルなど耐水性材料にする．また，清掃性をよくするために床からの壁面立ち上がり部は R 仕上げにする．

天井材は，耐火，耐水，防音性が望まれ，プラスター，モルタル，金属板張りなどで耐火塗装にする．食品衛生法施行規則では“天井は平滑で清掃しやすく，照明および通風が十分であること”とある．天井は高いほうがよく，また，換気装置などにほこりがたまらないように二重天井にし，水滴防止には天井裏に不燃性断熱材を使う．

設備

表❿に厨房用器具の記号一覧を示す．

給水設備

調理室，洗浄室で使用する水は衛生的であることと同時に必要量が確保されていることが条件である．衛生面では労働安全衛生規則（第 627 条）“地方公共団体等の行う水質検査により，水道法第 4 条の規定による水質基準に適合していることを確認すること”と規定されている．水量は（表⓫），最大給水量が給水できる量を必要量として確保する計画がたいせつである．また，調理室専用の水量計を設置し，使用量を把握し，光熱水費の算出，節水に生かす必要がある．また，断水時の非常用貯水タンクについても検討する．

給湯設備

給湯システムには局所式と中央式があり，局所式には瞬間式，貯湯式，気水混合式がある．調理室で使われる各種機器が必要とする湯量，温度を確保できる給湯設備が必要である．1 箇所で使用することで，ほかの機器に十分な水量，温度が確保されないようでは衛生面，作業面で支障をきたす．同時の最大使用量を知り給湯設備を考える．

⑩ 厨房用器具記号

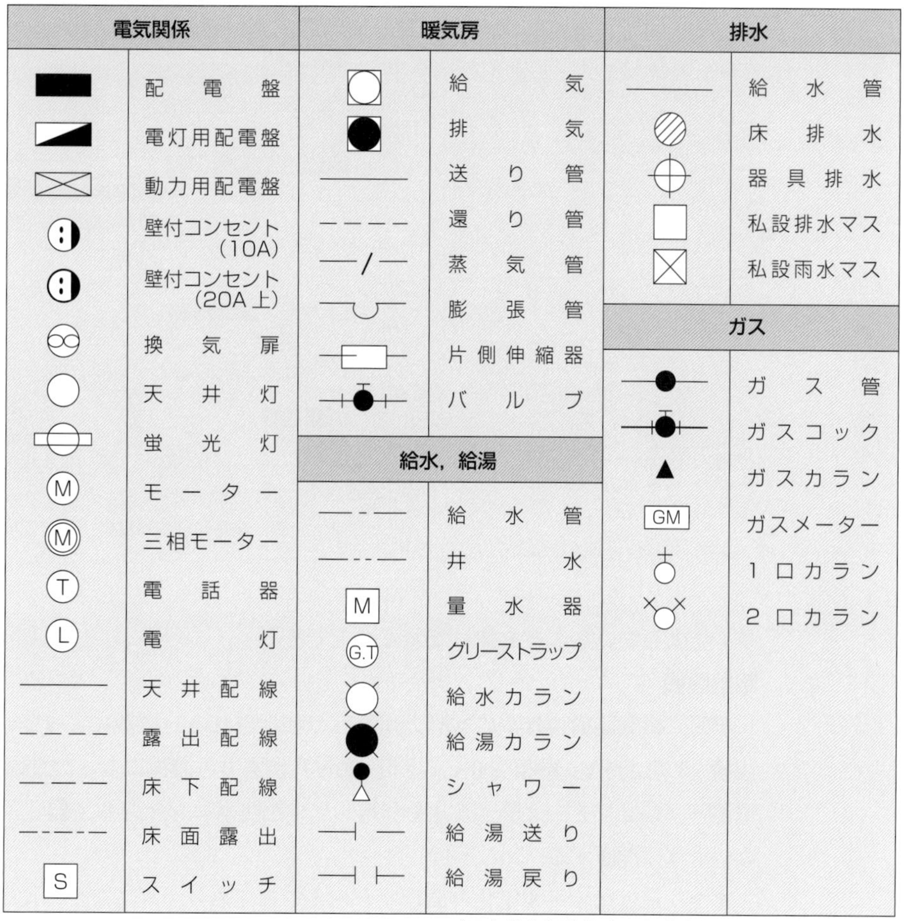

（日本給食指導協会：実践給食管理技法〈上〉から）

⑪ 厨房別水・熱資源使用量

	ホテル	レストラン	病院	学校給食センター	厚生施設
給水（L/食）	20	25	16	10	12
給湯（L/食）	10	8	8	5	6
ガス（kcal/食）	700	700	465	520	580
電気（W/食）	400	300	350	300	200
蒸気（kg/食）	0.8	0.3	0.7	0.5	0.3

（建築資料集成89年版から）

ガス設備

ガスは高温で加熱効果が速い．費用も安く取り扱いも簡単なため，調理室の熱源として最も多く利用されている．都市ガス（天然ガス），プロパンガスに大別され，使用機器に違いが出てくる．いずれも取り扱いに注意し，ガス漏れ，不完全燃焼，立消えによる事故が起こらないようにする．特にガス漏れの場合，プロパンガスは空気より重く，床面に停滞しやすく無臭のため，これに裸火が着火することによる大事故が

⑫ 調理場の照度

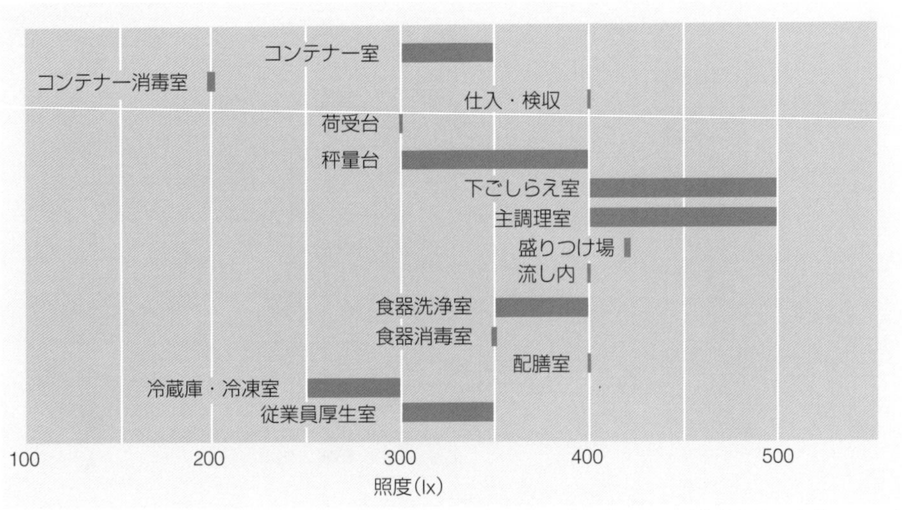

（日本建築学会編：建築設計資料集成，単位空間Ｉ．丸善，1980）

多く発生していることを知っておくべきである．

電気設備

照明，換気設備のほかにも動力用として使用される．機器によっていろいろな電気設備（3 相 200 V，単相 200 V，単相 100 V）があり，機種に合った設備が必要である．電源（コンセント）は壁，天井を利用し，また防水コンセント（◐$_{\mathrm{WP}}$）にして危険のないように配慮する．

また，最近はオール電化の調理室が増えてきており，ガスなどに比べて熱効率がよく，燃焼ガスの発生もないため，室内の空気を汚さず，温度・湿度の調節（大量調理施設衛生管理マニュアル：温度 25℃以下，湿度 80 % 以下）が容易にでき，衛生的で，しかも安全で，環境保全面からも優れている．

照明設備

調理室内の明るさは作業の能率，安全性，さらに衛生面からも重要で，その照度は**図⑫**のとおりである．照明方式には全般照明と局所照明があり，全般照明は作業面全体に一様の照明を与えるので，不均一にならないように照明器具の間隔を定められた範囲に収める．また，照明器具は天井埋め込みとし，防水，耐熱，さらに油に強い器具が必要で，点滅スイッチは高温，湿気を避けて設置する．

換気設備

調理室はいろいろな熱機器を使っており，これから発生する熱を除き，快適に作業ができる環境をつくることは，作業の安全，衛生にもつながる．加熱機器の上には必ずフードを設け，塵埃，油埃がたまらないよう直立板で囲う（**図⑬**）．とくに油脂を含んだ熱気を出す機器（フライヤー，レンジなど）にはグリースフィルターをつける．

防火・防災設備

日常災害は，人間の不注意によることが多い．事故が起きないように，また，起き

⑬ 業務用フード設置基準（東京ガス）

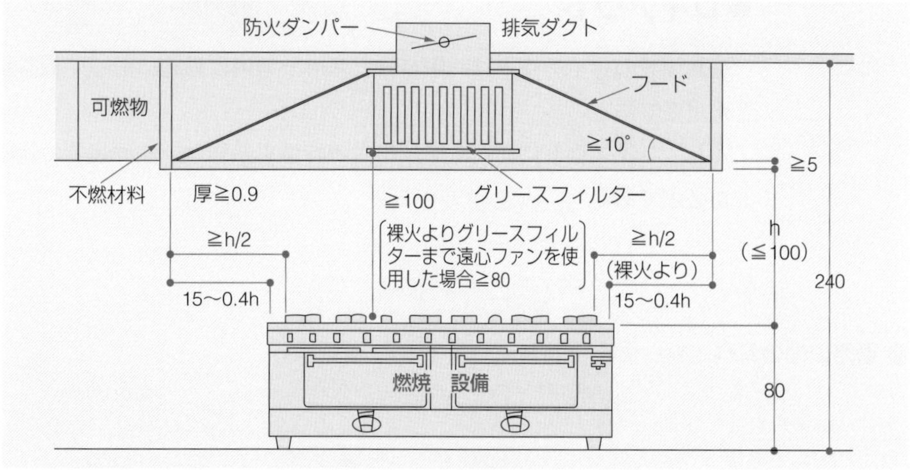

⑭ 火災の進行過程と対策

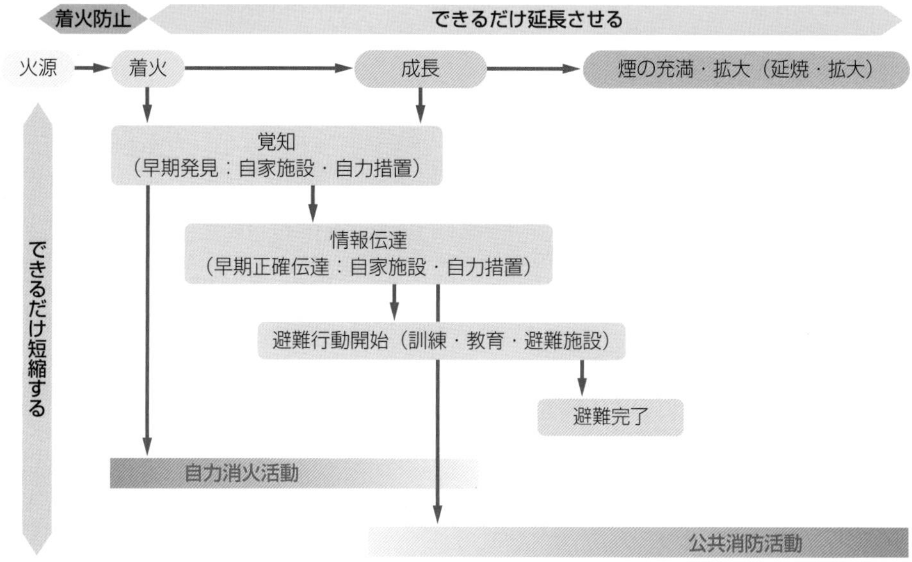

（日本建築防災協会編：特殊建築物調査資格者講習会テキスト）

ても拡大しないように，防火・防災計画を綿密に作成しておかなければならない．火災は早期発見・伝達が第一条件である．給食施設では，耐火構造，排煙設備，スプリンクラー，防火シャッター，防火扉の設置はもちろんのこと，あわせて避難計画をしっかり立てておかなければならない．また，調理室内のフード，ダクト内の危険火を感知する自動消火装置の設置も望まれる（図⑭）．

手洗い設備

調理室，盛りつけ配膳室，調理従事者等専用便所の手洗い設備は，感知式の設備等で，コック，ハンドル等を直接手で操作しない構造のものが望ましい．また，手洗い後の手ふきは使い捨てのペーパータオルを設置する．

●レイアウト

給食施設のレイアウトは，限られたスペース内に動線に沿って機器類を配置することが重要である．

また，レイアウトにあたっては給食の特性を熟知し，法的規制の範囲内に収めることが必須である．

⑮ 通路の幅の資料（調査：飯野　香，1976.8.30　現在）

No.	条件	限界寸法（mm）	普通（mm）	適当（mm）	備考
1	1人歩きの場合	750	1,000	1,100 ～ 1,200	
2	すれ違いが多い	1,000	1,200	1,200	
3	ワゴンが通る	ワゴンの幅× 1.5	ワゴンの幅× 2	ワゴンの幅× 2	
4	ワゴンが曲がる	ワゴンの長さ× 1.5	ワゴンの長さ× 1.5	ワゴンの長さ× 1.5	
5	物を持って歩く	荷物の幅× 1.5	荷物の幅× 2.0	荷物の幅× 2.0	荷物の幅が体の幅より大きい場合
6	火器の前（レンジなど）	1,000	1,200	1,200	
7	セルフサービスのカウンター前	カフェテリア 1,000	1,200	1,200	
8	セルフサービスの産業給食	2,000	2,200	2,500	チケットと交換に食事を受け取る場合
9	セルフサービスの車椅子	2,000	2,300	2,500	車椅子使用者用食堂

（飯野　香：厨房設備の設計と積算．鹿島出版会，1977）

⑯ 作業に適する高さ（人間工学からみたもの）

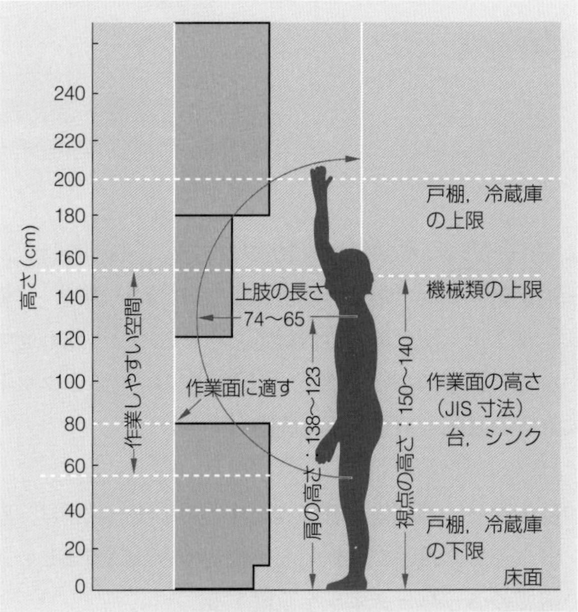

⑰ 厨房平面図

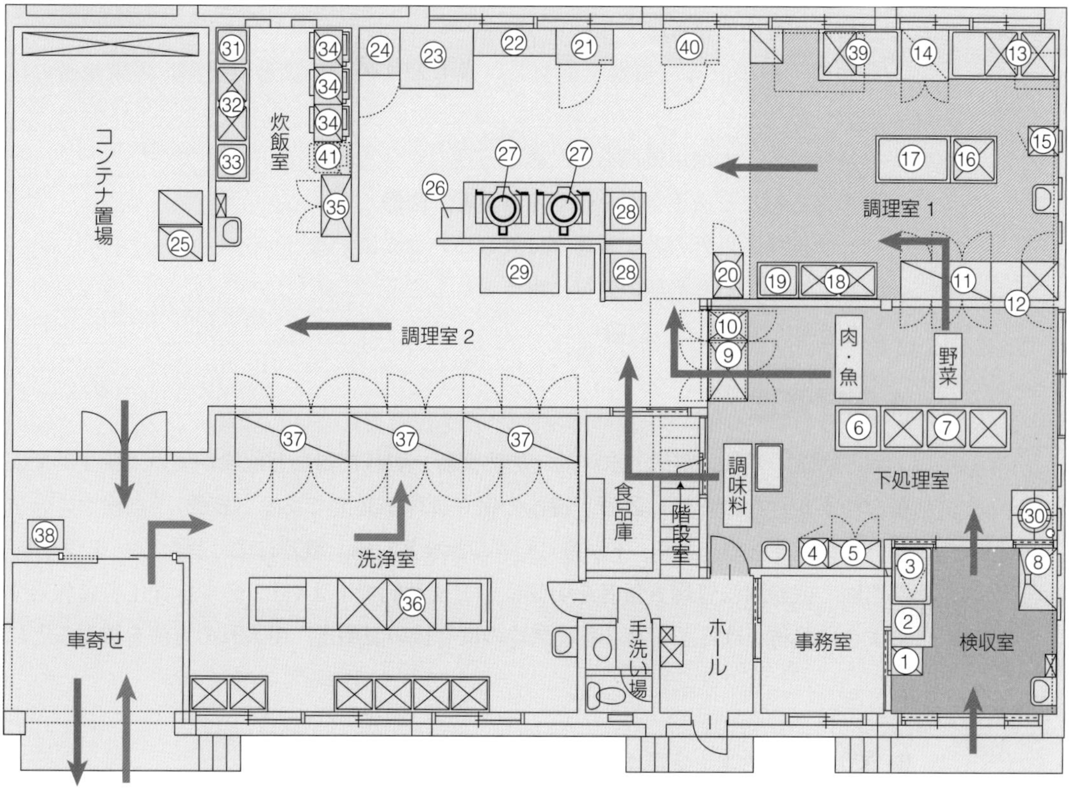

：汚染区域（検収室，下処理室）

：非汚染区域（調理室 1，調理室 2，炊飯室，コンテナ置場）

→ 動線（食材，食缶）→ 動線（食器，食缶）

品名	寸法（W × D × H）	品名	寸法（W × D × H）
①検食用冷凍庫	555 × 635 × 850	㉒フードミキサー	1,200 × 975 × 1,130
②ピーラー	448 × 540 × 760	㉓ブラストチラー	1,500 × 1,220 × 2,220
③ピーラーシンク	1,200 × 750 × 600	㉔冷凍庫	900 × 800 × 1,890
④包丁まな板殺菌庫	600 × 600 × 1,350	㉕電気ホットワゴン	605 × 840 × 1,750
⑤電気式食器消毒保管庫	990 × 950 × 1,900	㉖電磁調理器（ローレンジ）	450 × 600 × 450
⑥水切作業台	750 × 900 × 800	㉗電気スープケトル	1,255 × 935 × 1,005
⑦三槽シンク	2,700 × 900 × 800	㉘電気ティルティングパン	1,090 × 915 × 850
⑧ライスタンク	750 × 750 × 1,500	㉙電磁連続フライヤー	1,615 × 920 × 830
⑨パススルー冷蔵庫	1,200 × 850 × 1,890	㉚水圧洗米器	570 × 800
⑩パススルー冷凍庫	625 × 850 × 1,890	㉛水切作業台	750 × 750 × 800
⑪パススルー冷蔵庫	1,800 × 850 × 1,890	㉜二槽シンク	1,500 × 750 × 800
⑫クリーンルームダスター	1,350 × 800 × 2,000	㉝水切作業台	750 × 750 × 800
⑬水切付二槽シンク	2,100 × 900 × 800	㉞立体炊飯器	700 × 705 × 1,320
⑭電気式食器消毒保管庫	990 × 950 × 1,900	㉟電気式食器消毒保管庫	1,050 × 550 × 1,900
⑮包丁まな板殺菌庫	600 × 600 × 1,350	㊱食器食缶洗浄機	4,800 × 1,310 × 1,465
⑯一槽シンク	900 × 900 × 800	㊲食器食缶消毒保管庫	2,360 × 950 × 1,900
⑰水切作業台	1,800 × 900 × 800	㊳ジェットクリーナー	570 × 730 × 750
⑱二槽シンク	1,500 × 750 × 800	㊴スライサー用受台	1,700 × 1,000 × 800
⑲水切作業台	900 × 750 × 800	㊵スチームコンベクションオーブン	1,125 × 711 × 1,900
⑳電気コールドワゴン	605 × 845 × 1,750	㊶立体炊飯器	700 × 705 × 1,320
㉑スチームコンベクションオーブン	1,125 × 711 × 1,900		

給食の特性（給食形態，食数，料理数など）を十分に把握し，

① 機器占有面積を考慮する．

② 作業動線に沿って機器を配置し，後もどりのないこと（清潔，汚染地帯の区分）．

③ 加熱機器，水使用機器をまとめる．

④ 通路の幅など適正空間をつくる（**表⓯**，**図⓰**）．

⑤ 給食関係者以外の者が調理室に入らないようにする．

⑥ いくらかの給食形態の変更に耐えられること．

などを基本に作図する（**図⓱**）．

●保守管理

調理室は，ガス，電気，水，油，加熱機器，切截機器など危険が多い．衛生的で安全な作業が行われるには設備，機器の保守管理が必要である（**表⓲**）．点検マニュアル（毎日行うもの，毎週，1か月，1年ごとなど設備，機器により異なる）をつくり，部門別，機器別に管理責任者を明確にし（交替制でもよい），必ず総責任者に報告するように義務づける．また，各種機器の取り扱い説明書，手入れの方法を機器ごとに

⓲ 保守管理のチェックポイント

設備名	毎日または定期	年に1回
給水・給湯 蒸気管 ボイラー	（そのつど）弁その他の漏えいと付属機器の補修調整	専用水道—水質検査 ボイラーの本体と付属機器の清掃および点検　（ボイラ規則）
排水	（毎日）床と排水溝の清掃 （毎週）管・トラップ・ますの清掃	
電気	（毎月）設備の点検（安全衛生規則）	定期巡視点検　（電気事業法）
照明	（そのつど）破損器具の補修	
ガス設備 （プロパン）	（そのつど）漏えいの修理（業者） （毎日）設備の作業状況の点検（LPG保安規則） （毎月）配管・付属設備の点検（LPG規則）	都市ガスは5年に1回導管その他の漏えい試験　（ガス会社，法） プロパンは2年に1回配管と調整器の耐圧気密試験　（LPG規則）
換気	（毎週）換気扇・グリースフィルターの手入れ，フード内外の清掃	空気濾過器の点検整備，防火ダンパの点検
厨房機器	（毎日）食品に直接または人手を介して接触するおそれのある部位の清浄・消毒と機器まわりの清掃	点検整備，消耗補用部品の交換
電気機器	正常機能の保持，定期給油	電気装置の点検
燃焼機器	正常機能の保持，バーナー・ノズルその他の手入れと調整	燃焼器点検　（LPG規則）
蒸気機器	機能保持，付属器の点検補修	点検整備　（ボイラ規則）
冷凍機器		安全装置その他の点検とガス補充
貯米タンク	（3～6月に1回）内部をからにして器内外と関連機器の清掃	

注：建築および一般諸設備関係を除く．（　）内は関連法則

（日本建築学会編：建築設計資料集成〈設備計画編〉．丸善，1977）

作成し，従業員の見やすいところに置く．さらに従業員には安全，衛生を含めて指導を十分に行い，自覚をもって作業に携わることができるようにする．

2—食事環境の設計と設備

食事環境の整備の意義目的

食事は生きていくための栄養素を補給すると同時に楽しみであり，一緒に食べることによって人間関係をスムーズにする役割をも担っている．給食施設においてもその食堂の果たす役割は大きい．学校給食ではランチルーム，そのほか福祉施設，事業所においても食堂がコミュニケーションの場として効果を上げている．また，病院給食においては入院時食事療養制度に食堂加算が認められる要因ともなっている．

食堂を構成する要素は，食べる姿勢，食卓の形状，食卓の配列形式，配膳・給仕のサービス形式などがあげられるが，軸となるものは人と食物の動線である．これらを基本に，加えて，五感を働かせるための食卓の環境づくり，雰囲気づくりは重要である．

食事環境の設計

食堂の種類別 1 席当たりの床面積は図⑲のとおりである．サービスの方法によりテーブル周辺の寸法（図⑳）を考慮しなければならない．テーブルの配列は，サービス

⑲ 食堂の種類と 1 席当たり床面積

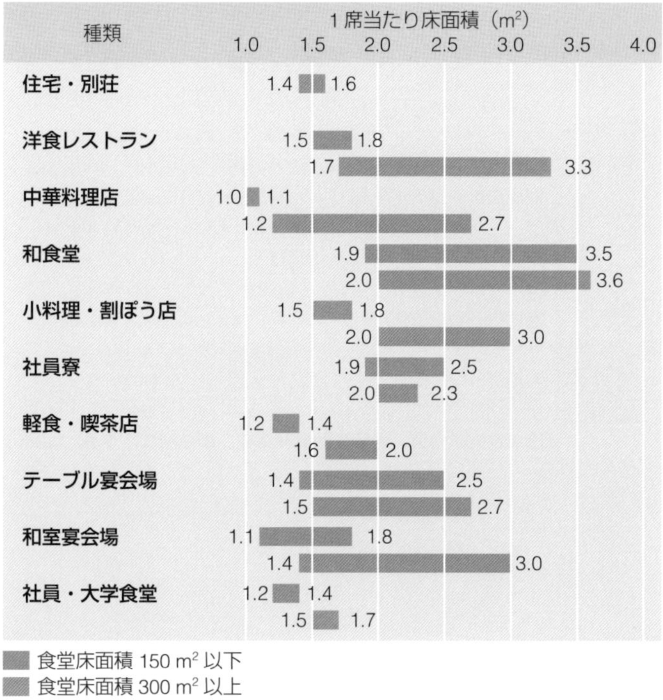

（日本建築学会編：建築設計資料集成，単位空間Ⅰ 丸善，1980）

動線と食卓への動線とをいかに処理するかがポイントとなる．主要動線に直交する配列や平行する配列が主であるが，主要動線を 2 方向にとると食卓の配列に変化をもたせることができる．また，サービス方法別テーブル形式と 1 席当たりの床面積は**表㉑**のとおりである．

⑳ テーブル配列と寸法

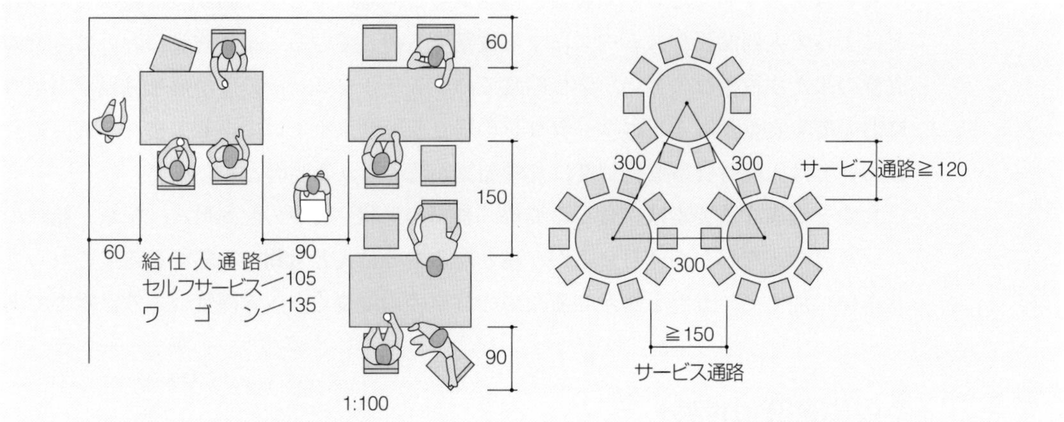

テーブル周辺の寸法　　円形テーブルの間隔

㉑ テーブル形式と 1 席当たり床面積

給仕の方式	テーブル形式		1 席当たり床面積（m^2）
食卓への給仕サービス	正方形テーブル配列	平行 2 人掛	1.4 ～ 1.6
		平行 4 人掛	1.3 ～ 1.7
		各辺 4 人掛	1.0 ～ 1.2
	方形テーブル配列	4 人掛	1.3 ～ 1.5
		6 人掛	1.0 ～ 1.3
	円形テーブル配列	4 人掛	0.9 ～ 1.4
	固定長いすブース配列	4 人掛	0.7 ～ 1.0
	宴会用配列	複数列	0.9 ～ 1.1
		単数列	1.0 ～ 1.3
カウンターサービス	囲み型円形カウンター	—	1.4 ～ 1.6
	直列単一カウンター	—	1.7 ～ 2.0
セルフサービス	方形テーブル配列	4 人掛	1.3 ～ 1.5
		6 人掛	1.0 ～ 1.2
		8 人掛	0.9 ～ 1.1

（日本建築学会編：建築設計資料集成，単位空間Ⅰ 丸善，1980）

食卓の環境

食堂は食事をおいしく，豊かに味わい，さらにコミュニケーションの場として重要な役割を担っており，その環境を整えることがたいせつである．

色彩

オレンジや赤，黄は食欲をわかせ，逆に黄緑，紫は減退させるといわれている．このように色彩が人間の心理や生理に与える影響は大きい．色彩調節の原則は“天井を明るく，床を暗く”で，屋外では空が明るく，地面が暗いので，人間の眼には，上を明るく，下を暗くしたほうが自然に感じられる．床→壁→天井の順に明るくなるのが原則である．一般には，床には壁と同系色の暗い色を用いることが多い．

照明

照明の照度によっては疲労を招き，人の健康をも左右するので十分な明るさ（図㉒）とグレア（まぶしさ）のない照明を選ぶことがたいせつである．さらに，部分照明などを取り入れ，気分，快適さ，ムードなどの心理的効果のある照明を心がける．また，照明器具の明るさを保つためには，日頃の掃除もたいせつで，1年間掃除しないとその明るさは70％程度に，また，蛍光灯の端が黒化するとその明るさは50～30％程度になってしまう．

その他

食堂は，利用者の出入りの便がよく，眺望のよい場所に設け，室内装飾，音楽装置（BGM），テーブルクロスなどを考慮する．また，観葉植物の緑色は休息・平和・信頼・永遠のイメージをもつので，その演出効果を上げる．

㉒ 食堂内の照度

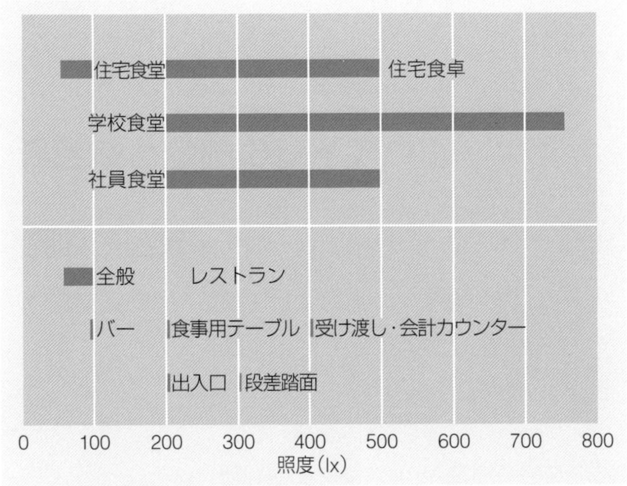

（日本建築学会編：建築設計資料集成，単位空間Ⅰ．丸善，1980）

7
作業管理

1—作業管理の概念

作業管理の目的

作業管理の目的は，ある作業を行う場合に管理者が，その作業の進行について効率的で適切な作業の方法を計画し，指示し，そして統制することによって，一人ひとりの作業者に 3M（ムダ・ムリ・ムラ）のないように，適切で効率的な作業を行わせることである．

給食における作業管理の目的は，管理者である管理栄養士・栄養士の適切な指示により，毎日・毎食変化する献立計画に基づいて，限られた食材料，施設，時間と労力などを，食品衛生に注意し，3M がないように使用して給食作業を行い，定められている食事時間に食事の提供ができるように給食作業を計画して，給食従業員を指揮・監督することである．

作業管理の基本

給食の場合でいえば，作業管理の基本は，3M を徹底的に取り除き，能率的に行うことである．それには，管理者は給食作業の内容を分析し，作業方法と所要時間の合理性，経済性を研究し，その結果に基づいて給食従業員に指示を与え，実践させることである．

給食施設における作業には，“毎日繰り返す作業”と“毎日変わる作業”がある（図❶）．

これらの作業を能率的に行うには，標準化（standardization），専門化（specialization）を図り，給食の製造原価のなかで大きな割合を占める労務費の適正化のために，労働生産性の向上を図ることが必要である．

しかし，このことは経営上の都合から給食従業員を酷使しようという考えであってはならない．作業者の過度な肉体的・精神的な負担，それに起因する疾病や労働災害などの発生を防ぎ，対象者に食品衛生上安全で，栄養，おいしさ，価格など献立計画どおりの食事を提供することである．

作業研究

一般に，給食開始時間を目標に給食作業が行われるが，その時間に間に合わないことがあると，人手不足を理由にして調理員の増員や調理機器の導入を望むことがある

❶ 給食施設における作業の分析

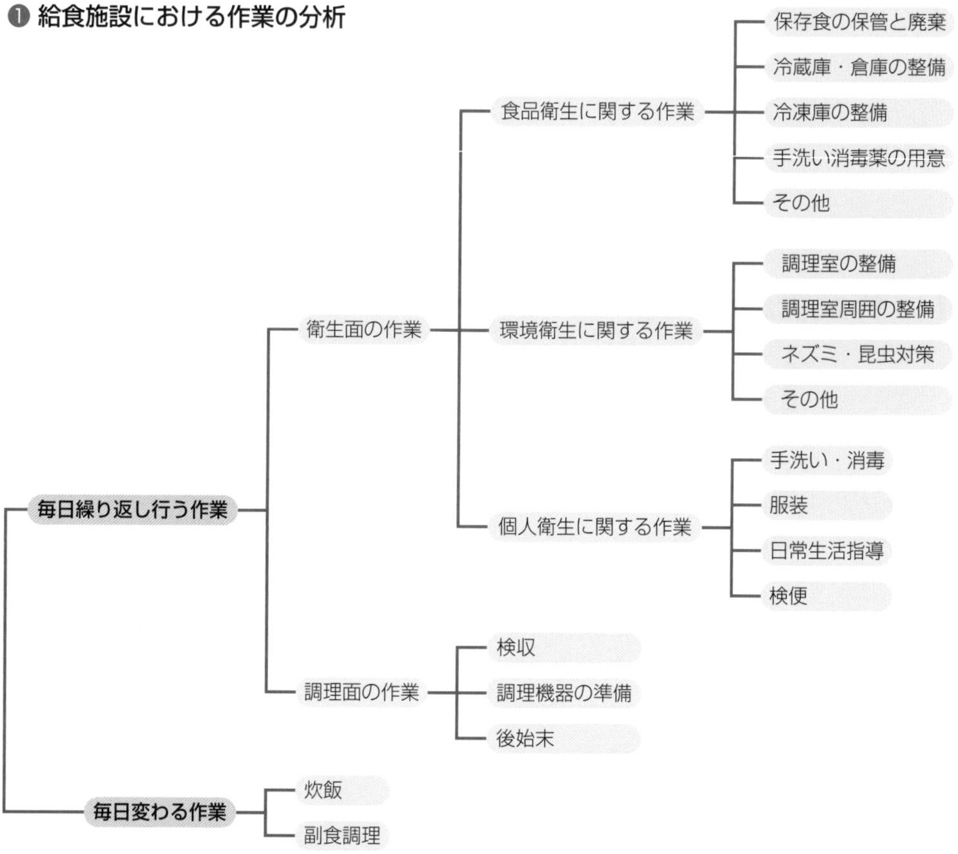

が，その前に作業研究を行い，職種別の最適給食作業員数を求め，その結果によって調理員の増員や調理機器の導入を検討すべきである．

調理機器を導入すれば，すぐに調理作業が能率的に行われるとは限らない．その機器の性能からみた適正給食数を慎重に検討して，それを導入することが本当に効果的であるかどうかを判断した後に決定すべきである．

献立が給食作業を行う基本であるから，作業研究の結果を献立計画に反映することが重要である（図❷）．

労働生産性

労働生産性とは，労働者1人当たりの生産額または生産量をいう．これを式で示すと次のとおりである．

労働生産性▶＝生産額（生産量）÷生産に従事した労働者数

生産に従事した労働者数＝フルタイム労働者数＋換算フルタイム労働者数

換算フルタイム労働者数＝｛(フルタイム労働者の早出・残業総時間数

＋パートタイム労働者の就業総時間数）÷フルタイム労働者の基準労働時間｝

▶ 労働生産性の算定は，基準労働時間を稼働したフルタイム労働者数を基準にして求める．

したがって，フルタイム労働者全員の総早出・残業時間とパートタイム労働者全員

❷ **給食の作業工程**（定司哲夫氏による）

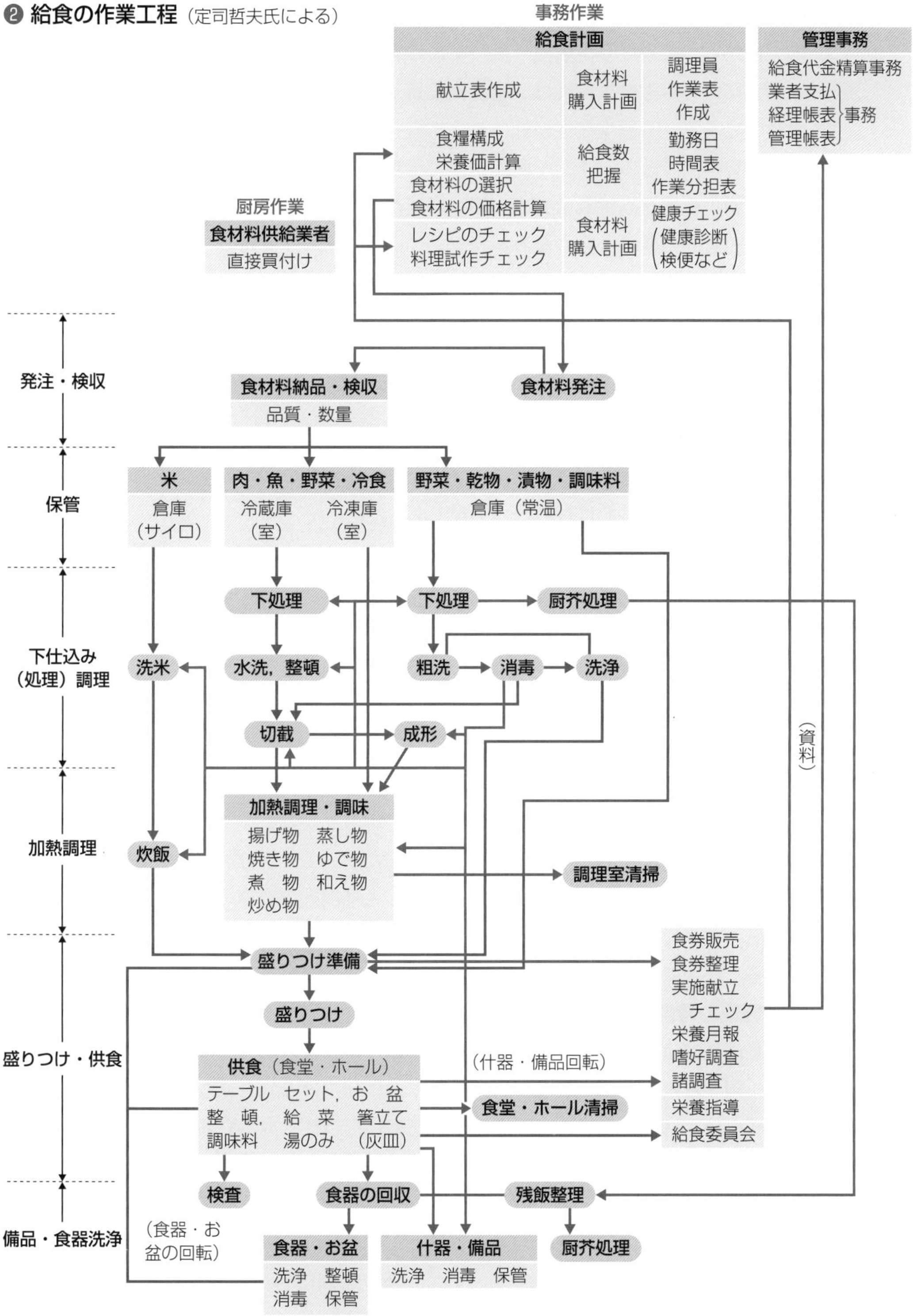

（茂木専枝・他：改訂概説給食管理．光生館，1992）

の就業総時間数から換算フルタイム労働者数を求めてフルタイム労働者数に加え，この人数から 1 人当たり生産額（量）を求める．

給食における労働生産性は，給食従業員 1 人当たりの給食数または給食生産額を示す数字である．労働生産性が低ければ労務費がかさみ，食事の製造原価が上昇するので給食費が高くなる．また，販売価格（給食費）と労務費以外の経費が一定である場合，労働生産性が高ければ食事の製造原価が低くなるために利益幅が広がる．したがって，相対的に給料も高くなる．

2—大量調理

大量調理の特性

大量調理とは

大量調理とは，いちどきに大量の食事をつくるための調理作業である．これに該当するのは，給食を目的に行われる調理である．

大量調理の最大の課題は食中毒の防止である．そのために“大量調理施設衛生管理マニュアル”（平 9.3.24　衛食 85　最終改正：平 29.6.16 生食発 0616 第 1 号）の規定に基づき，徹底した衛生管理による調理作業を行わなければならない．

調理に関する理論や料理の実際については，調理学や調理科学，また調理実習書など多数の教科書や参考書が出版されている．これらの教科書や参考書は，調理に関する基本的事項を述べており，大量調理においても，その基本によらなければならないが，それらは少量調理を基本として述べられているので，すべて大量調理にあてはまるとはいえない．大量調理は，調理する食材料の量が多く，それを時間的，労働力の制約があるなかで行わなければならない．したがって，部分的には大量調理独特の調理技法をとらなくてはならない．すなわち，大量調理の究極の目標は，少量調理である家庭の食事であり，これを種々の制約のなかで，どのように実現するかということである．ここでは参考として，その特徴的な一部を簡単に述べる．

大量調理の特色

大量調理には，調理手順などに，家庭における少量の調理と異なる要領がある．これは，限られた時間内で大量の料理を能率的に仕上げなければならないため，その分量や味つけが常に一定であるようにするために行われる方法である．

給食の調理は大量調理であるために献立計画の作成が難しい．その理由として，次のことがあげられる．

① 調理時間に制限がある．
② 調理作業は限られた人数で行うので，献立が制限される．
③ 調理スペース，調理機器や料理の収納場所が制約される．
④ 大量調理の場合は水分の蒸発率が低下するので，煮つめる調理には時間がかかる．
⑤ 加熱調理の場合，温度が下がりにくいので，扱いが難しい．

⑥ 煮物の場合は煮すぎによる煮崩れを起こしやすい．

大量調理の変動要因

●発注量，廃棄量とできあがり量

これらの差を少なくするには，発注量，実使用量（仕込み量）を正確に算定することである．同じ食品であっても廃棄量は規格（かたちの大小など），生産の季節，調理操作の方法と使用機器，調理担当者の技術の程度などにより異なる．

●調理作業時間

扱い量が多くなるに伴い，長時間を必要とする．調理作業時間の短縮を図るには，使用効率を検討して効果があると判断したときには調理機器を導入する．また調理作業計画全体を検討して調理従業員の適正配置を計画し，調理作業が全体的に同じペースで進行し，予定した作業時間内に終了するように計画する．

●食品の水分量と水使用量の変化

食材料の洗浄，調味，加熱などの調理操作によって水分量は変化する．また加熱中の蒸発によって，加熱調理に用いる水分量が減少する．

これらの変化に関係することは，次のとおりである．

1 付着水　洗浄後の水切り条件により付着水，場合によっては吸水量が増加する．これは，味つけ濃度，加熱温度に影響を及ぼす．洗浄後の付着水は，野菜類で20～30％，米で10％くらいである．

2 脱水，放水　野菜に調味料を用いると，時間の経過に伴う脱水作用により味つけ濃度が薄くなり，また歯触りや色彩が悪くなる．脱水に起因する品質劣化を小さくする対策が必要である．

3 加熱による水分蒸発　加熱による水の蒸発量を予測して加水量を定める．その場合，加熱時間と火力管理を行い，蒸発量を一定に調整することも必要である．一般に大量調理は，小規模の調理に比較して蒸発率が小さい．

●加熱調理時の温度変化

大量調理における水，油などの調理適温までの温度上昇は緩慢である．沸騰水または適温の揚げ油中に調理材料を入れると温度が降下し，適温回復に時間がかかる．適温回復が遅れると調理品の品質が低下する．したがって，1回に投入する調理材料の適正量を，品質低下を起こさない範囲内で決定する．

●調味濃度

調理操作の違いによる脱水量の変化，加熱時間の違いは調理材料への調味料の浸透や付着の程度に影響する．大量調理の調味については，炒め物のように水分の少ない場合は調味材料総量に対する割合とし，煮物のように水が多い場合は，その調理水に対する調味料の割合を適切に把握する．この割合を調味率あるいは調味パーセントという．

廃棄率

魚介類，野菜類，果物類，その他の食材料の廃棄率は，食品成分表に記載されている数値と実際の数値が異なる場合が多い．これは同一食材料であっても，調理担当者の技術の程度，形状の違い，皮むきなどの調理に使用する器具の違いなどの理由による．したがって，食材料の規格，調理操作の手順や方法を標準化することにより，廃棄率の変動を小さくすることができる．

大量調理の作業管理

大量調理の基本事項

わが国の最近の食中毒事故は，大型化，多発化の傾向がみられる．とくに給食の場合は，1996 年（平成 8）の腸管出血性大腸菌（O-157）に起因する食中毒事件にみられるように，ひとたび発生すると社会的影響が大きい．給食は常に食中毒と隣り合わせの状態にあるから，調理作業にあたっては，食材料の購入と取り扱いから作業終了後の清掃作業まで，食品衛生について細心の注意をはらわなければならない．このような状況から，厚生労働省は"大規模食中毒対策等について（平 9.3.24 衛食 85 号 最終改正：平 29.10.6 生食発 1006 第 1 号）"により"大量調理施設衛生管理マニュアル"（以下"衛生管理マニュアル"という）を示した．これは給食施設における調理作業の衛生管理基準であるから，このマニュアルに沿って調理作業が行われなければならない．

なお，この衛生管理マニュアルは，同一メニューを 1 回 300 食以上または 1 日 750 食以上を提供する特定給食施設など，大量調理施設に適用されるものとされているが，この食数以下の給食施設でも，この衛生管理マニュアルに沿った調理作業の運営管理を行う必要がある．

大量調理にあたっての重要管理事項

大量調理作業管理の重要管理事項を次に示す．

給食施設における食中毒の予防には，HACCP（p.53, 188 参照）の考えを基本にする．すなわち，調理過程において，次の事項を重点的に管理することである．

① 原材料受け入れおよび下処理段階における衛生的な取り扱いを徹底すること．
② 加熱調理食品については，中心部まで十分加熱し，食中毒菌を死滅させること．
③ 加熱調理後の食品および非加熱調理食品の二次汚染防止を徹底すること．
④ 食中毒菌が付着した場合に菌の増殖を防ぐため，原材料および調理後の食品の温度管理を徹底すること．

調理作業の注意点

1 原材料の取り扱い　冷凍庫または冷蔵庫から出した原材料は，速やかに下処理，本調理を行うこと．非加熱で供される食品については，下処理後速やかに本調理に移行すること．

2 衛生上の注意　下処理と本調理の作業場所を明確に区別すること．包丁，まな板や食材料を収納する容器類は食材料別に下処理と本調理の専用のものを用意する．

① **下処理用**：魚介類用，食肉類用，野菜類用など．
② **調理用**：加熱調理済み食品用，生食野菜用，生食魚介類用など．

❸ 調理施設内で発生する事故の例

切り傷	●カッターの操作中に指を誤って入れた ●刻み作業中に包丁で切った
突き刺し	●包丁の刃先を前に向けて持ち歩いた
火傷	●加熱して熱い鍋やフライパンをひっくり返した ●熱いところに触れた ●湯を浴びた ●蒸気が噴き出した ●煮物鍋や容器をひっくり返して熱い料理をかぶった
転倒	●持ち運ぶときの容器が合わなかった ●持ち運ぶ量が多すぎた ●足元が見えず，置いてあるものにつまずいた ●足元が滑った
物を落とす	●フライパンや鍋をひっくり返した ●料理や材料を移すときに手元が狂った ●料理や材料を持ち運ぶときに転倒した ●料理や材料を持って曲がり角などで他の人に衝突した
火災	●揚げ油の温度を上げすぎた ●揚げ鍋の周囲に油がついていた ●揚げ鍋をのせた熱源，とくにガスコンロを消し忘れた ●ガスの炎など熱源の近くに可燃性の物を置き忘れた
ガス中毒	●ガス栓を閉め忘れた ●ガスコンロの使用中に鍋の噴きこぼれ，風の吹き込みにより炎が消えたことに気づかなかった ●ガスコンロが不完全燃焼した ●ガスホースの老化によるひび割れが原因でガス漏れした

切截用調理機器

本調理は切截作業が中心である．それは主に包丁を用いた手作業であるが，給食は限られた時間内に多量の切截作業を行わなければならないので，合成調理機，フードスライサー，フードプロセッサーなどの切截用調理機を適宜使用する．

① **合成調理機**　にんじん，だいこん，キャベツ，たまねぎなどは可能であるが，葉菜類には不適当である．

② **フードスライサー**　キャベツ，にんじんやだいこんなどのせん切り，ハムやソーセージのスライス，たくあん漬の輪切りなどに適している．

③ **フードプロセッサー**　比較的小型で卓上型である．きゅうり，にんじんなどのスライスに使用するが，カッター刃（アタッチメント）を交換することによりだいこんおろしやせん切りなどができる．

調理作業の安全・衛生管理

大量調理を行う調理場には，包丁など刃物類を使用することによる切り傷，さまざまな調理機器をぬれ手で操作しての感電事故，ぬれた床面でのスリップ転倒事故，加熱調理作業中の火傷など，危険がいっぱいである（**表❸**）．調理作業は，限られた時間内に刃物類を用いて調理器類を操作するなど，忙しく動き回らなければならない．それに加えて，常に食品衛生について確実な注意をはらわなければならないので，調理作業と食品衛生の安全教育と安全対策を徹底しなければならない．

ヒヤリ・ハット

●ヒヤリ・ハットとは

日常生活のなかでも，また職場での仕事中にも，うっかり，または無意識のうちに作業を進め，ミスを犯す直前に気がついてヒヤリとしたり，ハッとした経験が一度や二度はあるという者は多いと思う．これは「ヒヤリ・ハット」と表現されるが，仕事の取り組みへの熱意，熟練の程度など，個人的な問題として済まされることではない．

ヒヤリ・ハットの経験は，表に出ることもなく忘れ去られてしまう．その理由は，

① 個人的な些細な出来事である．

② 他の者に迷惑をかけていない．

③ ミスしたことが恥ずかしい．

④ 自分の評価に悪い影響があると思う．

⑤ 後で上司へ報告をしようと思っていたが忘れてしまった．

⑥ レポートを書くのを厄介に思った．

など，さまざまなことが挙げられる．ヒヤリ・ハットはヒューマンエラー（human error）の直前にあるので問題はないように考えられるが，広い意味では初歩的事故であり，今後も繰り返すことが予想される．ハインリッヒの法則（Heinrich's Theory）などに示されるように，ヒヤリ・ハットは将来的に起こるかもしれない事故・災害の前兆とも受け取られることであり，個人的な経験として軽視してはならないことである．

●ヒヤリ・ハットの統計的証明

1 ハインリッヒの法則　ハーバート・ウイリアム・ハインリッヒ（Herbert William Heinrich 1886～1962）の調査によると，同じ人間が起こした同じ種類の労働災害を統計的に調べた結果から，1件の重傷以上の大災害を発生する陰に，軽傷を伴う29件の災害があり，その背後には傷害のないヒヤリ・ハット（危うく大惨事を避ける）が300件あった．この結果は，1931年にハインリッヒのピラミッド理論（Heinrich's Pyramidal Theory）として発表された．

2 バードの法則　バード（F. E. Bird Jnr.）は，アメリカの保険会社における170万件以上の事例分析の結果から，死傷事故：軽傷事故：怪我なしで器物損壊：事故寸前の出来事（ヒヤリ・ハット）は1：10：30：600，すなわち死傷事故1件の陰にヒヤリ・ハット事故が600件あると発表している．これをバードの法則（F. E Bird's Theory）として1969年に発表した．

3 タイとピアソンの調査　タイ（Tye）とピアソン（Pearson）は，1974～1975年にイギリスの保険会社のデータから導き出された結果として，重大事故：軽中傷事故：応急処置を施した事故：物損事故：ニアミスは1：3：50：80：400であった．すなわち，死亡・重傷事故1件の陰に400件のヒヤリ・ハット状態があるということである．これをタイとピアソンの調査（investigations of Tye & Pearson）と呼んでいる．

❹ ヒヤリ・ハットの報告書と記載（例）

ヒヤリ・ハットの報告			
所属	栄養・給食管理課 調理係	氏名	平○ 幸○
発生した日・時間（イツ）	令和 ○ 年 ○ 月 ○ 日 午前（○で囲む）・午後 11時 10 分頃		
場所（ドコデ）	上調理コーナー		
作業内容（ナニヲシテ）	コロッケに添えるせんキャベツを刻み盛り付けコーナーに運ぶ		
問題点（ドノヨウナコト）	刻み終ったキャベツを入れた50cmくらいのボールを盛り付けコーナーに運ぼうとしてボールを手前に引いたときに調理台に置いた包丁を床の上に落とした。		
結果（ドウナッタ）	包丁が作業用の布靴を履いた右足先に落ちて，1cmくらいの切りキズが付いたが，ケガはなかった。		
反省点（コウスレバヨカッタ）	包丁を調理台の端に置かないように，すること。できれば包丁差しに収納する。包丁管理に注意する。		
説明図（図解が必要な場合）	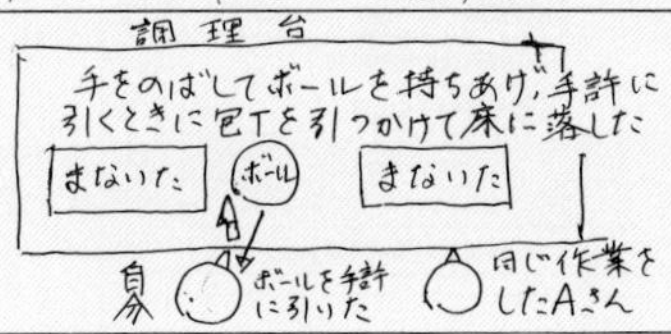		
備考			

注：備考欄には記入しないでください．

インシデントレポートについて

ヒヤリ・ハットの情報は，実体験をした本人だけがもつ貴重な事実である．この情報を集めて分析し，安全管理に利用するには，職場全体の共通理解が必要である．

作業中にヒヤリ・ハットが起きたときは，必ず報告することを職場のルールとして申し合わせる．インシデントレポート（incident report）として，各職場に前もって配布してある“ヒヤリ・ハットの記録”用紙に，その事実を簡単に記入する（図❹）．回収箱を設置して収集し，一定期間ごとに集計・分析して，その結果を安全教育などに生かす．“ヒヤリ・ハットの記録”は，面倒な気持ちが先に立ち，報告しようとする気持ちが起きにくくならないよう，できるだけ簡潔な様式であることが望ましい．

安全管理担当者は，提出されたインシデントレポートを検討し，具体的な事実を知る必要があるときは，改めて聞き取りを行う．この結果を定期的に開催される安全管理検討会に報告し，内容と改善方法を検討し，安全管理の参考にする．重大な事故に結びつきやすいと判断される場合には，緊急に改善指導を行うこと．また施設設備に関連する場合は，問題箇所について修理や配置替えを検討する．

ヒヤリ・ハットの事例

ヒヤリ・ハットは，生活のなかでは仕事を含めて日常的に起きやすいものである．しかし前に述べたように，その事例はほとんど表に出ることはないが，日本医療機能評価機構では，任意で報告された病院給食を含む医療関係のヒヤリ・ハット事例情報

❺ 食品の加熱加工の記録簿（例）

食品の加熱加工の記録簿

令和　　年　　月　　日

責任者	衛生管理者

品目名	No.1			No.2（No.1で設定した条件に基づき実施）	
（揚げ物）	①油温		℃	油温	℃
	②調理開始時刻	：		No.3（No.1で設定した条件に基づき実施）	
	③確認時の中心温度	サンプルA	℃	油温	℃
		B	℃	No.4（No.1で設定した条件に基づき実施）	
		C	℃	油温	℃
	④③確認後の加熱時間			No.5（No.1で設定した条件に基づき実施）	
	④全加熱処理時間			油温	℃

品目名	No.1			No.2（No.1で設定した条件に基づき実施）	
（焼き物、蒸し物）	①調理開始時刻	：		確認時の中心温度	℃
	②確認時の中心温度	サンプルA	℃	No.3（No.1で設定した条件に基づき実施）	
		B	℃	確認時の中心温度	℃
		C	℃	No.4（No.1で設定した条件に基づき実施）	
	③②確認後の加熱時間			確認時の中心温度	℃
	④全加熱処理時間				

品目名	No.1			No.2		
（煮　物）	①確認時の中心温度	サンプル	℃	①確認時の中心温度	サンプル	℃
	②①確認後の加熱時間			②①確認後の加熱時間		
（炒め物）	①確認時の中心温度	サンプルA	℃	①確認時の中心温度	サンプルA	℃
		B	℃		B	℃
		C	℃		C	℃
	②①確認後の加熱時間			②①確認後の加熱時間		

〈改善を行った点〉

〈計画的に改善すべき点〉

について，ウェブサイト（https://www.med-safe.jp）で公表している．

大量調理の実際

大量調理の基本事項

調理の進め方については，既述の“大量調理施設衛生管理マニュアル”の規定に基づいて行うこと．加熱調理については，調理材料の中心温度75℃を確認し，“食品の加熱加工の記録簿”（図❺）に記録することが義務づけられている．

●煮物および炒め物

① 調理の順序は，生の獣鳥肉類や魚介類を優先すること．食肉類，魚介類，野菜類の冷凍品を使用する場合は，それぞれの解凍要領に従って，十分解凍してから調理を行うこと．

② 調理の途中で，中心部まで加熱されたと判断されるころ合いを見計らって，最も熱が通りにくい具材を選び，食品の中心温度を校正された温度計で3点以上（煮物の場合は1点以上）を測定し，すべての点において75℃以上（二枚貝はノロウイルス汚染のおそれがあるので，中心部が85～90℃で90秒以上）になるように加熱をする．それぞれの中心温度を加熱加工記録簿に記録するともに，

その時点からさらに1分間以上加熱を続けること．

③ 中心温度を測定できる具材がない場合は，調理釜内の中心付近の温度を3点以上（煮物の場合は1点以上）測定する．

④ 同じ作業を何度も繰り返す場合にも，同様の点検と記録を行う．

焼き物および蒸し物

① 調理の開始時間を記録する．

② 調理途中に，中心部まで十分に加熱されたと判断されるころ合いを見計らって，食品の中心温度を校正された温度計で3点以上測定し，すべての点で75℃以上（二枚貝等ノロウイルス汚染のおそれのある食品の場合は85～90℃で90秒間以上）に達していることを確認し，それぞれの中心温度を記録し，その時点から，さらに1分間以上加熱を続ける．

③ 最終的な加熱処理時間を記録する．

④ 同じ作業を繰り返すときには①～③で設定した条件に基づき加熱処理を行う．その場合の中心温度の測定は，最も熱の通りにくいと思われる場所の1点だけでもよい．

揚げ物

① 揚げ油温度が，揚げ物の設定した温度以上に達していることを確認する．

② 揚げ物の調理開始時間を記録する．

③ 調理中に中心部まで十分に加熱されたと判断されるころ合いを見計らって，揚げている材料の中心温度を校正された温度計で3点以上測定し，すべての測定点で75℃以上（二枚貝等ノロウイルス汚染のおそれのある食品の場合は85～90℃で90秒以上）に達していることが確認された場合は，それぞれの中心温度を記録し，さらにその時点から1分間以上加熱を続ける．

④ 最終的な加熱処理時間を記録する．

⑤ 同じ作業を繰り返す場合は，揚げ油温度が，揚げ物の至適温度に達していることを確認・記録し，①～④の条件によって，加熱処理を行う．

⑥ 油温が設定した温度以上に達していない場合には，油温を上昇させるための必要な措置をとること．

和え物

① 調理にあたっては，加熱調理を経ない食材料を用いることもあるので，調理の各段階における衛生管理には，十分に注意すること．

② 魚介類を生のまま使用する和え物料理は絶対に避けること．食中毒の危険度が高いので，大量調理では年間を通して生の魚介類の提供を禁止している．

大量調理の実際的要点

“大量調理の特色”で述べたように，給食料理という料理はない．大量調理であっても，家庭料理をつくることが目標である．しかし実際には，大量調理には大量であるためのいろいろな制約と問題点を抱えている．これらをそのまま放置していては，いつまで経っても“給食の食事はまずい”“給食の食事は粗末だ”という評価しか受けられない．その制約と問題点を解決するためには不断の研究と努力が必要である．

それでは大量調理をどのように進めればよいか，という実際的な調理操作の一部を参考までにあげることにする．これだけが絶対的なことではなく，ほかにもさらによい方法や考え方があると思うので，あくまでも参考程度のものであるが，よりよい結果をつくりだす努力を期待する．この項の目的は大量調理のポイントの説明が基本であり，数字は説明の関係で必要な場合に限って示すにとどめた．

主食

◎米飯

1 白飯

【洗米】 現在では精米技術がよくなり，米糠は付着していない．触ると白い粉が手につくが，これは精米時にでんぷん層が削られて粉末になったものであるから，洗米時に，力を入れてとぎ，何度も水替えをすることはない．水をたっぷり入れて，手で軽くかき回す程度のことを，数回繰り返せばよい．

【添加水】 新米と古米，無洗米については次のとおりである．

① 現在は貯蔵米保管技術が進歩して，新米と古米の含有水分の違いがなくなったということである．したがって，炊飯時における新米と古米の添加水量は同じでよい．

② 大量炊飯の場合は，洗米による吸水量の関係から，一般にいわれる重量パーセントよりやや少なめにする．すなわち重量パーセントで洗米前の 150 % といわれるが，洗米によりほぼ 10 % 吸水しているので 140 % にする．この添加水分量は，利用者の好み，給食の目的により多少の調整が必要である．

③ 無洗米を容量で計量した場合の添加水分量は，標準で米 1 L に対して水 1.2 L であるが，基本使用容量より 10 % 程度増量して 1.3 L といわれる．しかし，大量調理は重量が基本であるから，直接のかかわりはない．

【炊飯】 大量調理で白飯を炊飯するには，炊き干し法または湯炊き法による．

① 炊き干し法：縦型炊飯器または平釜で少量炊飯する場合は，年間を通して炊き干し法による．現在一般的に行われている方法である．

② 湯炊き法：平釜で大量炊飯の場合，とくに冬季の水温が低い場合は炊きムラが起きやすいので，湯炊き法を採用する．炊飯に必要な添加水量を計算して平釜に入れて加熱し，沸騰したら，洗米して十分に水切りをした米を一度に入れ，大型の攪拌用の木杓子で手早く上下を返すように攪拌した後にふたをして炊飯する．攪拌は平釜内の温度を均一にして，炊きムラを防ぐために行う．

2 炊き込み飯　炊き込み飯は，単純になりやすい給食に変化をつけることができる．工夫次第では，いろいろな変化をつけることができる．

【添加水】 白飯の重量パーセントと同様でよい．味つけが食塩だけのときは，添加水を減量調整することはないが，液体調味料を使用するときは，その水分重量を添加水から差し引く．この場合，厳密には液体調味料の比重を勘案しなければならないが，添加水と調味料の重量はほぼ同じとみてよい．

【塩分濃度】 炊き込み飯の種類にもよるが，しょうゆ，食塩など，使用調味料の塩分重量を合計して，添加水分重量の 0.8 ～ 1.0 % を標準にして，料理の種類や好みにより調整する．

【具材料】 具の割合は洗米前の米重量の 30 ～ 50 % とし，適宜調整する．具を合わせるタイミングには次の方法がある．

① 炊飯前に加える：生の具材料である．この方法の対象は，煮崩れしないもの，加熱により色が悪くならないもの，飯全体に具のもつうま味を含ませるなどの条件によるもの．

② 炊飯途中に加える：固くて煮えにくいもの，味がつきにくいものは別途事前に熱処理し，場合によっては下味をつけた具材料を炊飯途中で加える．平釜炊飯の場合は，炊き込み飯の仕上がりに影響しかねないので，手際よく行うこと．縦型炊飯器でこの方法を行うことは困難である．

【炊飯】

① 炊飯時のガスや電熱による加熱で起きる焦げは，メイラード反応と呼ばれるもので，アミノ酸や糖分が加熱されることにより発生する．これが適度であるときは，飯の香味を増して独特のうま味がつく．しかし，炊き込み飯の炊飯に，しょうゆ，みりんや砂糖など，アミノ酸や糖分の多い調味料を加えると，強い焦げで食味を損ねることがあるので留意すること．

② 葉菜類や貝類を炊き込む場合，これらの食材料は加熱すると水分が浸出する割合が高いので，生の状態のものを多めに加えて炊飯する場合は，水分調節に留意すること．

【青味】 さやいんげん，なた豆や青菜類を彩りに使用する場合は，青味を生かすために給食の開始直前に混ぜ合わせる，または盛りつけた飯の上にのせるなどすること．炊飯時に釜に入れて加熱すると青味が失われる．これは炊き込み飯に限らず，すべての料理に共通することで，青味を扱う場合の原則である．

例 **青豆ご飯**：ご飯とは別に，生の枝豆の青大豆やグリンピースなどを加える場合は，塩ゆでをしておき，ご飯が炊きあがった後に混ぜ込む．青豆の色が変色するので，給食開始まで，なるべく時間をおかないこと．

3 混ぜ飯　炊飯とは別に加熱調理をした具材料，または缶詰やふりかけなど加工済み既製品，漬物，その他手近にある材料を，炊きあがった飯に混ぜ込む方法である．和風の混ぜ飯は一般的であるが，工夫によっては和風以外にも応用できて多様な変化をつけやすい．

大量調理では，チキンライス，ドライカレーやチャーハンなどのような炒め飯をつくるのは，時間，労力と設備の都合で容易ではない．大量調理では炊き込み飯の方法でつくることが多いようであるが，混ぜ飯の要領によると，本来のチキンライスやドライカレーなどに近いものができる．

例 **チキンライス風混ぜ飯**：材料使用量を省略して説明すると，要点と手順は次のとおりである．

① 縦型炊飯器の場合は，きれいに手入れした中華鍋にバターを入れ，焦がさないように溶かす．回転釜の場合は，直接回転釜で行ってもよい．

② 水洗後に水切りを十分に行い，表面が乾燥した米を入れて炒めた後に常温まで冷ます．これは飯のできあがりに関係するので，確実に守ること．

③ スープストックはキューブブイヨンなどインスタントスープの素を使用し，塩分を 0.8 ～ 0.9 % に調整して常温まで冷ます．

④ 炒めた米が常温まで冷えたならば，冷たいスープストックを，洗米前の米重量の 120 ～ 130 % と，トマトケチャップ 5 % 程度を加えてかき混ぜる．スープストックは，常温まで冷えていることがポイントである．

⑤ 調味したスープストックに浸漬して 60 分間過ぎたら，炊飯を開始する．

⑥ 具は米の重量の 60 ～ 70 % 程度，鶏肉の細（こま）切れ，スライスしたたまねぎをバターで炒め，トマトケチャップ，食塩とこしょうで味つけと色つけをする．

⑦ 炊きあがり，蒸らし終わったご飯の熱いうちにトマトケチャップを加え，色ムラのないようによく混ぜ，次に具をご飯に混ぜる．具から浸出した汁は飯の堅さをみながら振り込み，よく混ぜる．色が薄いときはトマトケチャップを振り込んで，色ムラのないようによく混ぜる．

⑧ ご飯の粘りを出さないように，また全体に具が平均に混ざるようにするためには，へらでご飯を切るように，底のほうから全体を平均に混ぜること．

⑨ 皿に盛りつけ，グリンピースをのせるか，または刻みパセリをふりかける．

4 すし飯

① 添加水の分量は，炊飯後に合わせ酢を混ぜ込むので，炊飯時に添加する水分重量から合わせ酢の酢の重量を除き，やや堅めに炊きあがるように調節する．

② 合わせ酢は，米酢または醸造酢，食塩と砂糖を混ぜ合わせる．

③ 炊きあがった米飯は熱いうちに半切り（盤切；底の浅い桶）にあけ，かき立てるようにして分量の合わせ酢を加えながら，手早く全体を混ぜ合わせる．そのとき注意することは，飯べらを用い，米飯を切るようにして合わせ酢が全体に行きわたるように混ぜ込むこと，飯べらのハラで米飯を練って糊をつくるような混ぜ方をしないこと，うちわまたは扇風機で風を送り，手早く湯気を取りはらうことである．

5 炊きおこわ　蒸し飯法によるおこわは，縦型蒸し器やスチームコンベクションオーブン（steam convection oven；SCO）などがあれば比較的容易につくることができるが，それらの設備がない場合，あるいは，給食数や調理時間などの都合でそれほど気軽にできないというときには，炊きおこわを行う．

SCO を用いると，一台で白飯，赤飯から，煮物，焼き物，蒸し物，その他，工夫によっては，たいていの加熱調理に対応するが，大量調理の場合は調理量と時間の関係で，調理の種類は制限されることもある．

炊きおこわの手順は概ね次のとおりである．

① もち米 65 ～ 70 %，うるち米 35 ～ 30 % の割合で用意し，洗米の後水切りをす

る.

② ささげを洗い，重量の5～6倍の水を加えて15分間煮た後，ざるに上げて煮汁を漉（こ）し分ける．煮汁は冷ましておく．

③ 炊飯釜に，洗いあげてある米とささげの煮汁に水を加え，2時間ほど浸漬する．煮汁と水の重量は，もち米重量×1.0＋うるち米重量×1.3～1.4とし，食塩を添加水重量の1.3～1.5％加えて炊きあげる．

●めん類

めん類には生めんと乾めんがある．大量調理では一般的に，ゆで太うどん，生またはゆでたそばと中華めんなどが使用される．そのほか，乾めんでは和風めんの干しうどん，そうめん，冷やむぎや干しそばなど，パスタ類ではさまざまなマカロニ，スパゲッティなど，中華めんでは干し中華めんが使用される．

【ゆで方】めんを太さで分類すると，細めんと太めんがあり，細めんには，そうめん，冷やむぎ，中華そばなど，太めんには，うどん，ひもかわ，マカロニ，スパゲッティなどが含まれるが，大量調理で乾めんを扱う要領は，おおよそ次のとおりである．

① めんに対するゆで湯の準備量は，一応の目安として，めん重量の6～7倍とする．

② ゆで湯の量とめん量のバランスをとる．ゆで湯の量を無視して大量のめんを入れると，めんとめんが張りついて棒状になり，またゆであがりにムラができてしまう．1回にゆでる量は，使用する釜または鍋の容量により決める．めんの量が多い場合はゆでる回数を増やし，けっして無理なゆで方をしないこと．

③ ゆで回数が2回以上のときは，作業開始前にめんの包装を解いてゆでる回数に分けておく．2回め以降に使用するゆで湯は，前もって別に準備しておく．

④ パスタをゆでるときに食塩を加えることは，大量調理ではとくに必要がない．

⑤ ゆで湯が沸騰したことを確認し，準備しておいた分量のめんをパラパラと散らすようにして手早く入れる．とくに細めんはゆであがりが早く，ゆでムラができる原因になるので手早く行うこと．ゆで湯の温度が低いと，めんの表面にぬめりが出て，中心部が半生状態になる．

⑥ ゆで湯にめんを入れる際，菜箸でめんをほぐすようにしながら全体をかき混ぜる．めんを入れ終わった後も引き続き，ゆであがるまでかき混ぜる．これはめんの張りつきと，ゆでムラを防ぐために行うことである．

⑦ 大量の場合はゆですぎになりやすいので，目を離さないようにし，めんを引き上げるタイミングを判断すること．ゆであがりのころ合いは，めんの中心部にわずかに生の部分が残っている程度であるが，この判断には経験が必要である．ゆでていて，めんの中心部まで十分にゆであがったときは，ゆですぎである．

【ゆであげ後】ゆであげ後の取り扱いを誤ると，めんの味を落とすことになる．

① めんの中心部を早く冷やすことを重点に，冷水を用いて全体を手早く冷やすこと．これを確実に手早く行わないと，中心部に熱が残って，ゆであがりにムラ

が出る．このとき，外側は冷えても内側は高温であるため，不注意に手を入れると火傷をするので厳重に注意する．初めは柄の長い木杓子のようなものを使用して中心部まで冷水を入れ，温度が低下したことを確認してから手を入れて，力を入れずにもみ洗いをする．

② マカロニ，スパゲッティのゆであげ後は冷水で洗わないといわれるが，大量調理の場合は和風めんと同じように手早く水道水のなかに入れて洗い，急速に温度低下を図る．ゆであげた状態で放置するとゆですぎ状態になり，表面に粘りが出てまずくなる．また，扇風機を用いることは，冷えるのは表面だけで内部までは冷風が通らないのでゆですぎ状態になってしまう．ときどき内部と外部を入れ替えなければならないが，粘りを出すことにつながるので勧められない．もしもオリーブ油をまぶすならば，全体がほぼ冷えてきたころ合いをみて行う．

③ かけうどんのように1人分ずつ盛り分けるときは，めんを水洗いした後に1人分ずつ均等に小分けして丸め，数を決めてバットに並べ，乾燥しないようにして冷所に保存する．

●パン類

給食ではパンを使用する場合，加熱をしないで使用することが多い．社員食堂や病院などで食堂給食方式を行っている場合は，連続トースターを用いてトーストした食パンをサービスすることもあるが，一般的には，製パン業者から届いたパンを，そのまま給食に用いることが多い．パンを取り扱う場合の注意事項は次のとおりである．

① 製パン業者から届いたパンをそのまま給食に使用する場合は，1人分ずつ包装して納品することを製パン業者に依頼する．無包装パンは素手での取り扱いをしないこと．

② 給食施設でサンドイッチなどに加工するためにパンに触るときは，使い捨てのポリ手袋を用いるようにする．

③ サンドイッチに，じゃがいも，水分の多いもの，マヨネーズを使用したサラダ類などを挟む場合は，変質・腐敗しやすいので注意する．

④ サンドイッチやホットドッグに使用する卵，ハム，ソーセージは，確実に加熱して使用すること．

副食

●だし汁

1 和風だし　日本料理の汁物，煮物をはじめとして，いろいろな料理に用いられる．ここでは大量調理における混合だしをとるときの注意点と，すまし汁の要領を述べる．

【混合だしのとり方】

① だし用昆布を用意して冷水に入れ，ふたをして加熱する．だし昆布の使用量は，水分重量の0.2％といわれるが，大量調理では製造原価と量的関係から使用量をひかえ，うま味の不足は調理段階で複合うま味調味料を使って補う．

② 沸騰直前に昆布を取り出す．

③ さらし布でつくった袋に水分重量の 1.5 ～ 2 % の削りかつお節を入れ，漏れ出さないように口を結び，空気で浮き上がる袋を，菜箸などを用いて昆布だしのなかに押し込むようにして入れ，ふたをしないで再沸騰するまで待つ．

④ 沸騰した後，火を止める．

⑤ ボールに，その口径より大きめの盆ざるをかぶせるように置き，その上にだしをとった後のかつお節を袋ごと乗せて，吸い込んでいるだし汁を自然に絞り出し，そのだし汁を鍋に戻す．このときに手などで押して無理に絞り出すと，濁りや生臭さがだし汁に移るので注意する．

例 すまし汁

① 混合だしを鍋に入れ，沸騰したら，だし重量に対し食塩 0.6 %，薄口しょうゆ 0.25 % と混合うま味調味料 0.01 % 程度を加える．

② 60 分間くらい弱火で温めると，水分の蒸発により 0.7 ～ 0.75 % 程度になる．もしも薄いと思うときは，食塩 0.05 ～ 0.1 % 程度を添加し，注意して味をみて，最適な味つけ状態を判断する．

【味つけ】

① 最初の味つけは意図的にやや薄めにする．火にかけ弱火で温めておくと，水分の蒸発と味のなじみにより，給食開始時にはちょうどよい味に落ち着くようにする．

② 給食開始前に必ず味見をして確認し，薄い場合は適量の食塩を加えて調整する．

③ 複合うま味調味料を上手に使用する．これによりうま味が増し，味に丸味が出る．ただし使いすぎにならないように注意すること．

2 洋風だし　基本的には牛のすね肉を使用するが，大量調理では調理時間や予算の都合があるので，即席スープの素を使用する．しかし，味が好ましくないため，少し丁寧に鶏ガラを使用してスープストックをとり，これをベースにすると味の落ち着いた料理ができる．

【鶏ガラの扱い】

① 鶏ガラは，水道の流水でよく洗う．とくに内側の窪みの部分を丁寧に洗いながら，血液や脂肪のかたまりを取り除く．鶏ガラは姿のまま使用すること．出刃包丁などで細断して使用すると，スープストックが濁る原因になる．

② 大型のケトルなどに，沸騰状態の熱湯をたっぷり用意し，ボールを台にして大きめの盆ざるを乗せ，その上に鶏ガラを重ならないように広げた後に，その表裏を返しながら，全体の色が白く変わるまで熱湯を丁寧にかける．この理由は，消毒，独特の臭いを防ぐ，スープが濁らないようにするためである．

【スープストックのとり方】

① 鍋に分量の水と，水分重量の鶏ガラ 5 %，にんじん 2 %，たまねぎ 4 %，セロリ 1 % などを標準として入れ，火加減を中火に調節し，時間をかけてうま味成分を引き出すように煮る．沸騰点が近づいたら弱火にして，少なくとも 60 ～ 90 分間程度静かに煮込む．その際に浮き出すアクや脂肪分は，そのままにしておい

てよい．途中でかき回したり沸騰させると濁りの原因になる．

② バケツの口径より少し大きい盆ざるを用意し，その上にペーパータオル数枚をすき間のないように敷き込む．

③ 煮込み時間が経過したら，ころ合いをみて火を止め，ボールに鍋のなかの鶏ガラや野菜類とアクや油のかたまりを静かにすくい取る．

④ すでに用意した ② のバケツに，ひしゃくを用いて鍋の煮出し汁を静かに漉し入れる．これでアクと脂肪はペーパータオルに残り，バケツには，きれいに澄んだスープストックをとることができる．

例 コンソメスープ

① 分量のスープストックを鍋に入れる．

② 塩分総量は，スープストック重量の 0.7 % となるように調整する．その場合，スープストックの 0.5 % に相当するビーフ味コンソメスープの素（チキンの場合は色が薄い）の食塩重量相当量を差し引いた分量が，加える食塩重量である．

たとえば，スープストック 20 L（20 kg）の総添加食塩量を 0.7 % とすると 140 g である．スープの素の使用量は，スープストックの 0.5 % とすると 100 g であり，その食塩含有量が 100 g 当たり 43 g（商品の種類により異なる）とすると，食塩の添加量は，140 g − 43 g = 97 g である．最終的には給食開始直前に味見をし，薄いと判断されるときは，少量の食塩を加えて微調整する．大量調理の塩味は，いくらか薄いと感じるくらいがよい．

●煮物

煮るという調理技法には，材料の種類，調理の目的，料理の種類などにより，多様な方法がある．ここでは大量調理の特徴的な方法をいくつかあげるにとどめる．

1 ゆで煮

【野菜類をゆでるときの湯量】 湯量は，ゆでる野菜重量の 5 倍程度とされている．これは経験的にいえば，比重の軽い葉菜類，すなわち，同重量でも嵩(かさ)の多い野菜は，ゆで湯量の倍数を高くし，いも類などの比重の重いものは倍数が低くてもよい．たとえば，ほうれんそう，こまつななどは重量の 3 〜 4 倍程度，さやえんどうは 5 〜 6 倍，じゃがいもは等倍でよい．大量調理では，これを厳密に行う必要がある．それは，調理時間の節約，給食業務を能率的に行い，燃料の節約に関係するからである．

【葉菜類のゆで方】

① ゆで水の 1 〜 1.5 % の食塩を加えてゆでると青味がよくなる．ただし，食塩の使用は料理の種類・味付けを考えて行うこと．

② ほうれんそう，こまつなやしゅんぎくなどで，盛りつけ時に材料の姿をたいせつにする料理に使用するときは，洗浄・消毒の後，中心より上方の葉の部分をゆでやすい太さにまとめ，根のほうからゆで湯に入れ，ころ合いをみて葉のほうまで徐々に入れてゆでる．

③ 和え物など，料理を盛りつけたときに材料の姿にこだわらない場合は，ゆでる前に，あらかじめ決めた長さに切り揃え，堅い茎の部分と葉の柔らかい部分に

分けてゆであげると，後で揃えて切るという手間が省ける．

④ ゆですぎないように留意し，中心部までほぼ熱がとおったと判断されたら，別に用意しておいた冷水に取り入れ，急いで冷やす．

⑤ 量が多いときは無理をしないように，何回かに分けてゆでる．

【粉ふきいものつくり方】

① じゃがいもと等重量の水に，重量の 1.3 ～ 1.5 ％の食塩を加え，じゃがいもを入れてゆでる．カレーなど，ほかの料理に使用する場合は食塩を使用しない．

② 芯まで熱がとおったころ合いをみて，ボールに深ざるを重ねて入れ，そのなかに火傷をしないように注意してあけ，ゆで湯をきる．芯まで完全に熱がとおるとゆですぎである．

③ 少量調理の場合は湯切りの後にじゃがいもをゆすり，粉をふかせるが，大量調理の場合は量が多いということもあって，ゆすることはできず，仮にできたとしても，じゃがいもが崩れる割合が高く，その後の扱いと体裁が悪くなるので，湯切りをした後はバットのようなものに広げて，扇風機で風を当て，ときどき丁寧に上下を入れ替えて冷やす．

2 煮物

【煮物の基本事項】

① 根菜類など，煮えにくい材料と比較的煮えやすい材料を一緒に煮ると，できあがりは，煮えにくい材料は芯に堅い部分が残り，柔らかいものは煮崩れてしまう．したがって，煮えにくい，崩れにくい材料，たとえば，たけのこ，ごぼう，にんじんなどは前もってゆでておき，煮ている途中で加える．煮崩れしやすい材料は別にゆでるなどの熱処理をしておき，最後に加える．

例 **カレーライス**：じゃがいもは別にゆでておき，カレー本体ができあがり，火を止める直前に加え，少しの時間そのままにしておく．

じゃがいものゆで方の要領は，前項の“粉ふきいものつくり方”を参照のこと．ただし，食塩を加えない．

② かたちや彩りをたいせつにする含め煮の盛り合わせのような場合は，1 種類の材料ごとに味をつける．

③ 青味を生かすためのさやいんげん，なた豆，青ピーマンなどは，加熱により変色するので，料理に混ぜ込む場合は，料理とは別に加熱処理をしておき，盛りつける直前に加える．

例 **古老肉**（酢豚）：ピーマンを加えるときは，料理とは別にゆでておき，盛りつけ直前に料理本体に混ぜ込む．混ぜ込んでから供食までに時間をおかないこと．

【煮魚】

① 尾頭付きの煮魚は，食べる人から見て頭が左になるように盛りつけるので，内臓を取り出す場合は，盛りつけて下になる側に包丁を入れ，また魚を煮汁に入れるときは頭が左向きになるように注意する．

② 必ず煮汁が沸騰したころ合いを見計らって生魚を入れること．一度にたくさん入れすぎると半煮えや煮崩れの原因になるので，計画的に数回に分けて入れる．

③ 魚を煮あげてそのまま盛りつけると，魚の表面が乾いてつやがなく，おいしく見えない．魚を煮終わったら，残りの煮汁に水溶きの片栗粉を加えて，きわめて薄いとろみをつけ，煮魚全体にまぶしつけるように，魚の上からかける．片栗粉は，煮汁水分重量の2％程度を見当に，ダマ（水で溶いたときにできる粒状のかたまり）をつくらないように丁寧に練り混ぜ，沸騰した煮汁のなかに少しずつ入れる．

【とろみのつけ方】 ルウやでんぷん類を用いて，粘性をもつ料理をつくるときの要領と注意点には，次のことがある．

① ルウをつくるときは，汚れが残っていない手入れした鍋を使用し，バターを焦がさないように火加減に注意して煮溶かす．ふるった小麦粉を一度に入れ，焦げないように底のほうから，静かにゆっくりと全体をかき混ぜながら炒め具合をみる．その後に温めた牛乳またはスープの素を湯で煮溶かしたものを少しずつ入れて溶く．

② ルウを入れるときは別の鍋を用意し，煮汁をレードルなどを用いて移し入れ，そのなかにルウを少しずつ入れて，木杓子または泡立て器などを用いて溶かす．入れたルウが煮汁と混じり合ったら，さらにルウを入れることを繰り返す．

③ ダマの心配がない程度に緩くなったら，煮ている鍋に移す．もしもダマができたら，煮汁をシノア（chinois）などの漉し器を用いて漉し取り，再度同じ作業を行う．

④ 大量の場合は，ブレンダーを用いると能率的である．煮汁の水分が少ない場合は，料理の種類によるが，だし汁，水または牛乳などを補助的に用いる．この場合，小分けして少量ずつ行い，混じり合ったならばすぐにとめるようにする．ブレンド時間が長いと，場合によっては泡立ってしまい，都合の悪いこともある．

⑤ ブラウンソースをつくるときの色づけは，小麦粉の炒め時間の長さと，ビーフ味コンソメスープの素など，調味料の使用で加減する．この場合の小麦粉は炒めて色をつけることで，焦がすことではない．焦がすと味を落とす原因になる．

⑥ あんかけ煮，古老肉などのように，料理に適度のとろみをつけるのにでんぷんの糊化を利用するが，片栗粉（馬鈴薯でんぷん）を用いると，温度が低下するに従ってでんぷんの老化である，いわゆる“カエリ現象”が起こり，とろみがなくなってしまう．これを防ぐには，カエリ現象が起きにくい，くずでんぷんを用いるとよい．

⑦ 片栗粉または小麦粉などを使用して汁にとろみをつける場合は，器に分量の片栗粉などを入れ，冷水を少しずつ加えて練り，全体が水になじんだらまた水を少し加えることを繰り返し，緩い水溶き状態にしてから煮物の鍋に少しずつ加え，徐々に煮物の濃度を高める．片栗粉は比較的水になじみやすいが，小麦粉

はダマができやすいので，冷水を少しずつ加えて丁寧に行うこと．

⑧ 汁の粘性が強くなると焦げつきやすくなるので，たえず火加減とかき混ぜに注意する．かき混ぜる場合は鍋底からゆっくりと万遍なく行うこと．

⑨ ルウを用いた料理（たとえばポタージュ）は，塩分を少なめにして，やや薄味に仕上げ，食材料のもち味を生かすようにしたほうがおいしい．ルウを用いてとろみをつけた料理は，冷えると粘度が上がり堅くなるので，調理時には柔らかめに仕上げるようにする．

●炒め物

大量調理で炒め物を調理するコツは，火力，一回に炒める材料重量，炒めるときに出る水分量の対策である．

① 火力はできるだけ強火で，手早く行うこと．中華レンジは炒め用バーナー 1,800 kcal と火力が強いので最も適しているが，レストランタイプ 1,500 kcal バーナー（どちらも都市ガスまたは LPG）でもよい．大量調理では，専門調理用のレンジは望めないと思うので，バーナーの火力に合わせて，1 回に炒める材料重量を調節し，回数を増やして対応する．

② 炒めたときに材料から浸出する水分対策は，強火で一気に炒めることである．火力の弱いバーナーを使用する場合，または水分の出やすい材料の場合は，前もって 6 ～ 7 分ゆで（60 ～ 70 % 程度熱がとおった程度）をすると，水分の浸出が抑えられる．

③ にんじんなど堅めの材料は前処理としてゆでておき，一緒に炒める材料との堅さのバランスをとるようにする．

●焼き物

焼くという方法には，直接焼き（直火焼き）と間接焼き（蒸し焼き）がある．

大量調理では，コンロを用いて直火焼きをすることはほとんどなく，オーブン型魚焼機，ガスレンジオーブン，SCO などを用いる．

オーブンまたは SCO で魚の塩焼きなどを行う場合は，天板（SCO はホテルパン）に焼き網を敷き，焼き汁を天板に受けるようにする．

1 魚，肉　天板に直接並べて焼く場合は，以下のことに注意する．

① 天板に植物油や溶かしバターを塗りつけて焼いても天板に張りつきやすいので，クッキングシートを敷いてその上に乗せることにより張りつきを防ぐことができる．

② ハンバーグは，初めにフライパンで焦げめをつけ，その後に天板に並べてオーブンで焼くのが基本的な手順である．しかし，大量調理ではその手法をとることは難しいので，初めから天板に並べて火加減に注意しながら焼きあげる．焼きムラを防ぐために，途中で天板を取り出し，180° 回転して入れ直す．

③ 大量調理では，焼きの途中で表裏を返すことはかたちを崩す原因になり，取り扱いが難しいので，初めから盛りつけのときに表になるほうを決めて天板に乗せ，そのまま焼きあげること．

④ 天板 1 枚に乗せる数を決めておくと，数の把握をしやすい．

⑤ 魚の照り焼きは，焼きあがったときに表面が乾燥してつやがないことが多い．そのようなときは，照りしょうゆを刷毛で塗り，少し熱をかけて落ち着かせた後に盛りつける．時間がないときは，さっと刷毛で塗る程度でもよい．

⑥ 即席の照りしょうゆのつくり方：しょうゆ 1 とみりん 1 を鍋に入れて火にかけ，煮立ったら少し煮詰めた後に片栗粉 2 % を，前と同じ割合で別につくった少量のしょうゆとみりんの合わせ液で溶いて少しずつ加え，ダマのできないようによくかき混ぜ，完全に糊化してとろみがでたらできあがり．

2 卵

【目玉焼き】 アルミホイルカップに卵を 1 個ずつ割り入れ，天板に数を決めて並べてオーブンに入れる．このままで焼くとオーブン内部が乾燥し，表面にフィルム状の硬い膜ができて感触がよくないので，たっぷりの湯を入れた耐熱性の容器を天板の隅に乗せ，オーブンに入れて焼く．SCO であればスチームを用いてつくることができるので，湯を入れることはない．

【厚焼き卵】

① 卵に調味料（具を入れるときは一緒に）を加え，混ぜ合わせた溶き卵を天板に流し込み，オーブンに入れて焼く．焼きあげる途中の半熟状態で天板を取り出し，しゃもじを使って，全体が同じ厚みになるように均等にかき混ぜ，手前であったほうが奥になるように天板を 180° 回転して入れて焼きあげる．

② かき混ぜるタイミングは，卵が半熟状で，流動性を保っているうちに行うこと．ある程度固化が進行した後に行うと炒り卵状になってしまうので注意する．

③ 天板の材質が薄いものや大きいものは，高温で加熱すると天板がそりかえって厚みにムラが出ることがあるので注意すること．その場合は，材質の厚めのもので小型の天板を用いるとよい．

蒸し物

大量調理で蒸し物をつくるには，蒸し器程度の容量では十分に調理作業を行うことは無理である．縦型蒸し器または SCO が必要になる．

① 茶碗蒸しのようにきわめて軟らかい状態に仕上げる料理は，内部温度（蒸気量）に注意して，厳密に温度調整を行うこと．蒸気の強すぎ，蒸し時間の長すぎは，卵液が鬆立(すだ)ちして，外観と味を損ねる．

茶碗蒸し，卵豆腐，豆腐やプリンなどをつくるときに，高温加熱を長時間続けると，たんぱく質が凝縮して多数の不均一な穴ができる現象である．

② 蒸し器内部は蒸気がこもり，湿度が高くなるので，蒸気が結露して発生した水滴が，蒸している食材料に付着して仕上がりを悪くする．クッキングペーパーまたは清潔なふきんなどで覆い，蒸気や水滴を防ぐようにする．

③ 蒸し器または SCO のドアを開閉するときは，噴き出した湯気による火傷に注意する．

◎揚げ物

多種類の材料を用いて，単純な技法で，短時間に加熱調理ができるので，脂肪の過剰摂取に留意をすれば大量調理向きということができる．

大量調理で揚げ物を行うときの注意点には，次のようなことがある

【揚げ油】

① 揚げ油は，一般的に植物油を用いることが多い．一度に長期間分を購入せずに，毎月の使用量を計画的に購入し，冷暗所に保管する．

② 未使用の油が保存容器に少量になったときは，酸化防止のために小さな容器にあけ換えて空気接触をできるだけ少なくする．

③ 使用済みの揚げ油は酸化の程度が高いので，炒め物に転用するようなことはしないで，その都度処分すること．

④ 揚げ油の処分には固化剤を用い，固化後に可燃物として廃棄する．下水に流し込むことは，下水道の内側にこびりつき，流れに障害を与えるので，絶対にしてはいけない．

【揚げ作業】 大量の場合には専用のフライヤーを使用するが，揚げ油量が多くなる．大量の場合を除き，大型の中華鍋を使用して手揚げをしたほうが，油の使用量は少なく経済的である．揚げ作業を行うときは，次のことに注意する．

① 揚げ油の温度に注意すること．揚げ材料を入れる前に温度を確認する．揚げ物の種類により揚げ油の温度には適温がある．

② 1回当たりの揚げる数を決めること．入れる個数が多すぎると油温の低下，材料の張りつき，揚げムラなどが起きる．

③ 揚げ鍋を用いて大量に揚げるときは揚げ油の酸化に注意し，いわゆる“油が疲れた”という状態がみえたら，新しい油と交換する．新しい油の継ぎ足しは行わないこと．

④ 材料を揚げ油に入れるとき，また揚げ終わって取り出すときは，できるだけ手早く行うこと．菜箸では作業がしにくいだけでなく時間がかかるので，柄つきの揚げ網を用いるとよい．

⑤ フライドポテトは，前もって下ゆでをしておくと揚げ時間が短縮され，作業を行いやすい．

【冷凍食品を揚げる場合】

① コロッケなど半製品を揚げるときは解凍しないように注意し，氷状の固いままで揚げること．解凍すると扱い難いだけではなく，形が崩れてしまう．

② 揚げ油のなかに氷を入れることと同じであり，油温を極端に低下させるので，とくに油温調節と1回当たりの揚げ数に注意すること．

③ 温度の低い揚げ油の場合は，衣と中身が分離してしまう．

④ 揚げ油の温度が高すぎると，表面だけ焦げつき，中身は生の状態であるから，外観の色つき状態だけで判断するのではなく，温度計を用いて油の温度を確認する．

⑤ 中心温度計を用い，揚げ材料の中心部温度が75℃以上であることを必ず確認する．とくに冷凍コロッケ，メンチカツ（冷凍を含む），肉団子，かきフライ，さつまいものように厚めのもの，はさみ揚げなどに注意する．

和え物

和え物は料理の性格から，食材料の扱い，料理の保存方法などについて，食品衛生管理上の慎重な配慮が必要である．

調理にあたっては，調理に使用する器具の消毒や手洗いを，加熱調理を行うときよりも確実に行うこと．また食材料を扱う際は，できる限り使い捨てのクッキング用手袋を使用することなどである．

① 生で用いる葉菜類や果実類は，次亜塩素酸ナトリウムを用いて（洗浄の方法・食材料の洗浄 p.175，消毒の方法・化学的方法 p.178 なども参照），確実に消毒を行った後に調理すること．

② せんキャベツなど，生で使用するもので水滴の付着しているものは，少量のときは乾燥したふきんを用いて少量ずつ包み，軽く揉み込む方法を繰り返せばよい．大量の場合は，手回し絞り器などを使用すると能率的である．

③ せんキャベツや薄切りきゅうりなどの生野菜をマヨネーズやドレッシングで和える場合は，事前に1～2％程度の食塩を全体にまぶしてさっと混ぜ，しばらく経って水分が浮き出したころ合いをみて，ふきんなどを用いて絞り，脱水を行う．ドレッシングの場合，混ぜ合わせてしばらく置くと水分が出てくるので，それを絞り出して捨て，再度ドレッシングで和える．作りあげてから食事開始までの時間はできるだけ短時間であること．

④ ゆでた材料は，扇風機など送風機器を用い，十分に温度を下げてから使用する．とくに生物や変敗しやすい材料と合わせるときは，温度を確認する．

⑤ ゆでた葉菜類の水分をきるには，直接手で絞る方法をとることが普通に行われているが，清潔なふきんでゆでた材料を包み，強く絞り込むとより確実である．

【魚介類と食肉類】

次の点に注意すること．

① 必ず加熱調理をすること．その場合の加熱具合の確認は“衛生管理マニュアル”によること．

② 缶詰類は，そのまま使用してもよいが，開缶後の取扱いや保存に注意すること．

③ 加熱の必要な加工品類は，“衛生管理マニュアル”の加熱基準を確実に守ること．

3—作業計画

給食作業の標準化・合理化

給食作業の標準化

給食の業務全体について分析・検討を加え，標準的な作業の工程，作業動作，作業時間の標準を設定してマニュアル化する．

また，献立は給食業務の基本であるから，献立内容の構成を定型化する必要がある．これは，1回の食事を構成する料理に使用する食器の標準的な組み合わせを料理のスタイル別に決定して，これに基づいて献立計画を作成する．

給食作業の単純化

給食作業は不必要な作業動作，余分な行程を省略する．また，食品材料を規格化して作業能率の向上を図る．たとえば，魚の切り身は50 gと80 gの2種類とし，焼き魚の場合は80 g，フライの場合は50 gを使用する，というようなことである．

給食作業の専門化

給食従業員が，ある給食作業部分の専門家として責任をもつことである．たとえば，下処理の魚担当，野菜担当，主調理の揚げ物担当，煮物担当，焼き物担当などである．すなわち，ある作業部分については専門性をもって分担し，また共同作業をしなければならない部分については協力して行うということである．ただし，この場合にややもすると，なわばり意識が起きやすいので，管理者は給食従業員の意識のなかに，分担作業と共同作業の意味を教えると同時に，コミュニケーションを図るようにしなければならない．

時間配分・作業配分

時間配分

すでに述べたように，すべての給食作業は食事の開始時間を目標に行われる．すなわち，調理作業の開始時間から食事の開始時間までの限られた時間のなかで，限られた調理員と調理機器を使用して行わなければならない．しかも特定給食の献立の内容は毎日毎食変わるから，一つひとつの料理をつくる作業の行程を分析し，この結果を献立計画のなかの料理組み合わせの基礎にする．その一例をあげると，図❻のとおりである．

作業配分

給食作業は，すべての調理作業を一人ひとりの調理員が単独で行っているわけではない．給食施設の規模，調理作業の内容にもよるが，一般的にはチーム作業で，そのなかで，ある工程は単独作業を，ある工程は共同作業ということである．作業工程分析の結果，配分された時間内に処理しなければならない場合に，その調理工程が単純であったり，調理する食品材料の量が少ないときは単独で，調理工程が複雑であったり，食品材料の量が多いときは共同で，その作業を担当するというように，初めから終わりまで調理作業のラインがスムーズに流れるようにする．

調理作業計画

給食は，2～3時間という短時間に大量の調理を行うため，この面からも献立計画の立案が制限される．したがって，調理作業の工程分析の結果に基づいて料理ごとの調理作業の特徴を把握し，献立計画の料理の組み合わせを検討するなど，調理作業の合理化を図り，バラエティーに富む献立作成を考える．

❻ 作業計画（例）

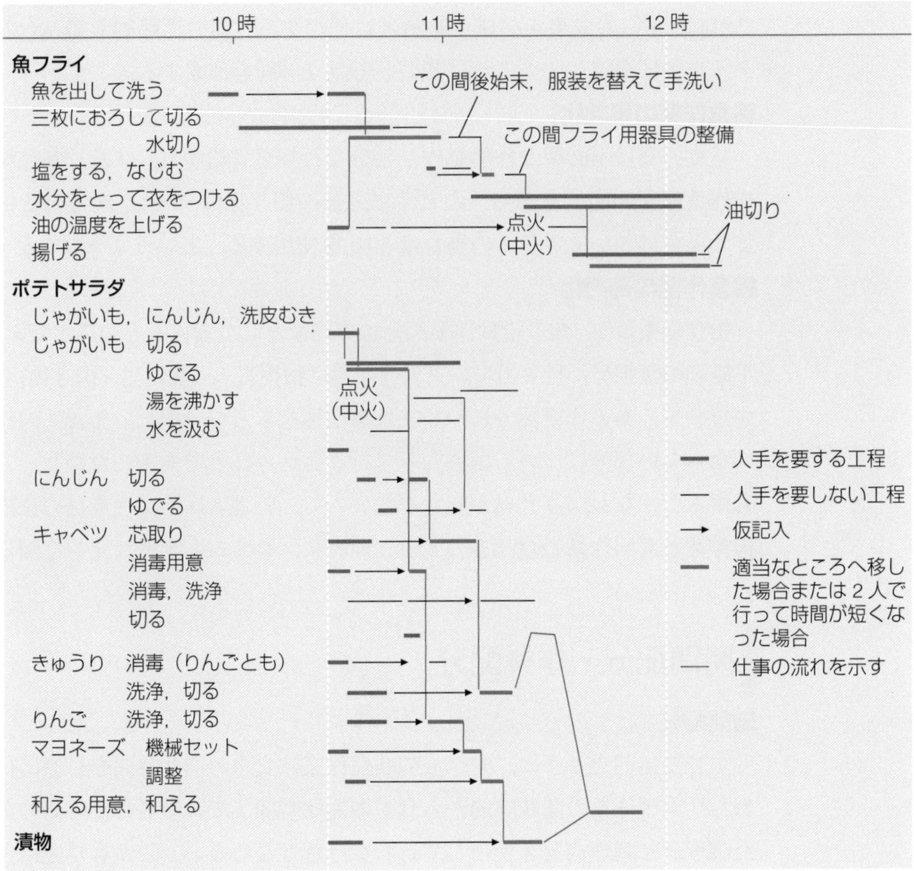

❼ 調理作業の流れ

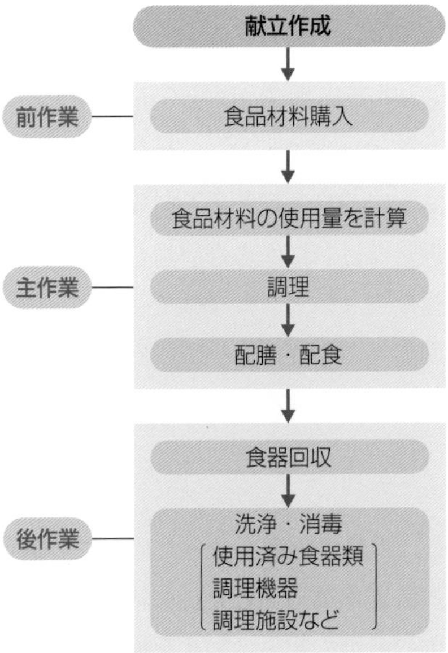

調理作業は基本的に，図❼のように流れる.

4 — 段階別の作業管理

食材料の受け入れ・保管

受け入れの要領

1 **食材料**　納入業者が定期的に実施する微生物および理化学検査の結果を提出させること．その検査の結果については保健所と相談し，食材料として不適と判断される場合は，納入業者の変更などの適切な措置をとること.

2 **食材料の納入**　栄養士または調理責任者などが必ず立ち合い，検収を確実に行うこと．すなわち品質，鮮度，品温（納入業者が運搬の際に適切な温度管理を行っていたかどうかを含む．表❽），異物の混入などについて点検を行うこと.

❽ 原材料，製品等の保存温度

食品名	保存温度
穀類加工品（小麦粉，でんぷん）	室温
砂糖	室温
食肉・鯨肉	10 ℃以下
細切りした食肉・鯨肉を凍結したものを容器包装に入れたもの	−15 ℃以下
食肉製品	10 ℃以下
鯨肉製品	10 ℃以下
冷凍食肉製品	−15 ℃以下
冷凍鯨肉製品	−15 ℃以下
ゆでだこ	10 ℃以下
冷凍ゆでだこ	−15 ℃以下
生食用かき	10 ℃以下
生食用冷凍かき	−15 ℃以下
冷凍食品	−15 ℃以下
魚肉ソーセージ，魚肉ハムおよび特殊包装かまぼこ	10 ℃以下
冷凍魚肉ねり製品	−15 ℃以下
液状油脂	室温
固形油脂（ラード，マーガリン，ショートニング，カカオ脂）	10 ℃以下
殻付卵	10 ℃以下
液卵	8 ℃以下
凍結卵	−18 ℃以下
乾燥卵	室温
ナッツ類	15 ℃以下
チョコレート	15 ℃以下
生鮮果実・野菜	10 ℃前後
生鮮魚介類（生鮮用鮮魚介類を含む）	5 ℃以下
乳・濃縮乳 脱脂乳 クリーム	10 ℃以下
バター チーズ 練乳	15 ℃以下
清涼飲料水（食品衛生法の食品・添加物等の規格基準に規定のあるものについては，当該保存基準に従うこと）	室温

「大量調理施設衛生管理マニュアル」（平 9.3.20 衛食 85　最終改正：平 29.6.16 生食発 0616 第 1 号）

③ **生鮮食材料の納入**　缶詰，乾物，調味料など常温保存のできるものを除き，食肉類，魚介類，野菜類などの生鮮食材料については，1 回で使いきる量を調理当日に仕入れるようにすること．

食材料の保管

本書の第 4 章 食材料管理を参考にするとともに，次のことについても留意すること．

食材料は，戸棚，冷蔵・冷凍設備に適切な温度で保管すること．また，食材料搬入時の時刻，室温および冷凍または冷蔵設備内温度を記録すること．

食材料の保存温度については，第 4 章 食材料管理を参考にすること．

●野菜・果物

専用の清潔な容器に入れ替えるなどして，10℃前後で保存すること．冷凍野菜は−15℃以下で保存すること．

●魚介類・食肉類

専用の清潔な容器に入れ替えるなどして，食肉類については 10℃以下，魚介類は 5℃以下で保存すること．冷凍で保存するものは−15℃以下で保存すること．

洗浄作業

洗浄作業の分類

洗浄作業は，その対象により次のように分類される．

●食材料

米，野菜類，魚介類などの生ものに混入または付着している土，砂，虫卵，虫体などの異物を取り除いて清浄にする．これは調理を行うときの基本作業と同時に，衛生管理についての重要な作業である．

●食器，調理機械・器具類

使用済みの食器，調理機器類に付着した料理の汚れを落とす，また塩分による錆や腐食を防ぐなど，調理機器の施設・設備管理，衛生管理のうえからも重要な作業である．

洗浄の方法による区別

●手洗い洗浄

野菜類のなかで機械洗浄が可能なじゃがいも，さといもや三寸にんじんなど一部のもの以外はこの方法で行う．手洗い洗浄をするものは，材質の軟らかいもの，凹凸の多いもの，不定形のもの，または細長いものなどである．

魚介類はすべて手洗い洗浄である．食器・調理機器類は，付着した料理の残りを洗い落とす．少量の食器は，手洗いのほうが時間がかからず，洗浄効果は確実である．

●機械洗浄

じゃがいもやさといもなどのいも類，三寸にんじんなど短根種のにんじんは球根皮むき機（ピーラー）を使用する．

大量の食器類の洗浄には食器洗浄機（ディッシュウォッシャー）を備え付けて機械

洗浄をするのが作業能率を高める．しかし，飯椀のようにでんぷんがこびりついて乾燥したものは，そのまま食器洗浄機で洗浄してもきれいに落ちないので，事前に手洗いで予選洗浄を行う．食器のかたちによっては，洗浄シャワーの当たらない死角ができ，十分に洗浄できないことがあるので，洗浄方法を工夫しなければならないことがある．小型の調理器具のなかで，レードル，スプーン，スキンマーなどの杓子類，ターナー，めしべらなどのへら類，泡立て器などは，ラック式の食器洗浄機で洗浄できる．

洗浄水の温度による区別

●冷水洗浄

水道水による洗浄が最も一般的で，作業前の手指洗浄，食品材料の洗浄，調理機器類の洗浄，調理室内外の清掃など，調理作業に関係するいろいろな場合に使用される．

●温水洗浄

冷水では汚れが落ちにくいもの，たとえば使用後の飯椀のように，でんぷんがこびりついている場合などに行われる．手洗い洗浄の場合の温水の温度は 40 ～ 50 ℃程度である．

●洗剤と使用上の注意

洗剤には，いわゆる石けんと呼ばれる脂肪酸系のアルカリ石けん，石油系のアルキルベンゼンスルフォン酸（ABS）など種類が多い．この ABS が洗剤の主流になってから，アルカリ性の石けんと区別するために中性洗剤（neutral detergent）という言葉が使われるようになった．中性洗剤の定義は明確ではないが，一般的な使用濃度の水溶液 pH が 6.0 ～ 8.0 になる洗剤の名称である．洗剤は適正濃度と適正浸漬時間を守って使用しないと，洗ったものに洗剤が残留する．中性洗剤の標準使用量は，水 1 L に対して 1.5 mL（0.15 %）である．

洗浄の方法

●食材料の洗浄

1 野菜や果物の洗浄　洗剤溶液に 5 分間以上浸漬しないこと．また仕上げ洗浄は，流水の場合，食器・調理器具は 5 秒以上，野菜・果物は 30 秒以上である．洗い桶などの溜め水を用いる場合は，2 回以上水を換えて洗浄する．

2 魚介類の洗浄　水道の流水で水洗いする．海水魚は腸炎ビブリオによる食中毒の危険性が大きいので，水道の流水で丁寧に水洗いする．

●手指の洗浄

マニュアル別紙の“標準作業書（手洗いマニュアル）”によると，

① 水で手をぬらし，石けんをつける．

② 指，腕を洗う．とくに，指の間，指先をよく洗う（30 秒程度）．

③ 石けんをよく洗い流す（20 秒程度）．

④ 使い捨てペーパータオルなどで拭く（タオル等の共用はしないこと）．

⑤ ①～③までの手順を 2 回以上実施する．

⑨ メラミン食器の洗浄システム（参考：スリーラインメラミン食器カタログ）

残さいを落とす
- シャワー，シンクなどを使い，残りかすを落としたほうが湯が汚れず効果がある
- 使用後は，できるだけ早く洗浄する

予洗・浸漬
- スポンジで洗う
- でんぷん汚れなどは，必ず40～50℃の湯に浸す．約20分くらいが最適

手洗い
- シンクに30～40℃の湯を入れてスポンジで洗う
- シンクの洗浄液は，ひどく汚れる前に取り替える
- 洗浄温度は正しく
- たわし，クレンザー，スチールウールは使用しないこと

乾燥・仕上げ・すすぎ
- シンクのため水では2回以上水を取り替えてすすぐ
- 流水では5秒以上すすぐ
- ふきんは使わず熱で自然乾燥させる

機械洗浄
- 自動供給装置で調整し洗浄
- 正常な濃度で作動するよう定期点検を受ける
- 塩素系漂白剤を含む洗剤は，光沢，黄ばみ，色あせの原因となるので使用しないこと

乾燥・仕上げ・すすぎ
- 自動供給装置で調整しすすぎ，乾燥，仕上げ
- すすぎの温度は70～80℃が最適

漂白
- 洗浄で汚れの落ちなかった食器（茶しぶ，でんぷんの汚れ，色素）を取り出して漂白
- 酸素系漂白剤を使用し，温度，濃度調整をして浸した後すすぐ
- 汚れの少ないうち（1～2週間に1回）の定期漂白処理が望まれる
- 塩素系漂白剤は光沢，黄ばみ，色あせの原因となるので使用しないこと
- 漂白剤の濃度，浸す温度，時間を過剰に行うと食器の表面を荒し汚れやすくなるので注意

消毒
- 熱湯消毒
  - 80℃ 3分
  - 95～100℃ 2分
- 蒸気消毒 80℃ 15分
- 消毒保管庫 80℃ 15分
- 熱湯消毒―ふたをして圧力を上げないこと
- 蒸気消毒―生蒸気が直接食器に当たらないようにしゃへいする．庫内の温度を均一
- 消毒保管庫―庫内の温度分布を均一化する
- 温度の上げすぎ，時間のかけすぎは食器の光沢をなくし食器の寿命を短くするので注意

保管整備
- 消毒保管庫を使用するときは，温度管理を確実にする
- 保管庫を使用しないときは，食器を十分に乾燥させ，乾燥状態の維持できる場所に保管
- 同一の大きさのもので整理
- 同じ種類，形のもので整理
- 数量はぎっしりつめ込まないように
- 運搬しやすい重量で整理
- 積み重ねの崩れがないように整理

なお本書の第5章 衛生・安全管理　2．給食関係者の衛生管理の“調理室に入る際の注意（手の洗い方 p.111）”を参照のこと．

●調理機器類，調理台などの洗浄

① 水道水（飲用に適する40℃程度の微温水が望ましい）で3回水洗いする．

② スポンジたわしに中性洗剤またはアルカリ性洗剤をつけてよく洗う．

③ 前記①の水道水を用いて，完全に洗剤を洗い流す．

●食器類の洗浄

給食で使用頻度の高いメラミン食器の洗浄要領については，図⑨を参照のこと．

消毒作業

殺菌・滅菌と消毒の意味

一般に消毒という用語が多く用いられるが，これについては次のような種類がある．

細菌などの微生物を，何らかの理由によって増殖を復活しないように死滅させることである．これは殺菌作用あるいは殺菌と呼ばれる．殺菌作用に対応して，死滅はしないが増殖を抑える静菌作用がある．

殺菌は，微生物を取り扱う場合だけではなく，感染の防止や食品の安全確保など，日常の生活にも深い関係がある．

殺菌は，その目的や強さの程度により，滅菌と消毒に区別される．

●滅菌

その対象とするものに付着したり，あるいは含まれているすべての微生物を完全に死滅させて，増殖のできる微生物がまったくいない状態，すなわち無菌の状態にする方法をいう．原則的には滅菌が，最も完全な消毒の方法である．

●消毒

感染症や細菌性食中毒などを予防する目的で，それらの病原体を死滅させるために行う方法である．この場合，対象とするものから病原性微生物を除くことであり，非病原菌は対象としない．また，病原菌の感染能力を失う状態にすれば，消毒の目的を果たしたことになる．したがって，病原菌を必ずしも死滅させなくてもよい．

消毒の方法

消毒作業には次のような方法がある．

●物理的方法

1 熱湯消毒・煮沸消毒　一般に行われている最も簡単な方法である．耐熱性細菌まで完全に殺菌することは難しいが，病原菌を死滅させることはできる．素材が金属，ガラス，ゴム，繊維などの消毒に適している．

熱湯消毒は，高温度の熱湯中に殺菌しようとするものを入れ，ときどき攪拌しながら一定時間浸漬するか，または殺菌しようとするものに高温度の熱湯を，万遍なく丁寧に，一定時間連続して注ぎかける方法である．

煮沸消毒は，100℃に沸騰した熱湯のなかに殺菌しようとするものを入れ，再沸騰後に，ときどき攪拌しながら一定時間煮沸する方法である．

終了直後は消毒した器具類は高温度に熱せられており，火傷などの危険性が高いので，注意して取り扱う．処理量が多い場合には，消毒するものを金網籠に入れて熱湯に浸漬し，終了後に金網籠ごと取り出す方法もある．

① 調理機械：部品は80℃で5分間以上（熱湯消毒）．

② まな板，包丁，へらなど：80℃で5分間以上（熱湯消毒）．

③ ふきん，タオルなど：100℃で5分間以上（煮沸消毒）．

学校給食では，食器類の食毒と保管について，原則として熱風消毒保管庫（85～

90℃，30 ～ 50 分程度）で乾燥保管する．熱風消毒保管庫に収納できない食器がある場合は，熱風消毒保管庫で乾燥させて食器が十分に乾燥したことを確認後，衛生的な戸棚等に保管する．（文部科学省「調理場における洗浄・消毒マニュアル Part Ⅱ」平 22.3 文部科学省）

2 蒸気滅菌　蒸気滅菌器，大型のスチーマー，あるいは専用の蒸し器を使用して行う方法である．普通は 100℃以上で 30 分間行う．ふきん，小型の調理用器具類の消毒に用いることができるが，1 回だけでは殺菌効果が弱い．

3 乾熱滅菌　密閉した容器内の空気を高温度に保ち消毒する．給食では，熱風式食器消毒保管庫が該当する．食器の材質によっては庫内温度を調整しなければならない．耐熱硬質陶器は規定温度で消毒保管が可能であるが，材質が合成樹脂の場合，陶器や金属製に比較して全体的に耐熱温度が低いので，殺菌効果は低いと考えられる．過信はできない．

●化学的方法

1 エチルアルコール　給食では 70 % エチルアルコールのエアゾール（噴霧）タイプのものが使いやすい．手指，まな板などの消毒，調理済みの料理の保存に用いる．器具類の消毒には中性洗剤を用いてよく洗い，その後にエチルアルコールを吹きつける．エチルアルコールは消毒作用のほかに消臭作用があるので，まな板の消毒には適している．

“衛生管理マニュアル” には，70 % エチルアルコールの噴霧消毒については，次のように定めている．この対象になるものの噴霧消毒前後の洗浄など，取り扱い要領はマニュアルを参照のこと．

① 調理機械：作業開始前に噴霧消毒を行う．

② 調理台：作業終了後と作業開始前に噴霧消毒を行う．

2 逆性（陽性）石けん　給食では手指の消毒に用いる．

3 次亜塩素酸ナトリウム　りんご，みかんなどの果実類，野菜，とくに生食用の葉菜類の殺菌に用いる．また湯飲みの茶渋など食器類の汚れ，ふきんの汚れの漂白に用いる．

これを果実類，野菜類を生食するための消毒に用いるには，まず飲用できる清潔な流水でよく洗い，その後に次亜塩素酸ナトリウムの 200 mg/L の溶液に 5 分間（100 mg/L の溶液の場合は 10 分間）浸漬し，その後清潔な流水で十分に水洗いする．

水道の流水でよく洗浄しないと塩素臭と，食べたときに舌を刺激する感じが残るので注意すること．

野菜および果物を加熱しないで提供する場合には，マニュアルでは次の要領によることとしている．

① 流水（食品製造用水）で 3 回以上水洗いする．

② 中性洗剤で洗う．

③ 必要に応じて次亜塩素酸ナトリウム（生食用野菜にあっては，亜塩素酸ナトリウムの使用も可）の 200 mg/L の溶液に 5 分間（100 mg/L の場合は 10 分間）浸

漬して殺菌する．

④ 十分な流水ですすぎ洗いを行う．

調理品の保存と配送

調理品の保存

① 加熱調理後食品を冷却する場合　病原菌の発育至適温度帯（約 20 ～ 50 ℃）の時間を，可能な限り短くするために，冷却機を用いたり，清潔な場所で衛生的な容器に小分けするなどして，30 分間以内に中心温度を 20 ℃付近（または 60 分間以内に中心温度を 10 ℃付近）まで下げるよう工夫すること．この場合，冷却開始時刻，冷却終了時刻を記録すること．

② 加熱調理後の食品　加熱調理後の食品の冷却，非加熱調理食品の下処理後における調理場などでの一時保管などは，他からの二次汚染を防止するため，清潔な場所で行うこと．

③ 調理終了後の食品　衛生的な容器にふたをして保存し，他からの二次汚染を防止すること．

④ 調理後直ちに提供される食品以外の食品　病原菌の増殖を抑制するために，10 ℃以下または 65 ℃以上で管理すること．

⑤ 調理終了後 30 分間以内に提供できるもの　調理終了時刻を記録すること．また，調理終了後から提供まで 30 分間以上を要する場合は，温かい状態で提供される食品については，調理終了後速やかに保温食缶などに移し保存する．この場合，食缶に移し替えた時刻を記録すること．その他の食品については，調理終了後提供まで 10 ℃以下で保存する．この場合，保冷設備への搬入時刻，保冷設備内温度および保冷設備の搬出時刻を記録すること．

調理品の配送

配送過程においては，保冷または保温設備のある運搬車を用いるなど，10 ℃以下または 65 ℃以上の適切な温度管理を行って配送し，配送時刻の記録を行うこと．また 65 ℃以上で提供される食品以外の食品については，保冷設備への搬入時刻および保冷設備内温度の記録を行うこと．

食事の提供

配食・配膳の作業管理

つくり上げた料理を食器に盛りつけ，それを配食して利用者に配膳する一連の作業である．

この作業は衛生的・能率的に行い，料理を適温で最もおいしい状態で利用者に供食することが目的である．限られた人数と時間で盛りつけ作業を行おうとすると，盛りつけの分量にムラが出たり乱雑になりやすい．

① 盛りつけ　給食施設の規模によって作業の方法に違いがある．給食数の少ない施設は，盛りつけ台の上に食器を並べて盛りつけたものをトレイ（配膳盆）に並べ

たり，またはカウンターでトレイを持った利用者に渡す．給食数が比較的多い施設は，コンベヤーを使用して流れ作業で行うこともある．給食数の多い施設は当然のこととして，給食数の少ない施設でも盛りつけ作業の手順を決め，それに従って作業を進めるとよい．盛りつけは食欲をそそるようにきれいに，丁寧に，盛りつけ量にムラがなく，そして料理をつけ残さないように行う．

2 配食・配膳　調理室の配食台の上で 1 人分ずつの盛りつけを行い，それをトレイに配食をする．そして食堂側のカウンターから利用者に手渡す方法，または盛りつけて料理の入った食器を食堂側のカウンターに並べておき，それを利用者がトレイに乗せて運ぶ．この方法は事業所給食で行われるセルフサービス方式である．病院給食では集中配食と分散配食がある．集中配食は，調理室に隣接する配食室で盛りつけたものをトレイに配食し，それを配膳車で各病棟まで運び，病棟勤務看護師などの手を経て入院患者に配膳する．分散配食は，ご飯や料理を配食缶などの料理運搬容器に入れて病棟配食室に運び，そこで 1 人分ずつの盛りつけと配食をする．

集中配食の長所は，盛りつけと配食についての管理が行き届くことであるが，短所は配食してから入院患者のベッドサイドに届くまでに時間がかかるので適温給食が難しいことである．しかし，近ごろでは保温食器，保温保冷配膳車の普及がめざましく，これらのものを使用することにより，この問題は解決される．

分散配食の長所は適温給食を行いやすいことであるが，短所は，この作業に人手が多くかかるので給食担当者以外の者が盛りつけ・配食を担当した場合は，その管理が難しいということである．

給食では，適温給食を行うことが利用者においしい食事を提供するための基本である．たとえば，みそ汁などの汁物は，食べるときの適温は 70 ～ 80 ℃という調査があるが，最低温度は 60 ℃である（図⑩）．

このように料理にはすべて適温があるので，その温度を保つために料理保管にはウォーマーテーブルやコールドテーブルを用い，また食事運搬には保温食器や保温保冷運搬車を使用する．

食事提供の際の留意点

① 共同調理施設などで調理された食品を受け入れ，提供する施設においても，温かい状態で提供される食品以外の食品であって，提供まで 30 分間以上を要する場合は提供まで 10 ℃以下で保存すること．この場合，保冷設備内温度および保冷設備からの搬出時刻を記録すること．

② 調理後の食品は，調理終了から 2 時間以内に喫食することが望ましい．

調理作業終了後

後片づけの要領

① 器具・容器などの使用後は，全面を流水で洗浄すること．その後に十分な殺菌をした後乾燥し，清潔な保管庫を用いるなどして衛生的に保管すること．その要領は，“洗浄作業” を参照のこと．

⑩ 料理飲食時の適温例（富岡）

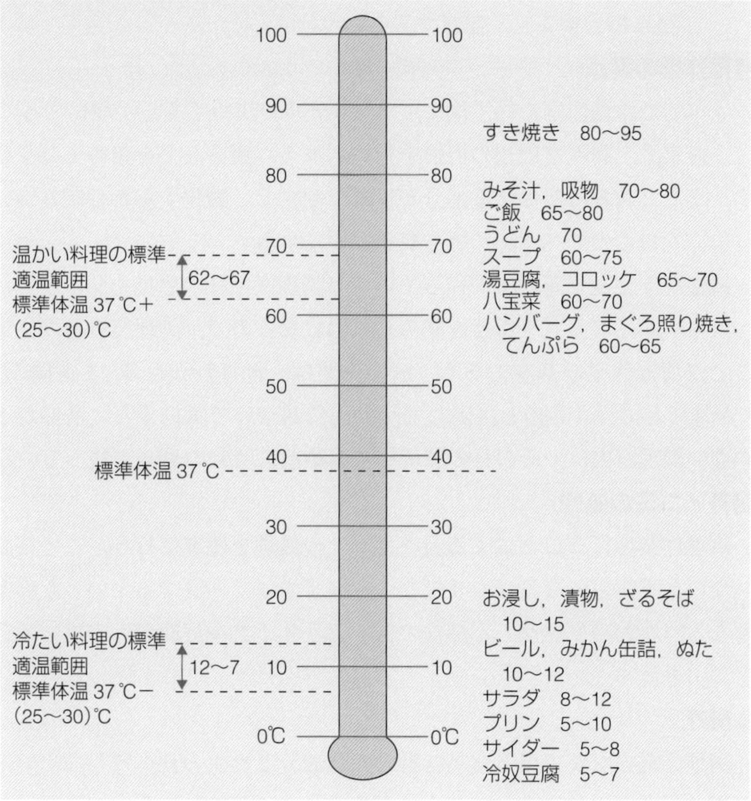

② 調理場内における器具・容器などの使用後の洗浄・殺菌は，原則としてすべての食品が調理場内から搬出された後に行うこと．

③ また器具・容器などの使用中も必要に応じ，同様の方法で熱湯消毒を行うこと．

④ 原材料用に使用した器具・容器などを，決してそのまま調理後の食品に使用しないこと．まな板，ざる，木製の器具は，汚染菌が残存する可能性が高いので，とくに十分な殺菌に留意すること．

⑤ フードカッター，野菜切り機などの調理機械は，最低 1 日 1 回以上，分解して殺菌・消毒を行った後に乾燥すること．

⑥ シンクは原則として用途別に相互汚染しないように設置すること．とくに，加熱調理用食材，非加熱用食材，器具の洗浄に用いるシンクを必ず別に設置すること．

⑦ 食品ならびに移動性の器具および容器の取り扱いは，床面からの跳ね水などによる汚染を防止するため，床面から 60 cm 以上の場所で行うこと．ただし跳ね水などからの直接汚染が防止できる食缶などで食品を取り扱う場合には，30 cm 以上の台に乗せて行うこと．

⑧ 使用水は，食品製造用水を用いること．また，使用水は，色，濁り，匂い，異物のほか，貯水槽を設置している場合や井戸水などを殺菌・濾過して使用する

場合には，遊離残留塩素が0.1 mg/L 以上であることを始業前および調理作業終了後に毎日検査し，記録すること．

清掃作業の要点

すべての給食作業の終了後に，マニュアルで決めてある手順に従って，調理台，棚，床，排水溝，調理室周辺の清掃を行い，ゴミ，厨芥などを集めてゴミ収集車に引き渡す．また，調理に関係する油分が付着しやすく，酸化するとこびりついてなかなか取りにくくなるので，確実に拭き取るようにする．

清掃が不完全で調理屑が残っていると調理室独特の悪臭を発生するだけでなく，ハエ，ネズミ，ゴキブリなどを集める原因になるので，調理室特有の臭気の発生を防ぐことが清掃作業の基本である．清掃作業は，毎日行うもの，1 週間ごとに行うもの，1 か月ごとに行うものと区別して，計画に基づいて実施する．清掃が十分に行われていない調理室内は，その日の調理作業開始前に特有の臭気が残っている．

厨芥・ゴミの処理

調理作業を行うことによる厨芥とゴミの処理を確実に行う．この後始末を確実に行わないと不衛生になるばかりでなく，つまずいて転倒するといった作業事故の原因にもなる．なお，可燃性，不燃性のゴミでリサイクル可能のものは，できる限り回収業者に引き渡す．

●厨芥

調理作業のなかで出る食品材料の廃棄部分と食事の食べ残しなどである．これは処理用のビニール袋に入れ，さらにポリタンクに収納し，所定の場所に置いて腐敗による悪臭の発生に注意する．そして，なるべく短時間のうちに処分する．

●ゴミ

[1] **可燃性のゴミ**　段ボール箱，木製の箱，紙屑などである．これらが散乱しないようにまとめて所定のゴミ置き場に置き，ゴミ収集車に引き渡す．

[2] **不燃性のゴミ**　空びん，空缶，破損食器，破損または廃棄処分のガラス製品・プラスチック製品・金属製品など．破損したものの後片付けが悪いと，けがの原因になるので，集めたものを確実に安全な方法で所定の箇所に保管し，定期的に巡回する不燃物収集車に引き渡す．

5—作業管理の評価

作業管理の適否は，調理側，利用者側，検食者側の評価により判断される．この概要を表⓫に示した．

⑪ 作業管理の評価項目

調理側	献立計画	●調理作業は予定作業時間どおりに進行したか ●食品材料の廃棄率は規定どおりであったか ●食品材料の使用量は予定どおりであったか ●料理の仕上がりは予定どおりであったか
	調理作業	●献立計画に指定されているとおりの料理をつくったか ●指示どおりの手順・方法で調理を行ったか ●食品材料の取り扱いは丁寧であったか ●調理は丁寧に行われたか ●作業予定時間が非常に少なかった工程，多すぎた工程があったか ●食品衛生に配慮して作業を行ったか
	配膳・配食作業	●料理の盛りつけは，丁寧に行われたか ●料理の盛りつけは，分量にムラがなかったか ●料理の盛りつけ後のつけ残しはなかったか ●配膳は丁寧に行われたか ●料理のつけ忘れ，つけ違いはなかったか ●配食は適温で行われたか
利用者側	嗜好調査	●好きな料理，嫌いな料理の割合はどうか ●味つけの好みの程度はどうか ●料理ごとの盛りつけ量は適当か ●盛りつけ，配膳は丁寧であるか ●１回の食事量は適当か ●献立内容と使用食品に変化があるか
	残食調査	●食べ残しはあったか ●食べ残しがあった場合，その量はどのくらいか ●食べ残しの理由は何か
検食者側	検食記録	●主食の炊き方はよいか ●味つけの具合はよいか ●分量は適当か ●鮮度はよいか ●色彩はよいか ●盛りつけはよいか

8
給食施設の種類と特徴

1―病院

病院給食の意義

病院給食は入院患者を対象とし，治療に必要な食事を提供することにより健康状態の早期回復を目標に行われる．今日の医療は高度化され，医療供給体制が整備されつつある．一方，急速な高齢化の進行，生活習慣病の急増などにより疾病構造が変化し，医療費の増大が続いている．そのため，病院は徹底した経営の合理化が求められている．給食管理業務においても患者給食業務の委託が行われ，病院によっては調理部門を全面委託としたり，洗浄業務だけを一部外注とするなどの方法がとられている．したがって，直営と委託が競合する場合があり，良質な食事の提供や選択メニューなどのフードサービスの向上が不可欠な条件となる．入院患者は過去の生活環境，病状などが異なるので，治療効果を上げるためには食事の個別対応が必要である．一般に，食欲の低下している病人に対して食品や調味料を制限したり禁止したりすれば，さらに食欲が衰え，治療食としての効果が発揮できなくなってしまう．そこで，少しでも食欲を増すような献立作成の工夫とおいしい食事の提供のための食材管理，調理技術の向上，配膳温度と時間の適正化などの配慮が必要である．

管理運営にあたっては，給食組織が医療，看護とともに医療の一環を受けもっているので，院長直属か医療部門に所属し，病院給食がスムーズに運営できるようにするのが望ましい．そのための基本的条件は，① 運営方針が明確であること，② 問題提起が自由にできること，③ 正確でスムーズな伝達が行われること，④ 他の職場と協力体制がとれること，などがあげられる．これは組織としての職場管理の条件であり，このような職場環境ができていれば，フードサービスの改革や業務改善などはスムーズに進行されるであろう．実際には院内に栄養管理運営審議機関や給食委員会を設置し，院内規約によって協力体制を整えておくという方法がとられている．

病院給食の種類と給与栄養量

給食の種類

病院給食は，治療食と総称され，一般治療食（普通食）と特別治療食に分けられる．さらに，治療条件や食事形態などによって，表❶のように分類されている．

特別治療食は，医師が患者の病状に応じて処方した食事せんによって栄養士が献立を作成し，調理したものである．同じ疾病の患者でも病状は異なるため，本来は給与

❶ 医療施設における食事分類

	分類		
一般治療食	・調乳・離乳食 ・幼児食 ・学齢児食 ・妊産婦食 ・成人食 ・高齢者食	食事形態別	常食
			軟食 （全・分粥食）
			流動食
特別治療食	加算特別食	特別食と指定	
	非加算特別食	特別食指定以外	

栄養量も個人対応にすべきである．しかし，医師も栄養士も負担が多くなり，業務が複雑になるため，実際には，あらかじめ医師と栄養士が十分に協議して約束食事せんを作成している病院が多い．これは，同じ疾病を症状の程度によって整理し，検査結果などの範囲を決めたもので，この範囲内の患者には同じ給与栄養目標量，食品構成により献立作成を行っている．近年では入院患者が高齢化し，多くの合併症を有する患者が増えたことから個別栄養管理が求められ，エネルギー，たんぱく質，脂質などの栄養成分別コントロール食が主流となっている．

病院給食における栄養士業務

病院では，栄養管理業務を中心として，栄養士は表❷～❺のような業務を行う．このほかに，施設・設備（給食施設，調理器具，食器などを含む設備）の管理および衛生，給食材料・衣服・調理などの作業員に関する衛生管理業務がある．また，給食業務従事者に対しては，業務管理として勤務表作成および業務分担・職員配置があり，労働安全衛生管理として健康診断および検便の定期的実施などがある．病院における栄養士業務は，このように幅が広く，しかも専門性を要求される．そのため，栄養士は栄養部門はもちろん，医師，看護師，調理員など関係部門と協調しながら業務のスムーズな運営を図り，その専門性が十分に発揮できるよう努力すべきである．

院外調理と衛生管理

患者給食業務は病院内の給食施設で行うか，病院内の施設を使用して代行委託を行うほかに，病院外の調理加工施設を使用して調理を行う院外調理も認められている．この背景には近年の調理技術および衛生管理・運搬保管技術の進歩がある．また患者給食においてもアメニティの向上や個人対応の栄養管理，栄養指導など，患者サービスへのニーズが高まってきたため，医療法施行規則の改正が行われた．患者給食業務は範囲を定め，病院が自ら実施しなければならない業務を示している．ただし，献立表の作成は病院が定めた作成基準に基づき，病院または給食業者が作成する．また，院外調理では喫食直前の再加熱は院内で行わなければならない．

調理加工方式としては，クックチル，クックフリーズ，クックサーブおよび真空調理（真空パック）があり，これらを適切に組み合わせて給食業務を行う（図❻）．近

❷ 栄養管理業務

1. 給与栄養目標量の設定

一般食患者の性別年齢別構成表作成
荷重平均食事摂取基準作成
食品構成作成
特別食栄養目標量および食品構成作成

2. 食事せんの管理

食事せん管理
食札管理
院内関係部門との連絡・調整（医師・病棟との連絡，加算請求のための諸連絡など）

3. 食数の指示・管理

各種食数の指示，変更の連絡
経費請求表との照合など

4. 献立表の作成・確認

一般食献立作成（病状別の複数献立，サイクルメニューなど）
特別食献立作成（食種別に作成）
行事食献立作成（祝祭日などの献立）
実施献立の整理・確認・評価

5. 各種調査の企画・実施および研究・研修

嗜好調査と給食効果判定
喫食（残菜・残食）調査と給食効果判定
作業改善のための諸調査など
臨床および業務研究，職場研修など

6. 調理指導

主として特別食調理指導・監督
盛りつけ指導と配膳チェック

7. 検食の実施・評価

医師などによる検食実施
検食簿の記録と活用

8. 連絡・調整

栄養（給食）管理委員会の開催と運営
栄養部門内各種連絡会などの運営

9. 給食関係の事務管理

関係官庁などに提出する書類の作成，提出および保管
上記以外の伝票整理，報告書作成と保管

❸ 栄養指導業務

1. 外来患者に対する栄養指導

個人指導・集団指導

2. 入院患者に対する栄養指導

入院時の指導・入院中の指導・退院時の指導・退院後の指導

3. 調理員・実習生に対する栄養指導・教育

調理員（調理従事者）に対する指導
栄養士養成施設学生・看護師養成施設学生に対する指導

❹ 調理作業管理業務

1. **調理**：調理作業計画・実施・評価，調理指導
2. **盛りつけ**
3. **運搬**：配膳・下膳
4. **食器洗浄消毒および食器具の保管**
5. **管理点検記録の作成・確認**

❺ 材料管理業務

1. **給食材料の調達**
   使用量算出から発注書の作成
   購入業者の選定・契約・発注
   材料の検収（点検）
2. **給食材料の保管・在庫管理**
   材料の保管場所の確保と管理，在庫調査・点検・補充
3. **給食材料の出納事務**
   出納関係伝票の作成・整理・保管
   材料の使用状況の確認

❻ 院外調理における調理加工方式

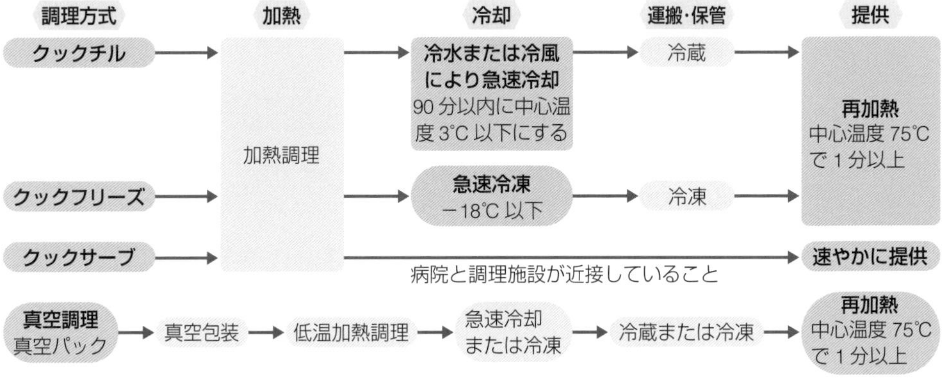

年では，合理的効率的な給食運営のため，セントラルキッチン／カミサリー・システムやクックチルを活用したチルド状態での盛りつけを行うニュークックチルシステムが導入されている．ただし，どの方式であっても，HACCPの概念に基づく適切な衛生管理を行わなければならない．厚生労働省は“院外調理における衛生管理ガイドラインについて”（平8.4.24　指24）を示し，また“大規模食中毒対策等について”（平9.3.24 衛食85）を通知し，患者に提供する食品の安全性の確保を図っている．HACCPとは，食品製造における衛生管理手法のひとつであり，原材料から製品になるまでの工程において起こりうるすべての微生物，化学物質などによる危害を分析し，危害の重要度を評価したうえで，とくに重点的に管理する必要のある箇所を集中的かつ常時管理し，その管理内容をすべて記録することにより製品の安全確保を図る．院外調理に限らず，HACCPの導入による衛生管理の充実が望ましい．

直営であっても委託であっても“治療の一環としての食事療法”という病院給食の基本は変わらず，患者の立場に立った，個人対応のきめ細かなフードサービスが求められている．したがって，栄養士は，専門分野の知識や経験を十分に理解習得し，調理技術ばかりでなく，日ごろから調理に対する感性を磨き，栄養指導に際しては，豊かな知識と人間性を発揮する必要がある．さらに，管理者としての統率および指導・監督能力が要求されるため，常に自己研鑽が必要である．

患者の栄養指導

栄養指導の目的

病院における栄養指導の目的は，早期に患者の健康を回復させることである．入院患者に対しては個々の患者に必要な栄養素を含む献立を通して，また外来患者に対しては栄養相談を通じて，適正な栄養と食事のあり方を指導する．したがって，栄養士の作成する献立が退院後の患者にとって手本となることを自覚し，患者の嗜好・食欲などを考慮した最善の献立を提供しなければならない．提供した食事が患者にどのように摂取されているかを病棟訪問して観察し，残食の原因分析を行い，給食改善および栄養指導のための基礎資料とする．栄養指導は医師あるいは患者の依頼に応じて栄養相談室において行うことが多いが，病棟を訪問して積極的に栄養指導を行うことも必要である．

栄養指導のポイント

① 入院患者と外来患者とでは病状が異なる．外来患者は一般に軽症の場合が多いので，回復への意欲が弱く，栄養指導も困難なことが多い．入院患者は，栄養指導による効果をある程度期間をかけて院内で観察できる．しかし，外来患者の病状と食事の経過観察は難しいので，指導効果が上がらなければ反復指導を行うなど，常にフォロー体制が必要である．

② 患者に食事療法の重要性を認識させるため，疾病の原因および経過と予後，合併症などについて十分に理解させる．食事療法は，食品の量的な摂取制限や特定栄養素の制限・禁止といった強制的な食事方法を継続することで，精神的な負担を伴うこともある．したがって，患者が納得したうえでないと，食事療法を適正に進めることはできない．

③ 患者の理解度，実行度に適応した栄養指導を行う．患者の知識の程度，性格を的確に把握して必要な指導内容や方法を選ぶことが効果的である．

④ 糖尿病や肥満症などの場合，入院の必要のない患者でも，療養生活を体得させることを目的とした教育入院を行うことがある．このような患者の生活習慣を改善し，食生活をどのようにデザインするかが栄養指導の課題となる．

⑤ 栄養指導後は，患者の病状の推移や臨床検査値などにより，栄養指導の効果を評価する．栄養士はこれを記録し，患者の指導に役立てる．

栄養指導の方法

① 食品の摂取量制限がある場合は，患者に調理の際に秤量する習慣をつけさせ，常用する食品の重量を認識させる．秤量のため，キッチンスケールや計量カップ，スプーンの使用方法を指導する．

② 患者に常用する食器類の重量や容量を確認させ，視覚的に適正な摂取量の目安を認識させる．

③ 糖尿病患者に対する食品交換表の使い方の指導などのように，食品の重量だけでなく容量も必要な場合には，食品模型（フードモデル）を用いる．

④ 高血圧患者に対する減塩指導には，塩分濃度計を用いたり，適塩濃度を試食し，体得してもらう．

⑤ ビデオ，テープレコーダー，OHP，パソコンなどを活用することによって，指導効果を高める．

⑥ 指導の際は，パンフレット，リーフレットなどを配布して活用する．

2―学校

学校給食の意義

学校給食は，学校給食法第 1 条に規定する“児童および生徒の心身の健全な発達に資するものであり，かつ，児童および生徒の食に関する正しい理解と適切な判断力を養ううえで重要な役割を果たす”とともに，“学校給食および学校給食を活用した食に関する指導の実施”を主目的として，これまでの栄養改善から食育推進に改正され，平成 21 年度から施行された．学校給食の実施にあたっては，**表❼**に示す目標の達成に努めなければならない．

食育推進活動は，食育基本法に教育関係者の積極的な取り組みが規定されており，さらに学校給食法の改正により「学校における食育の推進」が明確に位置づけられた（平 20.7.9 20 文科ス 522）．学校給食栄養管理者は，近年の児童生徒等の健康・安全を取り巻く状況の変化に対応して「生きた教材」としての学校給食の重要性を認識し，学校給食を活用した食に関する指導の充実を図っていく必要がある．平成 17 年度に導入された栄養教諭は，食育推進の中核的な役割を担うため，一層の配置拡大がすすめられている（平 19.7.11 19 文科ス 156・157）．栄養教諭の役割は，児童または生徒が健全な食生活を自ら営むことができる知識および態度を養うため，次のように明記された．

① 学校給食において摂取する食品と健康の保持増進との関連性についての指導

② 食に関して特別な配慮を必要とする児童または生徒に対する個別的な指導

③ その他の学校給食を活用した食に関する実践的な指導

その他，法改正により追加された点は次のとおりである．

① 校長は栄養教諭の指導が効果的に行われるよう，学校給食と関連付けつつ食に関する指導の全体的な計画を作成することその他の必要な措置を講ずる．

② 栄養教諭は，学校が所在する地域の産物を学校給食に活用することその他の創意工夫を行い，地域の食文化，食に係る産業又は自然環境の恵沢に対する児童または生徒の理解の増進を図るよう努める．

③ 栄養教諭以外の学校給食栄養管理者は栄養教諭に準じた指導を行うよう努める．

④ 省告示としていた「学校給食実施基準」を取り込み（第 8 条），文部科学大臣が児童または生徒に必要な栄養量などの基準を定める．

⑤ 食中毒防止を目的とした局長通知「学校給食衛生管理基準」の内容も盛り込み（第 9 条），文部科学大臣が学校給食の適切な衛生管理基準を定め，校長又は共

❼ 学校給食の目標（学校給食法第 2 条）

① 適切な栄養の摂取による健康の保持増進を図ること.
② 日常生活における食事について正しい理解を深め，健全な食生活を営むことができる判断力を培い，および望ましい食習慣を養うこと.
③ 学校生活を豊かにし，明るい社交性および協同の精神を養うこと.
④ 食生活が自然の恩恵のうえに成り立つものであることについての理解を深め，生命および自然を尊重する精神ならびに環境の保全に寄与する態度を養うこと.
⑤ 食生活が食にかかわる人々のさまざまな活動に支えられていることについての理解を深め，勤労を重んずる態度を養うこと.
⑥ わが国や各地域の優れた伝統的な食文化についての理解を深めること.
⑦ 食料の生産，流通および消費について，正しい理解に導くこと.

同調理場の長は，この基準に照らして適正を欠く場合は遅滞なく改善措置を講じ，改善措置を講ずることができないときは，学校設置者にその旨を申し出る.

学校給食の目的や目標についての理解は，教職員はもちろん，児童および生徒を通じて保護者にも深めていくことが必要である.

学校給食の組織と運営

学校給食の組織

学校給食の組織は，教育委員会の指導・助言のもとに，学校長が教職員を指導・監督して運営される（昭 31.6.5 文管学 219）.

学校給食の運営

学校給食の運営形態には，次の 3 つの方式がある.

● 単独調理場方式（自校方式）

各学校で調理場を設置し，その学校だけを対象に調理を行う.

● 共同調理場方式

一定区域内の複数の学校を対象に，ひとつの調理場で一括調理し，給食時間までにそれぞれの学校に配送する.

● その他の調理場方式

民間の給食・弁当等の事業者から調達する方式や，近隣の学校を対象に一方の学校で一括調理する親子方式など，上記に該当しない場合をいう.

学校給食の職員

学校教育法の改正により，“栄養教諭”の免許制度が創設された（平成 17 年 4 月 1 日施行）. これによって学校栄養職員は食教育の専門家としての教員資格をもつこととなり，活動の幅が一層広がることとなった.

さらに，学校給食法において，学校給食の栄養に関する専門的事項をつかさどる職員は“学校給食栄養管理者”と総称されることとなり，栄養教諭または栄養士（学校栄養職員）でなければならないと規定された.

学校栄養職員の職務内容は次のとおりである（昭 61.3.13 文体給 88）.

① 学校給食に関する基本計画への参画，② 栄養管理，③ 学校給食指導，④ 衛生管理，⑤ 検食など，⑥ 物資管理，⑦ 調査研究など.

栄養教諭の職務は，学校給食の管理と食に関する指導を一体的に展開することである．栄養教諭の免許状には，専修・一種・二種免許状の3種類があり，栄養教諭の配置は，地方分権の趣旨から地方自治体，学校設置者等の判断により決定される．小・中学校の栄養教諭および学校栄養職員の定数は，公立義務教育諸学校の学級編制及び教職員定数の標準に関する法律（昭33法106最終改正：平成29.5.17法29）により学校給食単独実施校は，550人以上の学校数×1，549人以下の学校数×1/4，共同調理場は，1,500人以下×1，1,501～6,000人×2，6,001人以上×3，特殊教育諸学校は，学校給食実施校×1（いずれも「×」以下の数を乗じて得た数の合計数を定数とする）と規定された．

学校給食の調理員は，学校給食業務の運営の合理化に伴い，パートタイム職員の活用，共同調理場方式の採用，民間委託の実施が勧められ，配置基準は地域や調理場などの状況に応じて弾力的に運用されている．

給食の実施状況

学校給食実施状況等調査によると，米飯給食は平成30（2018）年度以降，完全給食を実施している学校の100％で実施され，週当たりの回数は3.5回となっている．また，地域の食や食文化等について理解を深めるため，学校給食における地場産物の活用が進められている．

最近では個々の学級での給食だけでなく，空き教室などを利用したランチルームを設け，学年の区別をなくした縦割り会食や交流会を行っている学校も少なくない．また，生徒に適切な献立を自発的に選ぶ力をつけることを目的としたセレクト給食（2種類の献立から），カフェテリア給食（おかずの量や組み合わせ），バイキング給食（主食・主菜など料理区分ごとに組み合わせ）なども取り入れられている．

学校給食の給与栄養量

学校給食における給与栄養目標量は，文部科学省から学校給食摂取基準が示されているが（**表❽**），その適用については，表の“注”に示されるような変動要因に配慮して，弾力的に運用することとされている．したがって，実際には市町村教育委員会，または各学校単位に定める．

① 義務教育諸学校，特別支援学校の幼稚部：学校給食実施基準（昭29.9.28 文告90）

② 夜間定時制高等学校：夜間学校給食実施基準（昭32.4.2 文告28）

③ 特別支援学校の高等部：②と同様，夜間学校給食実施基準による．

給与栄養量の基準は，家庭の食事に不足しがちな栄養素を補って，栄養の改善・充実および健康の増進を図るため，必要な栄養量として算出された．これは1人1回当たりの全国的な平均値であるので，実施にあたっては，幼児と児童・生徒の性別，学年別，家庭における栄養摂取と食生活の状態，地域の産物利用など，個人・地域の特性を十分配慮して弾力的に運用しなければならない．

また，調理後のビタミン類の損失が見込まれるので，実際に摂取される栄養素量に不足を生じないように考慮して献立作成を行う必要がある．

❽ 学校給食摂取基準（幼児，児童，生徒１人１回当たり）

区　分	基　準　値							食事摂取基準に対する学校給食の割合（参考）
	児童（6〜7 歳）の場合	児童（8〜9 歳）の場合	児童（10〜11 歳）の場合	生徒（12〜14 歳）の場合	夜間課程を置く高等学校の生徒の場合	特別支援学校の幼児の場合	特別支援学校の生徒の場合	
エネルギー（kcal）	530	650	780	830	860	490	860	必要量の３分の１
たんぱく質（%）	学校給食による摂取エネルギー全体の 13〜20%							
脂質（%）	学校給食による摂取エネルギー全体の 20〜30%							
ナトリウム（食塩相当量）（g）	1.5 未満	2 未満	2 未満	2.5 未満	2.5 未満	1.5 未満	2.5 未満	目標量の３分の１未満
カルシウム（mg）	290	350	360	450	360	290	360	推奨量の 50%
マグネシウム（mg）	40	50	70	120	130	30	130	推奨量の３分の１程度（生徒は 40%）
鉄（mg）	2	3	3.5	4.5	4	2	4	推奨量の 40%
ビタミン A（μgRAE）	160	200	240	300	310	190	310	推奨量の 40%程度
ビタミン B_1（mg）	0.3	0.4	0.5	0.5	0.5	0.3	0.5	推奨量の 40%
ビタミン B_2（mg）	0.4	0.4	0.5	0.6	0.6	0.3	0.6	推奨量の 40%
ビタミン C（mg）	20	25	30	35	35	15	35	推奨量の３分の１
食物繊維（g）	4 以上	4.5 以上	5 以上	7 以上	7.5 以上	4 以上	7 以上	目標量の 40%以上

注：1. 表に掲げるもののほか，次に掲げるものについても示した摂取について配慮すること．
亜鉛…児童（6〜7 歳）2 mg，児童（8〜9 歳）2 mg，児童（10〜11 歳）2 mg，生徒（12〜14 歳）3 mg，夜間課程を置く高等学校の生徒 3 mg，特別支援学校の幼児 1 mg，特別支援学校の生徒 3 mg：推奨量の３分の１

2. この摂取基準は全国的な平均値を示したものであるから，適用にあたっては，個々の健康および生活活動等の実態並びに地域の実情等を十分考慮し，弾力的に運用すること．

3. 献立の作成に当たっては，多様な食品を適切に組み合わせるよう配慮すること．

（文部科学省，2021）

学校給食における食品構成

食品構成については，学校給食摂取基準を踏まえつつ，多様な食品を適切に組み合わせて，食に関する指導や食事内容の充実を図ることとし，また，地域の実情や家庭における食生活の実態を把握したうえで，日本型食生活の実践，伝統的な食文化の継承に配慮することとしている．なお，食物アレルギー等のある児童生徒に対しては，校内において指導体制を整備し，可能な限り，個々の児童生徒の状況に応じた対応に努める．

児童・生徒と家庭に対する栄養指導

児童・生徒に対する栄養指導

学校給食における児童・生徒に対する指導内容と着眼点については“新学校給食指導の手びき”（昭 59.3　文部省編）に，発達段階によって例示されている．

給食指導は，児童・生徒が心身の健全な発達，および生涯にわたり健康で充実した生活を送る能力を体得することを目的として行われる．そのためには，学級担任と学校給食・学校保健などの関係者が一体となって健康教育の観点から給食指導に取り組む必要がある．たとえば，小児期からの生活習慣病予防のように，食事と疾病の問題を取り上げたり，体力づくりや生活習慣の指導も含めた広範な対応が必要となる．

児童・生徒は，学年によって成長発育や理解の程度が異なるので，発達段階に応じた栄養指導を行う．また，性別，個人別，地域別の配慮も必要である．

小学校では，その日の食事内容に即して，児童の興味や関心を深めるように指導する．年々深刻化する児童・生徒の心の健康問題は，その背景に“食”に起因するものもあると指摘されている．このため，食の専門家である栄養士が，担当教諭とチームを組み，教科指導や給食指導を行ったり，特別非常勤講師として“食”に関する指導を行うような取り組みの推進（平 10.6.12 文体学 55）が始まり，このことが現在の“栄養教諭”制度の創設につながった．

小学校の指導書（特別活動編）

① 食事の正しいあり方を体得させる．

② 食事を通して好ましい人間関係を育成する．

中学校では，生徒の発達段階に応じ，具体的なねらいを設定し，自主的，実践的な活動を促すように指導する．

中学校の指導書（特別活動編）

① 望ましい食習慣の形成．

② 好ましい人間関係の育成．

家庭に対する栄養指導

学校給食は，児童・生徒に望ましい食習慣を形成させなければならない．そのためには生活の基盤となる家庭や地域と密接に連携して，多くの人々に学校給食に対する関心と理解を深めさせることが重要である．具体的な方法は次のとおりである．

① 給食だよりの発行，給食献立表の配布．

② 試食会（学校給食献立の実習），座談会，講演会などの開催．

③ 家庭の食生活調査，児童の健康・嗜好調査．

④ 地域における講習会，研修会の開催．

⑤ 郷土食や地場産物を利用した献立づくり．

学校給食は，このような取り組みを通して保護者の理解を得ることができ，地域の人々にも望ましい食生活についての知識を普及させることができる．学校給食のねらいをより効果的に達成するためには，給食指導の具体的な実施方法や関係職員の連携協力のあり方などを明確にしておく必要がある．

3—社会福祉施設

社会福祉施設には，“老人福祉法”による老人福祉施設，“生活保護法”による保護施設，“障害者総合支援法”による障害者支援施設，“身体障害者福祉法”による身体障害者社会参加支援施設，“母子及び父子並びに寡婦福祉法”による母子・父子福祉施設などや，児童を対象とした“児童福祉法”による児童福祉施設がある．社会福祉施設は入所（生活）型，通所（通園）型，利用型に分類でき，給食は通常入所型では

3 食，通所型，利用型では昼食を提供している．

児童福祉施設

児童福祉施設は，社会福祉施設のうち児童を対象とした施設をいう．胎児と乳児の保護を目的とする助産施設は，直接的には母親である妊産婦を対象とする．

児童福祉施設給食の意義

児童福祉施設は“児童福祉法”（昭 22.12.12 法 164）に基づいて設置された施設である．満 18 歳未満の者を対象とし（第 4 条），施設に入所する児童は身体や精神に障害をもつ者，または家庭環境に問題がある者とされている．したがって，児童福祉施設給食は，対象とする児童の障害や問題点を理解したうえで，個々の児童の身体状況や能力に応じた対応が必要である．また，給食対象児は発育期にあるので，年齢や発育段階に応じた適正な栄養量を含む給食を行う必要がある．これにより，児童の健康を維持し，給食を通じて健全な成長発育，機能改善や望ましい食習慣の育成にあたらなければならない．

児童福祉施設給食の特徴

① 施設入所者すなわち給食対象者は，施設の種類が多いため，さまざまである．したがって，給与栄養量，食材料費などが異なり，給食内容にも違いがある．

② 給食回数は，施設入所者には 1 日 3 食，家庭からの通園者には主として昼食とおやつの給食が行われる．

③ 給食内容は，児童の特性に適応したものでなければならない．たとえば，保育所給食は保育の基礎として，児童養護施設などは疾病治療のための治療食として配慮が必要である．また，乳幼児対象の場合は，消化吸収能力が未熟で抵抗力も弱いので，栄養と衛生面で十分に配慮しなければならない．

④ 対象者の食事嗜好は，入所前の生活環境や食習慣の違い，年齢などによって個人差が大きい．

⑤ とくに家庭環境に問題がある児童には，家庭的な雰囲気が感じられるような食事を提供する．

⑥ 乳児院と児童養護施設は，児童福祉施設最低基準（昭 23.12.29 厚令 63）により，栄養士の必置が規定されている．

児童福祉施設給食の給与栄養量

大部分の児童福祉施設の設備と運営の基準は，児童福祉施設最低基準に規定されている．これに含まれない情緒障害児短期治療施設，知的障害児通園施設，肢体不自由児通園施設には“設備および運営の基準”がそれぞれ設けられている．しかし，給与栄養目標量と食品構成は規定されていないので，“児童福祉施設における食事の提供に関する援助及び指導について”（平 27.3.31 雇児発 0331 第 1 号．障発 0331 第 16 号）を参考にして決定する（**表❾**，**❿**）．

保育所給食の場合は，“児童福祉施設給食における「食事摂取基準」を活用した食事計画について”（平 27.3.31 雇児母発 0331 第 1 号）に基づいて行われる．**表⓫**に保育

⑨ 食事の提供に関する援助および指導に係る留意事項について

(1) 児童福祉施設の食事の提供に関する援助及び指導に当たっては，児童福祉施設の所管部（局）が主体となり，栄養改善及び衛生管理等に関し，衛生主管部（局）と連携を図り，必要に応じて助言を得ながら実施すること．なお，認定こども園について，教育委員会が所管している場合には，教育委員会とも連携を図ること．
(2) 子どもの特性に応じて提供することが適当なエネルギー及び給与栄養量が確保できる食事の提供について，必要な援助及び指導を行うこと．
(3) 食事の提供に当たっては，子どもの発育・発達状況，栄養状態，生活状況等について把握し，提供する食事の量と質についての食事計画を立てるとともに，摂食機能や食行動の発達を促すよう食品や調理方法に配慮した献立作成を行い，それに基づき食事の提供が行われるよう援助及び指導を行うこと．特に，小規模グループケア，グループホーム化を実施している児童養護施設や乳児院においては留意すること．
(4) 食事を適正に提供するため，定期的に施設長を含む関係職員による情報の共有を図るとともに，常に施設全体で，食事計画・評価を通して食事の提供に係る業務の改善に努めるよう，援助及び指導を行うこと．また，家庭的養護の観点から，小規模グループケアやグループホーム化を推進する施設においては，調理をすることにより食を通じた関わりが豊かに持てることの意義を踏まえ，施設の栄養士などが施設内での調理に積極的に関わることができるよう支援を行うこと．
(5) 施設職員，特に施設長に対して，食事の提供に係る業務の重要性についての認識の向上を図るとともに，食事の提供に関係する食品に対しては，適時，講習会，研究会等により知識及び技能の向上を図るよう，援助及び指導を行うこと．
(6) 適切な食事のとり方や望ましい食習慣の定着，食を通じた豊な人間性の育成等，心身の健全育成を図る観点から，食事の提供やその他の活動を通して「食育」の実践に努めるよう，援助及び指導を行うこと．
(7) 食物アレルギー対策の観点から，児童福祉施設に適切な情報を提供するとともに，施設が適確に対応できるよう，施設や関係機関等と調整を行い，必要な支援体制を構築するよう努めること．
(8) 災害発生に備えて，地域防災計画に栄養・食生活支援の具体的な内容を位置づけるよう，関係部局と調整を行うこと．

資料：児童福祉施設における食事の提供に関する援助及び指導について（平 27.3.31 雇児発 0331 第 1 号．障発 0331 第 16 号）

所における給食区分，実施時間を示した．保育所における調理業務は施設職員が行うものとされていたが，本来の事業運営を阻害しない限りにおいて，“保育所における調理業務の委託について”（平 10.2.18 児発 86）が認められた．ただし，施設内の調理室を使用し，栄養士による栄養面での指導体制がとられていなければならない．これまで保育所における食事の提供については，施設外で調理し搬入すること（「外部搬入」という）は一部の認定を受けた公立保育所に限定されていたが，満 3 歳以上の児童に対する食事の提供に限り，公立・私立を問わず全国展開することとなった（平 22.6.1 雇児発 0601 第 4 号）．

助産施設，肢体不自由児施設，肢体不自由児通園施設，重症心身障害児施設は，児童福祉施設最低基準の規定により，医療法に規定する病院，診療所および助産所と同じであるから“入院時食事療養費に係る食事療養及び入院時生活療養費に係る生活療養の実施上の留意事項について”（平 18.3.6 保医発 0306009　最終改正：平 28.3.4 保医発 0304 第 5 号）などを参考にして決定する．

老人福祉施設

65 歳以上の者であって，身体または精神などに問題をもち，保護を必要とする老人は，養護老人ホームあるいは特別養護老人ホームに入所する．このほかに軽費老人ホームや老人短期入所施設を入所型，老人福祉センターや老人デイサービスセンター，

⑩ 児童福祉施設における食事の提供に係る留意事項について

（1）入所施設における栄養素の量（以下「給与栄養量」という．）の目標については，別紙のとおり平成27年度から適用される「食事摂取基準」によることとするので参考にされたいこと．なお，通所施設において昼食など1日のうち特定の食事を提供する場合には，対象となる子どもの生活状況や栄養摂取状況を把握，評価した上で，1日全体の食事に占める特定の食事から摂取されることが適当とされる給与栄養量の割合を勘案し，その目標を設定するよう努めること．

（2）提供する食事の量と質についての計画（以下「食事計画」という．）について，「食事摂取基準」を活用する場合には，施設や子どもの特性に応じた適切な活用を図ること．障害や疾患を有するなど身体状況や生活状況等が個人によって著しく異なる場合には，一律に適用することが困難であることから，個々人の発育・発達状況，栄養状態，生活状況等に基づき給与栄養量の目標を設定し，食事計画を立てること．

（3）食事計画の実施に当たっては，子どもの発育・発達状況，栄養状態，生活状況等について把握・評価するとともに，計画どおりに調理及び提供が行われたか評価を行うこと．この際，施設における集団の長期的評価を行う観点から，特に幼児について，定期的に子どもの身長及び体重を測定するとともに，幼児身長体重曲線（性別・身長別標準体重）等による肥満度に基づき，幼児の肥満及びやせに該当する者の割合が増加していないかどうか評価し，食事計画の改善を図ること．

（4）日々提供される食事について，食事内容や食事環境に十分配慮すること．また，子どもや保護者等に対する献立の提示等食に関する情報の提供や，食事づくり等食に関する体験の機会の提供を行うとともに，将来を見据えた食を通じた自立支援につながる「食育」の実践に努めること．

（5）食事の提供に係る業務が衛生的かつ安全に行われるよう，食中毒や感染症の発生防止に努めること．

（6）子どもの健康と安全の向上に資する観点から，子どもの食物アレルギー等に配慮した食事の提供を行うとともに，児童福祉施設における食物アレルギー対策に取り組み，食物アレルギーを有する子どもの生活がより一層，安心・安全なものとなるよう誤配及び誤食等の発生予防に努めること．

　なお，児童福祉施設では，食物アレルギーなどへの対応が必要な子どもが増えている．また，子ども自身が自分の食物アレルギーの状況を自覚し，食物アレルギーを有していることを自身の言葉で伝えることが困難であることなども踏まえ，施設内の職員は，生活管理指導票等を活用するなどして，状況を把握するよう留意するとともに，子どもの異変時の対応等に備え，平素より危機管理体制を構築しておくこと．

（7）災害発生に備えて，平常時から食料等を備蓄するとともに，災害時の連絡・協力体制を事前に確認するなど体制を構築しておくよう努めること．

資料：児童福祉施設における食事の提供に関する援助及び指導について（平27.3.31 雇児発0331第1号．障発0331第16号）

⑪ 保育所給食の実施区分など

保育所の給食区分と食事時間例

	家庭	保育所	家庭	備考
離乳期以前 （調乳）	6時 6時	9時　12時　15時 10時　14時	18時　21時 18時　22時	3時間おきの場合 4時間おきの場合
離乳期	6時 朝	10時　14時 10時　昼　15時	18時　22時 夕	離乳期の初め 離乳期の終わり
1～2歳児	朝（25％）	10時（10％）昼（30％） 15時（10％）	夕（25％）	
3～5歳児	朝（30％）	昼　15時	夕（30％）	保育所にては40％を給与する．ただしビタミン，ミネラルは50％とする

保育所給食は，対象となる乳幼児の年齢発育段階に応じ，次の区分により実施する．

0歳児：5か月くらいまで……調乳，5～12か月児……離乳食・調乳

幼　児：1～2歳児……年少幼児食献立，3～5歳児……幼児食献立

老人介護支援センターを通所型の施設として利用できる．

老人福祉施設給食の意義

　老人福祉法（昭38.7.11 法133）第15条に定める老人福祉施設は，施設に入所する老人を対象に給食を実施している．老人は食事への関心が高く，何よりも楽しみにしているので，健康の維持増進および疾病予防に加えて，食べる楽しみを満足させる

ような配慮が必要である．そのためには，嗜好を考慮した献立を作成し，食卓を家庭的で温かく楽しい雰囲気にするよう心がけなければならない．

老人福祉施設給食の特徴

① 老人には生理的・精神的な機能が低下している者が多く，その変化の程度は個人差が著しいため，食事は個人的に対応することが望ましい．たとえば，歯が悪く，胃腸の機能が衰えている者には，軟らかく消化吸収のよい食品を選択し，調理法にも考慮して献立作成にあたらなければならない．

② 給食回数は，養護老人ホーム，特別養護老人ホームおよび軽費老人ホームにおいては1日3食である．特別養護老人ホームでは，医師との相談のうえで治療食を提供する場合もある．なお，老人福祉センターには，給食実施の義務規定はない．

③ 老人は入所前の生活歴が長く，一定の食習慣が定着していることが多い．そのため，偏食傾向がある場合は食嗜好を改善するのが困難である．

④ 栄養士の配置について，“養護老人ホームの設備及び運営に関する基準”（昭41.7.1 厚省令19）では“必置であるが，特別養護老人ホームに併設する入所定員50人未満の施設では置かないことができる”としている．また“特別養護老人ホームの設備及び運営に関する基準”（平11.3.31 厚省令46）では“必置であるが，入所定員が40人を超えない施設で，他の社会福祉施設等の栄養士との連携を図ることにより効果的な運営を期待できる場合で入所者の処遇に支障がないときは置かないことができる”と定めている．また“軽費老人ホーム設置運営要綱”（昭47.2.26 社老17）により“軽費老人ホーム（A型）は入所定員50人以上の場合に置くものとするが，小規模特別養護老人ホームの職員と兼務することができるとし，ケアハウスは単独施設で入所定員41人以上の場合に置くものとする”と定めている．

老人福祉施設給食の給与栄養量

給与栄養目標量と食品構成に関する条文はないので，“日本人の食事摂取基準”により荷重平均値を求め，給与栄養目標量とする．これと栄養比率を基礎として食品構成を決定し，献立を作成する．栄養配分は，生活時間と消費エネルギーおよび食習慣を考慮して決定する．

4—事業所

事業所給食の意義

事業所給食は産業給食ともいわれ，企業や団体に勤務する従業員を対象とした特定給食のことをいう．事業所給食の意義は，① 労働による体力の消耗を補って，健康を保持増進し，② 労働意欲を高め，出勤率を増して作業能率，生産性を向上させるため，適正な栄養を供給することにある．また，③ 食事を低価格で供給し，経済的負担を軽減することによって，福利厚生の充実を図るとともに，④ 事業体内の人間関係の円滑化にも貢献している．

事業所給食の種類と特性

事業所給食

事務系従業員を主な対象とする商社，官公庁，銀行，デパート，製造会社などの給食をいう．ほとんどが昼食だけの給食であったが，事業所（オフィス）がコンピュータ化され，計算センターなどは24時間活動しているため，深夜食の提供なども行われている．事務系の場合は女性が多いので，量より質のよい食事が要求されている．オフィスの周辺は繁華街で多くの飲食店があり，競合が予想されるので，献立の内容や盛りつけなどに十分配慮し，食堂内の雰囲気や従業員に対する応対を改善するなどのサービス面への配慮もしなければならない．

工場給食

生産工場において，主に肉体労働者を対象とするが，近年は生産技術や製造機械の進歩によって作業のオートメーション化が進み，労働負担が軽減している．そのため，消費するエネルギーは一般の事務系労働者と変わらない場合が多く，精神的に疲労度の高い労働者が増加している．1日の給食回数は勤務体制に関係し，3交替制勤務の場合は深夜食を含めた1日4回食となる．給食数は昼間勤務者が最も多いので，昼食が中心になる．

寮・研修所などの付属施設給食

付属施設には寮（寄宿舎）や研修所などがある．寮では独身寮が多く，若年層が主体となるが，単身赴任者の増加に伴い，中高年層も給食対象となっている．朝夕の2食給食の場合が多く，交替制勤務では4食給食の場合もある．研修所などは，研修期間中に限って比較的短期間の給食を行う．一般には朝の利用時間は短く，利用者も集中しているが，夕食は長く，一定していないので，何回かに分けて調理するなど配膳に工夫が必要である．

事業所給食の特徴

運営方法

運営には，①直営方式，②委託方式，③準直営方式がある．

給食形態

一般に単一または複数の定食形式が主であるが，一品料理を加えたり，カフェテリア形式にする場合も多い．従来は，健康人を対象とした食事内容であったが，従業員の健康管理の面から，生活習慣病対策として栄養素のバランスのよい食事を提供したり，塩分や炭水化物，脂質などを制限したヘルシーメニューの導入も多くなってきている．また，食堂が設置されていない場合には給食センターによる弁当形式もある．

食費

食費は福利厚生の一面があるため，経営者が負担することがある．これは，間接的な給与の支給になり，現物給与として課税されるが，一定の条件内では非課税（免税）

となる．その条件は次のとおりである．

① 本人負担額が会社負担額以上である．

② 会社負担額は1か月当たりの最高額が定められている．

事業所では，この非課税の限度内に食費を抑える傾向がある．そのため，食費の増額は困難であり，その交渉には時間がかかる．また，対象者の不信感を招くような安易な値上げは慎しまなければならない．実際には，食数を多くしたり，材料費や労務費を低くするなど食費を安く仕上げる努力がはらわれている．とくに委託給食の場合は，給食会社は利益を上げなければならないので，材料の仕入れや給与面でも限度いっぱいの節減方法がとられている場合が多い．

サービス

給食の印象を低下させる原因のひとつにサービスの不足があげられる．サービスの向上のためには，食事の提供方法を研究する必要がある．食生活の多様化，外食産業や加工食品の氾濫に伴い，嗜好も多様化しているので，従業員の性・年齢・生活条件に加え，嗜好を考慮したメニュープランが望まれる．対象者に対する対応の仕方にも配慮が必要である．とくに直営給食の場合は独占状態にあるので，長いあいだには接客意識を失い，食べさせてやっているといった態度に陥りやすい．これでは対象者に不満感をもたせ，給食管理者の責任が問われることになるので，常にサービス訓練を怠らず，サービス向上に努めるべきである．

事業所給食の給与栄養量

事業所給食では，給与栄養量の基準を定めた法令はないので，各施設ごとに次のような方法で給与栄養目標量を算出する．

① 対象者の性・年齢・身体活動レベル別に区分した年齢構成表を作成する．作成は新入社員や人事異動など構成に変化のあった後，一般的には4～5月ごろに行い，その後1年間はこれを基礎とする．

② “日本人の食事摂取基準”を基準として，各区分ごとの食事摂取基準にそれぞれ①の人数を乗じて区分ごとの栄養量を算出する．

③ 算出した②の栄養量を合計し，総人数で除して荷重平均値を求める．

これが給与栄養目標量であり，これを満たす食品構成をもとに献立を作成する．ただし，工場給食の場合，年齢や身体活動レベルが異なり，平均的な栄養量では個人の食事摂取基準とのあいだに大きな過不足が生ずることがあるので，配食の際に分量を加減して，個人差を適正にすることが望ましい．また，筋肉労働や高温・多湿・騒音などの特殊環境下で作業する従業員に対しては，多量の発汗や疲労によって失われる栄養素の補給に配慮する．

事業所における栄養指導

栄養指導のポイント

① 適正な栄養量を含む給食の提供によって，対象者に栄養への関心をもたせ，自分に適した食事量や食べ方を理解させる．これを習慣化して食事の自己管理ができるように指導する．

② 対象者の大部分は健常者であるが，定期健康診断の結果，半健康人や生活習慣病が発見されることも少なくない．有病者に対しては栄養指導を行い，給食に高血圧症や糖尿病，肝臓病，腎臓病向きなどの特別メニューを提供できれば効果的である．また，健常者に対しても生活習慣病予防のための知識を与え，食事による予防や健康管理の意識を高める．

③ 最近では，献立の複数形式あるいはカフェテリア形式など自由な選択ができる給食形式が増加している．この場合，利用者の嗜好だけに偏らないよう，献立の選択方法を指導する．たとえば，主食・主菜・副菜別にコーナーを設けたり，メニューの栄養量を提示するなどして適正な組み合わせ方を指導するとよい．

④ 給食従業員には，待機時間，余暇などを利用して栄養教育を行う．職場研修や検討会を設け，調理技術やサービスの向上を図る．

産業栄養指導者：労働省（現厚生労働省）は，1988年（昭和63）の労働安全衛生法の改正に伴い“事業場における健康保持増進対策”を実施する指導者のスタッフの一員として，産業栄養指導者の養成研修を行っている．受講資格者は，管理栄養士または栄養指導の実務経験が2年以上の栄養士で，研修後登録が必要である．産業栄養指導者は労働者の健康測定の結果に基づき，食生活に問題が認められた労働者に対して，産業医の指示する指導票に従って，栄養の摂取量にとどまらず，労働者個人の食習慣や食行動の評価とその改善に向けて指導を行う．

栄養指導の方法

① 献立表と栄養量を掲示し，サンプルケースに料理の上手な組み合わせ例や組み合わせ方のポイントなどを示す．

② 1か月の献立表に栄養メモを入れて配布する．これは給食への理解を深め，家庭での献立に活用できる．したがって，従業員だけでなく，その家族を通じて地域社会の栄養教育の普及に役立つ．

③ 卓上メモや栄養知識に関するポスター，パネルを掲示する．

④ 栄養パンフレットを配布したり，社内報を利用する．

⑤ 給食委員会組織を活用して委員に栄養指導を行ったうえで，献立作成に参加してもらったり，給食に対する要望や改善点を話してもらう．

⑥ 講習会，料理教室，給食展示会などを開催し，健康増進への意識を高める．

⑦ 栄養相談室を設置し，医務室と協力して，生活習慣病，貧血者などに栄養指導を行う．

⑧ コンピュータを導入し，栄養管理ばかりでなく，利用者が自分の摂取食品を入力して栄養計算や栄養診断にも活用できるようにする．

索　引

す

せ

そ

た

ち

【編　集】

富《とみ》　岡《おか》　和《かず》　夫《お》　元聖徳大学短期大学部教授

【執　筆】（五十音順）

相《さが》　良《ら》　多《た》喜《き》子《こ》　関西福祉科学大学名誉教授

笹《ささ》　田《だ》　陽《よう》　子《こ》　盛岡大学名誉教授

佐《さ》　藤《とう》　玲《れい》　子《こ》　仙台青葉学院短期大学教授

杉《すぎ》　本《もと》　温《よし》　美《み》　元近畿大学教授

須《す》　永《なが》　美《み》　幸《ゆき》　聖徳大学教授

富《とみ》　岡《おか》　和《かず》　夫《お》　編集に同じ

西《にし》　川《かわ》　貴《たか》　子《こ》　神戸女子短期大学名誉教授

栄養士養成のための
給食の運営　給食計画・実務論　第6版　ISBN978-4-263-70842-2

1992年 3 月 5 日　第1版第1刷発行（給食管理理論）
1995年 2 月 25 日　第2版第1刷発行
1999年 4 月 1 日　第3版第1刷発行
2001年 9 月 10 日　第4版第1刷発行
2004年 3 月 20 日　第5版第1刷発行
2023年 2 月 25 日　第6版第1刷発行（改題）（給食の運営　給食計画・実務論）

編　者　富　岡　和　夫
発行者　白　石　泰　夫

発行所　医歯薬出版株式会社

〒113-8612　東京都文京区本駒込 1-7-10
TEL.（03）5395-7626（編集）・7616（販売）
FAX.（03）5395-7624（編集）・8563（販売）
https://www.ishiyaku.co.jp/
郵便振替番号　00190-5-13816

乱丁，落丁の際はお取り替えいたします　　　印刷・教文堂／製本・愛千製本所